· 科学 ✳ 抗癌 ·

药用植物图鉴

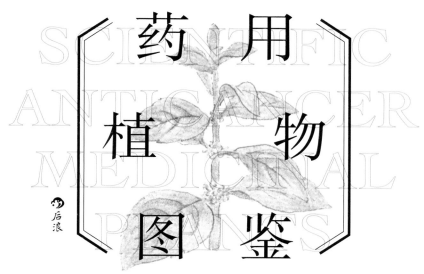

刘景仁 张建国 刘大智 著

刘景仁 绘

U0194272

科学技术文献出版社
SCIENTIFIC AND TECHNICAL DOCUMENTATION PRESS
· 北 京 ·

图书在版编目（CIP）数据

科学抗癌药用植物图鉴 / 刘景仁，张建国，刘大智著；刘景仁绘 . — 北京：科学技术文献出版社，2021.11

ISBN 978-7-5189-8193-9

Ⅰ . ①科⋯ Ⅱ . ①刘⋯ ②张⋯ ③刘⋯ Ⅲ . ①抗癌药—植物药—图集 Ⅳ . ① R979.1-64

中国版本图书馆 CIP 数据核字（2021）第 162448 号

著作权合同登记号　图字：01-2021-3785

科学抗癌药用植物图鉴

责任编辑：帅莎莎　袁婴婴	责任出版：张志平	责任校对：文浩
筹划出版：银杏树下	出版统筹：吴兴元	营销推广：ONEBOOK
装帧制造：墨白空间		

出　版　者　科学技术文献出版社
地　　　址　北京市复兴路 15 号　邮编 100038
编　务　部　（010）58882938，58882087（传真）
发　行　部　（010）58882868，58882870（传真）
邮　购　部　（010）58882873
销　售　部　（010）64010019
官 方 网 址　www.stdp.com.cn
发　行　者　科学技术文献出版社发行　全国各地新华书店经销
印　刷　者　天津图文方嘉印刷有限公司
版　　　次　2021 年 11 月第 1 版　2021 年 11 月第 1 次印刷
开　　　本　720×1000　1/16
字　　　数　450 千
印　　　张　31.5
书　　　号　ISBN 978-7-5189-8193-9
定　　　价　118.00 元

从神农尝百草开始，中药在中国一直是用来治疗疾病的，至今已有数千年历史，对维护百姓健康贡献很大。中药后来传至韩国及日本，被称为汉方。

中药典籍中，最为著名的是明朝李时珍的《本草纲目》。近代本草著作，有的是集合学者全体之力编纂而成，如《全国中草药汇编》；有的是由个人撰写，如《药用植物学》。因为古时候没有癌症一词，所以这些本草书籍并未提到中药的抗癌作用，直到20世纪才开始有相关记载，但仅简单描述抗癌作用，并且缺乏科学证据。

自从网络建立之后，查询资料变得相对容易，几乎任何中药条目都可以查到。除了一些权威机构的资讯较可靠外，其余多为臆测、传说，甚至不实。为了提供最新且有科学验证的抗癌药用植物知识，刘景仁博士、张建国教授、刘大智教授经过三年筹划及撰写，终于完成这本《科学抗癌药用植物图鉴》。三位作者中，刘景仁博士曾著《癌症：分子机制与靶向治疗》及《天然的小药丸：抗癌食物及科学依据》等，其中《癌症：分子机制与靶向治疗》一书已成为多所医学院教科书。张建国教授本身为西医兼中医，对中药深有研究，而刘大智教授则是癌症治疗权威。因此，我深深相信，集合三位作者多年累积的丰富经验与知识，必然可充分裨益读者。

书里除了介绍400多种抗癌植物，也解释了现代科学研究方法、抗癌机制、癌症历史和科学名词，并简述了医学家、药学家、植物学家，还有与癌症研究相关的国际知名学者生平。最值得注意的是，本书收载了许多以前未曾出现于中药典籍的抗癌植物，不但揭露了植物的抗癌潜力，还启发了未来抗癌药物的研发方向。

台聚·集团副研发长

张墨京 博士

写完《癌症：分子机制与靶向治疗》与《天然的小药丸：抗癌食物及科学依据》两本书之后，抗癌三部曲中的第三部，自然就是这本《科学抗癌药用植物图鉴》了。用三年多时间与张建国教授及刘大智教授共同构思、讨论、撰写本书，终于在2016年编著完成，内容包含400多种中药典籍中记载或没列入的抗癌植物。

市面上抗癌中药书籍一般只列出中药名称、癌症患者病历，或叙述药方等，并没有提供抗癌中药的研究来源，也缺乏准确的中药学名资料。因此，作者撰写此书时采用了不同方式及想法。本书主要整理自国际学术期刊上发表的抗癌植物试验结果，涵盖十年内最新研究资料，另外也述及其他药理作用。

从列出的科学论文摘要中可看出，发展中国家及研究单位，何时对某一特定植物做了哪种试验，以及所得出的结论。有趣的是，有些国家几乎没有发表药用植物抗癌报道，如俄罗斯、英国及非洲的国家；发表此类论文的国家和地区主要是中国，其他为韩国、日本、美国、印度、伊朗、意大利、法国和中国台湾等。

每种植物的药用作用都附有作者的简短补充或看法，它们的抗癌作用仍有许多未曾出现于中药典籍中，因此更显示出本书的独特参考价值，也希望未来能将活性成分开发成抗癌药物。书中也加入了癌症知识、人物介绍、科学名词解释、故事照片等，以让读者对癌症研究领域有所认知，并从中获取阅读的乐趣，同时合理使用抗癌药用植物。

非常感谢台湾晨星出版社主编庄雅琦小姐与编辑张德芳小姐对本书付出的心力，也谢谢张墨京博士的推荐和阿草伯药用植物园提供的57幅植物照片。最后，谨将这本书献给我的太太、女儿，以及其他家人。

美国密西西比大学药理学博士

亚洲大学助理教授

刘景仁

在学生时期，因对中国传统医学（中医）感兴趣，投入相当多的时间研读中医典籍，并因此在五年级时获得中医特考及格。后来还因此创立了台北市立仁爱医院的中医科。在研究方面也与多位中草药专家，如吴永昌教授、陈玉龙教授等合作，于中医药或中草药对治疗癌症的作用，可说有些认识。

近年因药理学博士刘景仁的邀请而参与《科学抗癌药用植物图鉴》的编著。刘博士是本书的最大功臣，他付出非常大的精力收集及评估400多种中草药的科学研究，共花费三年多的时间才完成。本书将帮助各类读者系统地了解中草药的抗癌作用。

台湾的中国医药大学医学院副院长、医学系教授
台湾附医检验医学部主任
张建国

从事血液肿瘤科癌症患者照护逾25年，癌症的治疗方式从手术切除、化学药物治疗、放射治疗、单株抗体治疗，到最近的靶向治疗、免疫肿瘤治疗，患者的治疗效果及存活率一直在提高，但也常见到患者治疗效果不佳，药石罔效，心中总是有些许遗憾。

因长期在台湾南部地区照顾患者，常见病友因为疾病折磨，而寻求各种另类疗法，其中包括各种中草药，如鹿角草，甚至一些成分不明的中草药，导致疾病未能缓解，反受各种毒性或不良反应而加重。

虽然癌症治疗的武器推陈出新，化学治疗仍为不可或缺的角色。其实在化学治疗药物当中，有很多是从自然界的植物中提炼出来的，如长春花碱、太平洋紫杉醇、喜树碱等，它们用于癌症治疗都是经由实证医学的临床试验中获得的成果。

近期，受药理学博士刘景仁邀请，共同编著新书《科学抗癌药用植物图鉴》，刘博士旁征博引，列出的400多种植物皆有现代科学的研究论文佐证其药性，实为近代研究中草药的专业人士或一般读者之福。感念其诚，附骥几笔，希冀锦上添花。

身为医者，最后仍需提醒读者，本书所提及的药草功能虽都依据科学论述，但有些只限于实验室癌症细胞株的研究，在临床使用中可能尚缺实证医学、临床研究的数据，如要使用仍需咨询癌症治疗专家的意见。

高雄医学大学医学研究所博士
高雄医学大学附设医院癌症中心主任、血液肿瘤内科主任
高雄医学大学临床医学研究所教授
刘大智

目录 Contents

总论

中药与天然产物 / 2

科学家如何探索中药与天然产物 / 4

中药与天然产物的抗癌机制 / 12

药用植物

A

相思子（Abrus precatorius） / 20

磨盘草（Abutilon indicum） / 21

儿茶（Acacia catechu） / 22

阿拉伯金合欢（Acacia nilotica） / 23

铁苋菜（Acalypha australis） / 24

蓍（Achillea millefolium） / 25

土牛膝（Achyranthes aspera） / 26

石菖蒲（Acorus gramineus） / 27

山油柑（Acronychia pedunculata） / 28

软枣猕猴桃（Actinidia arguta） / 29

对萼猕猴桃（Actinidia valvata） / 30

野菰（Aeginetia indica） / 31

藿香（Agastache rugosa） / 32

米仔兰（Aglaia odorata） / 33

龙芽草（Agrimonia pilosa） / 34

九味一枝蒿（Ajuga bracteosa） / 35

木通（Akebia quinata） / 36

合欢（Albizia julibrissin） / 37

泽泻（Alisma plantago-aquatica） / 38

尖尾芋（Alocasia cucullata） / 39

高良姜（Alpinia officinarum） / 40

益智（Alpinia oxyphylla） / 41

草果（Amomum tsaoko） / 42

白蔹（Ampelopsis japonica） / 43

穿心莲（Andrographis paniculata） / 44

点地梅（Androsace umbellata） / 46

知母（Anemarrhena asphodeloides） / 47

白芷（Angelica dahurica） / 48

朝鲜当归（Angelica gigas） / 49

明日叶（Angelica keiskei） / 50

重齿毛当归（Angelica pubescentis） / 51

当归（Angelica sinensis） / 52

广防风（Anisomeles indica） / 53

番荔枝（Annona squamosa L.） / 54

台湾银线兰（Anoectochilus formosanus） / 55

土沉香（Aquilaria sinensis） / 56

朱砂根（Ardisia crenata） / 57

百两金（Ardisia crispa） / 58

紫金牛（Ardisia japonica） / 59

黄花蒿（Artemisia annua） / 60

艾（Artemisia argyi） / 62

茵陈蒿（Artemisia capillaris） / 63

牡蒿（Artemisia japonica） / 64

巴婆果（Asimina triloba） / 65

紫菀（Aster tataricus） / 66

落新妇（Astilbe chinensis） / 67

蒙古黄耆（Astragalus mongholicus） / 68

苍术（Atractylodes lancea） / 69

白术（Atractylodes macrocephala） / 70

云木香（Aucklandia costus） / 71

印棟（Azadirachta indica） / 72

B

洋紫荆（Bauhinia variegata） / 73

南投秋海棠（Begonia nantoensis） / 74

射干（Belamcanda chinensis） / 75

黄芦木（Berberis amurensis） / 76

白桦（Betula platyphylla） / 77

鬼针草（Bidens pilosa） / 78

白及（Bletilla striata） / 79

艾纳香（Blumea balsamifera） / 80

见霜黄（Blumea lacera） / 81

假贝母（Bolbostemma paniculatum） / 82

阿拉伯乳香（Boswellia carteri） / 84

鸦胆子（Brucea javanica） / 85

红柴胡（Bupleurum scorzonerifolium） / 86

C

喙荚云实（Caesalpinia minax） / 87

苏木（Caesalpinia sappan） / 88

金盏花（Calendula officinalis） / 89

牛角瓜（Calotropis gigantea） / 90

山茶（Camellia japonica） / 91

喜树（Camptotheca acuminata） / 92

开口箭（Campylandra chinensis） / 93

大麻（Cannabis sativa） / 94

番木瓜（Carica papaya） / 95

天名精（Carpesium abrotanoides） / 96

金挖耳（Carpesium divaricatum） / 97

红花（Carthamus tinctorius） / 98

膜叶脚骨脆（Casearia membranacea） / 99

长春花（Catharanthus roseus） / 100

乌蔹莓（Cayratia japonica） / 101

积雪草（Centella asiatica） / 102

石胡荽（Centipeda minima） / 103

三尖杉（Cephalotaxus fortunei） / 104

柱冠粗榧（Cephalotaxus harringtonia） / 105

海杧果（Cerbera manghas） / 106

白屈菜（Chelidonium majus） / 107

蝙蝠草（Christia vespertilionis） / 108

野菊（Chrysanthemum indicum） / 109

菊苣（Cichorium intybus） / 110

兴安升麻（Cimicifuga dahurica） / 111

升麻（Cimicifuga foetida） / 112

肉桂（Cinnamomum cassia） / 113

蓟（Cirsium japonicum） / 114

美非锡生藤（Cissampelos pareira） / 115

酸橙（Citrus aurantium） / 116

枳（Citrus trifoliata） / 117

假黄皮（Clausena excavata） / 118

黄皮（Clausena lansium） / 119

威灵仙（Clematis chinensis） / 120

柱果铁线莲（Clematis uncinata） / 121

臭牡丹（Clerodendrum bungei） / 122

海州常山（Clerodendrum trichotomum） / 123

鳄嘴花（Clinacanthus nutans） / 124

蛇床（Cnidium monnieri） / 125

羊乳（Codonopsis lanceolata） / 126

党参（Codonopsis pilosula） / 127

毛喉鞘蕊花（Coleus forskohlii） / 128

二蕊紫苏（Collinsonia canadensis） / 129

没药（Commiphora myrrha） / 130

黄连（Coptis chinensis） / 131

格林兰黄连（Coptis groenlandica） / 132

蛹虫草（Cordyceps sinensis） / 133

云芝（Coriolus versicolor） / 134

延胡索（Corydalis yanhusuo） / 135

山楂（Crataegus pinnatifida） / 136

厚壳桂（Cryptocarya chinensis） / 137

补骨脂（Cullen corylifolium） / 138

台湾杉木（Cunninghamia Lanceolate） / 139

地中海柏木（Cupressus sempervirens） / 140

仙茅（Curculigo orchioides） / 141

郁金（Curcuma aromatica） / 142

姜黄（Curcuma longa） / 143

莪术（Curcuma phaeocaulis） / 144

川牛膝（Cyathula officinalis） / 145

曲序香茅（Cymbopogon flexuosus） / 146

牛皮消（Cynanchum auriculatum） / 147

徐长卿（Cynanchum paniculatum） / 148

狗牙根（Cynodon dactylon） / 149

香附子（Cyperus rotundus） / 150

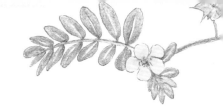

D

芫花（*Daphne genkwa*） / 151

石斛（*Dendrobium nobile*） / 152

播娘蒿（*Descurainia sophia*） / 153

石竹（*Dianthus chinensis*） / 154

瞿麦（*Dianthus superbus*） / 155

常山（*Dichroa febrifuga*） / 156

黄独（*Dioscorea bulbifera*） / 157

叉蕊薯蓣（*Dioscorea collettii*） / 158

穿龙薯蓣（*Dioscorea nipponica*） / 159

盾叶薯蓣（*Dioscorea zingiberensis*） / 160

柿（*Diospyros kaki*） / 161

川续断（*Dipsacus asper*） / 162

粗茎鳞毛蕨（*Dryopteris crassirhizoma*） / 163

蛇莓（*Duchesnea indica*） / 164

八角莲（*Dysosma versipellis*） / 165

E

鳢肠（*Eclipta prostrata*） / 166

凤眼蓝（*Eichhornia crassipes*） / 167

福建胡颓子（*Elaeagnus oldhamii*） / 168

地胆草（*Elephantopus scaber*） / 169

细柱五加（*Eleutherococcus nodiflorus*） / 170

刺五加（*Eleutherococcus senticosus*） / 171

无梗五加（*Eleutherococcus sessiliflorus*） / 172

一点红（*Emilia sonchifolia*） / 173

草麻黄（*Ephedra sinica*） / 174

三枝九叶草（*Epimedium sagittatum*） / 175

木贼（*Equisetum hyemale*） / 176

一年蓬（*Erigeron annuus*） / 177

短葶飞蓬（*Erigeron breviscapus*） / 178

枇杷（*Eriobotrya japonica*） / 179

刺桐（*Erythrina variegata*） / 180

台湾山豆根（*Euchresta formosana*） / 181

丁香（*Eugenia caryophyllata*） / 182

卫矛（*Euonymus alatus*） / 183

泽漆（*Euphorbia helioscopia*） / 184

飞扬草（*Euphorbia hirta*） / 185

甘肃大戟（*Euphorbia kansuensis*） / 186

甘遂（*Euphorbia kansui*） / 187

大戟（*Euphorbia pekinensis*） / 188

东革阿里（*Eurycoma longifolia*） / 189

F

苦荞麦（*Fagopyrum tataricum*） / 190

何首乌（*Fallopia multiflora*） / 191

阿魏（*Ferula resina*） / 192

无花果（*Ficus carica*） / 193

榕树（*Ficus microcarpa*） / 194

薜荔（*Ficus pumila*） / 195

棱果榕（*Ficus septica*） / 196

千斤拔（*Flemingia philippinensis*） / 197

球穗千斤拔（*Flemingia strobilifera*） / 198

一叶萩（*Flueggea suffruticosa*） / 199

白饭树（*Flueggea virosa*） / 200

川贝母（*Fritillaria cirrhosa*） / 201

平贝母（*Fritillaria ussuriensis*） / 202

G

蓬子菜（*Galium verum*） / 203

莽吉柿（*Garcinia mangostana*） / 204

岭南山竹子（*Garcinia oblongifolia*） / 206

大叶藤黄（*Garcinia xanthochymus*） / 207

栀子（*Gardenia jasminoides*） / 208

钩吻（*Gelsemium elegans*） / 209

银杏（*Ginkgo biloba*） / 210

欧活血丹（*Glechoma hederacea*） / 212

皂荚（*Gleditsia sinensis*） / 213

珊瑚菜（*Glehnia littoralis*） / 214

毛果算盘子（*Glochidion eriocarpum*） / 215

鹿角草（*Glossocardia bidens*） / 216

甘草（*Glycyrrhiza uralensis*） / 217

胧月（*Graptopetalum paraguayense*） / 219

绞股蓝（*Gynostemma pentaphyllum*） / 220

H

黄花风铃木（*Handroanthus chrysanthus*） / 222

姜花（*Hedychium coronarium*） / 224

白花蛇舌草（*Hedyotis diffusa*） / 225

山芝麻（*Helicteres angustifolia*） / 226

大尾摇（*Heliotropium indicum*） / 227

印度菝葜（*Hemidesmus indicus*） / 228

木槿（*Hibiscus syriacus*） / 229

沙棘（*Hippophae rhamnoides*） / 230

蕺菜（*Houttuynia cordata*） / 231

啤酒花（*Humulus lupulus*） / 232

金印草（*Hydrastis canadensis*） / 233

天胡荽（*Hydrocotyle sibthorpioides*） / 234

量天尺（*Hylocereus undatus*） / 235

天仙子（*Hyoscyamus niger*） / 236

地耳草（*Hypericum japonicum*） / 237

贯叶连翘（*Hypericum perforatum*） / 238

元宝草（*Hypericum sampsonii*） / 239

I

欧洲冬青（*Ilex aquifolium*） / 240

秤星树（*Ilex asprella*） / 241

毛冬青（*Ilex pubescens*） / 242

凤仙花（*Impatiens balsamina*） / 243

白茅（*Imperata cylindrica*） / 244

欧亚旋覆花（*Inula britannica*） / 245

羊耳菊（*Inula cappa*） / 246

旋覆花（*Inula japonica*） / 247

土木香（*Inula helenium*） / 248

牵牛（*Ipomoea nil*） / 249

菘蓝（*Isatis indigotica*） / 250

毛叶香茶菜（*Isodon japonicus*） / 251

碎米桠（*Isodon rubescens*） / 252

中华苦荬菜（*Ixeris chinensis*） / 254

J

茉莉花（*Jasminum sambac*） / 255

胡桃楸（*Juglans mandshurica*） / 256

L

翼齿六棱菊（*Laggera pterodonta*） / 257

马缨丹（*Lantana camara*） / 258

益母草（*Leonurus japonicus*） / 259

川芎（*Ligusticum chuanxiong*） / 260

女贞（*Ligustrum lucidum*） / 261

香叶树（*Lindera communis*） / 262

枫香树（*Liquidambar formosana*） / 263

鹅掌楸（*Liriodendron chinense*） / 264

阔叶山麦冬（*Liriope muscari*） / 265

荔枝（*Litchi chinensis*） / 266

紫草（*Lithospermum erythrorhizon*） / 267

山鸡椒（*Litsea cubeba*） / 268

蒲葵（*Livistona chinensis*） / 269

半边莲（*Lobelia chinensis*） / 270

忍冬（*Lonicera japonica*） / 271

毛草龙（*Ludwigia octovalvis*） / 272

丝瓜（*Luffa aegyptiaca*） / 273

红丝线（*Lycianthes biflora*） / 274

宁夏枸杞（*Lycium barbarum*） / 275

矮桃（*Lysimachia clethroides*） / 277

石蒜（*Lycoris radiata*） / 278

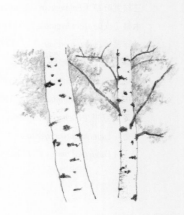

M

博落回（*Macleaya cordata*） / 279

构棘（*Maclura cochinchinensis*） / 280

荷花玉兰（*Magnolia grandiflora*） / 281

日本厚朴（*Magnolia obovata*） / 282

阔叶十大功劳（*Mahonia bealei*） / 283

白背叶（*Mallotus apelta*） / 284

冬葵（*Malva verticillata*） / 285

通光散（*Marsdenia tenacissima*） / 286

美登木（*Maytenus hookeri*） / 287

互叶白千层（*Melaleuca alternifolia*） / 288

川楝（*Melia toosendan*） / 289

香蜂花（*Melissa officinalis*） / 290

蝙蝠葛（*Menispermum dauricum*） / 291

日本薄荷（*Mentha arvensis*） / 292

厚果崖豆藤（*Millettia pachycarpa*） / 293

木鳖子（*Momordica cochinchinensis*） / 294

辣木（*Moringa oleifera*） / 295

桑（*Morus alba*） / 296

N

莲（*Nelumbo nucifera*） / 297

茴香叶黑种草（*Nigella sativa*） / 298

羌活（*Notopterygium incisum*） / 300

萍蓬草（*Nuphar pumila*） / 301

O

古城玫瑰树（*Ochrosia elliptica*） / 302

月见草（*Oenothera biennis*） / 303

牛至（*Origanum vulgare*） / 304

花榈木（*Ormosia henryi*） / 305

木蝴蝶（*Oroxylum indicum*） / 306

木犀（*Osmanthus fragrans*） / 307

P

芍药（*Paeonia lactiflora*） / 308

牡丹（*Paeonia suffruticosa*） / 310

垂穗石松（*Palhinhaea cernua*） / 311

人参（*Panax ginseng*） / 312

三七（*Panax notoginseng*） / 313

七叶一枝花（*Paris polyphylla*） / 314

墓头回（*Patrinia heterophylla*） / 315

攀倒甑（*Patrinia villosa*） / 316

骆驼蓬（*Peganum harmala*） / 317

紫苏（*Perilla frutescens*） / 318

前胡（*Peucedanum praeruptorum*） / 319

裂蹄木层孔菌（*Phellinus linteus*） / 320

黄檗（*Phellodendron amurense*） / 322

余甘子（*Phyllanthus emblica*） / 323

苦蘵（*Physalis angulata*） / 324

商陆（*Phytolacca acinosa*） / 326

苦木（*Picrasma quassioides*） / 327

印度胡黄连（*Picrorhiza kurroa*） / 328

虎掌（*Pinellia pedatisecta*） / 329

半夏（*Pinellia ternata*） / 330

红松（*Pinus koraiensis*） / 331

马尾松（*Pinus massoniana*） / 332

荜茇（*Piper longum*） / 333

车前（*Plantago asiatica*） / 334

侧柏（*Platycladus orientalis*） / 335

桔梗（*Platycodon grandiflorum*） / 336

北美桃儿七（*Podophyllum peltatum*） / 338

广藿香（*Pogostemon cablin*） / 339

远志（*Polygala tenuifolia*） / 340

玉竹（*Polygonatum odoratum*） / 341

拳参（*Polygonum bistorta*） / 342

蓼蓝（*Polygonum tinctorium*） / 343

猪苓（*Polyporus umbellatus*） / 344

茯苓（*Poria cocos*） / 345

夏枯草（*Prunella vulgaris*） / 346

番石榴（*Psidium guajava*） / 348

井栏边草（*Pteris multifida*） / 349

枫杨（*Pterocarya stenoptera*） / 350

葛（Pueraria montana） / 351

白头翁（Pulsatilla chinensis） / 352

短舌匹菊（Pyrethrum parthenium） / 353

R

地黄（Rehmannia glutinosa） / 355

虎杖（Reynoutria japonica） / 356

掌叶大黄（Rheum palmatum） / 357

灵枝草（Rhinacanthus nasutus） / 359

红景天（Rhodiola rosea） / 360

盐肤木（Rhus chinensis） / 361

蓖麻（Ricinus communis） / 362

缫丝花（Rosa roxburghii） / 363

玫瑰（Rosa rugosa） / 364

茜草（Rubia cordifolia） / 365

茅莓（Rubus parvifolius） / 366

芸香（Ruta graveolens） / 367

S

华鼠尾草（Salvia chinensis） / 368

撒尔维亚（Salvia officinalis） / 369

丹参（Salvia miltiorrhiza） / 370

血根草（Sanguinaria canadensis） / 372

地榆（Sanguisorba officinalis） / 373

檀香（Santalum album） / 374

防风（Saposhnikovia divaricata） / 375

草珊瑚（Sarcandra glabra） / 376

三白草（Saururus chinensis） / 377

雪莲花（Saussurea involucrata） / 378

五味子（Schisandra chinensis） / 379

翼梗五味子（Schisandra henryi） / 380

绵枣儿（Scilla scilloides） / 381

玄参（Scrophularia ningpoensis） / 382

黄芩（Scutellaria baicalensis） / 383

半枝莲（Scutellaria barbata） / 385

垂盆草（Sedum sarmentosum） / 387

深绿卷柏（Selaginella doederleinii） / 388

卷柏（Selaginella tamariscina） / 389

天葵（Semiaquilegia adoxoides） / 391

望江南（Senna occidentalis） / 392

锯箬棕（Serenoa repens） / 393

水飞蓟（Silybum marianum） / 394

风龙（Sinomenium acutum） / 395

菝葜（Smilax china） / 396

土茯苓（Smilax glabra） / 397

牛尾菜（Smilax riparia） / 398

黄水茄（Solanum incanum） / 399

白英（Solanum lyratum） / 400

龙葵（Solanum nigrum） / 401

苦苣菜（Sonchus oleraceus） / 403

苦豆子（Sophora alopecuroides） / 404

苦参（Sophora flavescens） / 405

槐（Sophora japonica） / 407

越南槐（Sophora tonkinensis） / 408

密花豆（Spatholobus suberectus） / 409

地构叶（Speranskia tuberculata） / 410

苦马豆（Sphaerophysa salsula） / 411

蟛蜞菊（Sphagneticola calendulacea） / 412

狼毒（Stellera chamaejasme） / 413

大百部（Stemona tuberosa） / 414

地不容（Stephania epigaea） / 415

粉防己（Stephania tetrandra） / 416

马钱子（Strychnos nux-vomica） / 418

乌墨（Syzygium cumini） / 419

T

狗牙花（Tabernaemontana divaricata） / 420

菊蒿（Tanacetum vulgare） / 421

药用蒲公英（*Taraxacum officinale*） / 422

美国红豆杉（*Taxus brevifolia*） / 423

红豆杉（*Taxus wallichiana*） / 424

诃子（*Terminalia chebula*） / 425

吴茱萸（*Tetradium ruticarpum*） / 426

华东唐松草（*Thalictrum fortunei*） / 427

北美香柏（*Thuja occidentalis*） / 428

飞龙掌血（*Toddalia asiatica*） / 429

香椿（*Toona sinensis*） / 430

蒺藜（*Tribulus terrestris*） / 431

栝楼（*Trichosanthes kirilowii*） / 432

胡卢巴（*Trigonella foenum-graecum*） / 433

延龄草（*Trillium tschonoskii*） / 434

昆明山海棠（*Tripterygium hypoglaucum*） / 435

雷公藤（*Tripterygium wilfordii*） / 436

娃儿藤（*Tylophora ovata*） / 438

土半夏（*Typhonium blumei*） / 439

犁头尖（*Typhonium divaricatum*） / 440

独角莲（*Typhonium giganteum*） / 441

U

钩藤（*Uncaria rhynchophylla*） / 442

V

麦蓝菜（*Vaccaria segetalis*） / 443

蜘蛛香（*Valeriana jatamansi*） / 444

毛蕊花（*Verbascum thapsus*） / 445

马鞭草（*Verbena officinalis*） / 446

扁桃斑鸠菊（*Vernonia amygdalina*） / 447

香堇菜（*Viola odorata*） / 448

白果槲寄生（*Viscum album*） / 449

黄荆（*Vitex negundo*） / 450

单叶蔓荆（*Vitex rotundifolia*） / 451

X

苍耳（*Xanthium strumarium*） / 453

文冠果（*Xanthoceras sorbifolium*） / 454

Z

美洲花椒（*Zanthoxylum americanum*） / 455

葱莲（*Zephyranthes candida*） / 456

工具与索引

中式鸡尾酒、临床试验与毒性 / 458

药用植物属名科名对照表 / 462

参考资料 / 473

中文笔画索引 / 475

抗癌种类索引 / 479

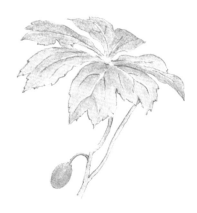

总论

中药与天然产物

这本《科学抗癌药用植物图鉴》收录超过 400 种药用植物，是现代本草书籍的新例。植物分类以拉丁名字母顺序编排，并查阅国际科学期刊，将最近 10 年内的中药与天然产物（natural product）抗癌研究做了一番整理。

本书以文献数据库（PubMed）最新科学抗癌研究报道为主，并参考维基百科及百度百科的学名分类、植物形态描述，查询癌症中心数据库，对照香港浸会大学的植物和药材图片，以及台湾阿草伯药用植物园里的照片资料，整理出读者需要的信息，希望能将 400 多种药用植物从现代科学抗癌角度进行全新的呈现。

书中把各国科学家对这些药用植物进行的试验及研究结果整理出来，并补充短评，希望改变传统本草的面貌，同时帮助癌症患者。

自然界的化合物储藏库

到 2016 年，地球上有超过 40 万种植物，它们形成一个巨大的生物活性化合物储藏库。到目前为止，科学家只研究了一小部分。植物一直是抗癌药物的重要来源，未来也将会是如此。全世界的科学家持续努力，希望能从植物中确认新的抗癌化合物。

世界卫生组织调查显示，80% 的世界人口仍依赖植物性药物治疗疾病。西方国家中，约有 1/4 的处方药有效成分最初发现于植物。治疗癌症的化疗药物超过 60% 源自天然产物。

1978 年，德国政府成立一个专家委员会（Commission E），评估在德国销售的超过 300 种草药及草药组合的安全性和有效性。此专家委员会将结果发表成专著，提供核准的用法、禁忌、不良反应、剂量和药物相互作用等治疗信息，使民众能安全使用草药和植物药品。

英文版《德国专家委员会专著全集：草药治疗指南》1998 年出版。这是第一次将所有专家委员会专著集合成套，翻译成英语，提供给医师、药师、卫生专业人员、研究人员、消费者，以及监管机构和草药行业从业者使用。

在中国，植物性药物曾经是医师使用的最普遍的医疗用药，现在也是替代医疗的一种，很受癌症患者欢迎。替代医疗在美国越来越流行，特别是在癌症治疗方面，而且以中药治疗为主。

本书仅整理具有抗癌作用的植物，并未涵盖动物性及矿物性药材。

中药

传统中医学所用的药物称为中药（traditional Chinese medicine，TCM），也称汉药。列入本草书中的药物一般称为中药。中药原名生药，清朝末年，将生药一词改为中药。

"本草"一词最早见于《汉书》。西汉晚期，"本草"指药学专著。中国现存最早的药学书籍是《神农本草经》。明代医药学家李时珍花了27年编成《本草纲目》，全书52卷，约200万字，收载药品1892种。

天然产物

天然产物是自然界中在活的生物体中萃取的化学物质，有些具有药理或生物活性。由于天然产物的结构多样，其合成的类似物能改善效力和具有安全性，因此常被当成药物设计的起点。

植物是不同化合物的主要来源，这些植物化学物质包括酚类、多酚类、单宁酸、萜类及生物碱等。目前有许多天然产物的药理活性已被确定。

例如，抗癌药紫杉醇（太平洋紫杉），抗疟药青蒿素（青蒿），用于治疗阿尔茨海默病的乙酰胆碱酯酶抑制剂加兰他敏（雪花莲），以及其他衍生自植物的药，如吗啡、可卡因、奎宁、筒箭毒碱、毒蕈碱和尼古丁。

中药之外的药用植物，如风铃木、东革阿里、巴婆树、印楝、大麻，以及木瓜（叶）、山竹（果皮）、火龙果（果皮）、荔枝（果皮、核）、枇杷（叶）等，都含有抗癌天然产物。

科学家如何探索中药与天然产物

中药作为植物用药用于医疗，近年已引起西方科学家的注意。也因为这样，欧美研究单位发表的中药抗癌研究论文逐年增多。

如何选择植物来测试新的活性化合物呢？一般有"随机选择"及"指引选择"两种方法。后者是将指民间植物用药所获得的知识来指引选择过程。这种方法与随机选择策略相比，通常会增加发现活性化合物的概率，因此常被采用。

美国加利福尼亚大学旧金山分校在2002年和2005年分别发表了十几种中药抗乳腺癌及其他癌细胞株的科学论文。美国国家癌症研究所及纽约著名的斯隆-凯特琳癌症中心资料库中都列有抗癌中药的详细报道。此外，美国公司也针对乳腺癌和前列腺癌开发出中药复方的保健产品。

研究中药与天然产物抗癌作用时，科学家多使用以下几种标准方法。

二名法

俗话说"名不正，则言不顺"，中药书籍中的植物名一般采用俗名或土话，常造成名称错乱，如"满山香"，它同时是白株树、草珊瑚、月橘、威灵仙这些不同科属植物的别名。另外，"散血草"也是日本蛇根草、长冠鼠尾草、薄叶变豆菜、散血芹、天蓝变豆菜和金纽扣这六种植物的别名。

以科学方法研究中药与其他植物，首先要知道它们的学名（scientific name），也就是科学名称。植物的学名以拉丁文表示，每个物种由属名（genus）和种小名（specific epithet）两部分组成，称为二名法（binomial nomenclature）。例如，黄芩（*Scutellaria baicalensis*），其中*Scutellaria*中文为黄芩属，拉丁文 Scutella 是"小盾、小皿"的意思，形容它的花萼，第一个字母需大写，而 baicalensis 则为拉丁文形容词，表示其原产地在贝加尔湖（Baikal）地区，需小写。

动物和植物的学名目前使用二名法，由属名、种小名、命名者以及命名时间组合而成。命名者和命名时间一般可省略，属名与种小名必须使用斜体。种小名又称为种加词，指二名法中物种学名的第二部分，另一部分为属名。在植物命名法中，种名（species）指的是物种的完整学名。

二名法系统具备简易性、清晰性和广泛性，即任何一个物种名称都可以准确无误地由两个单词来确定，比起多名法，二名法系统更短，也更容易记忆。在说英语的欧洲国家里，所称的知更鸟robin，学名为 *Erithacus rubecula*，而在说英语的北美洲国家里，所称的知更鸟robin 则是 *Turdus migratorius*。因此，学名比俗语更为清晰，可用于世界各地，且在所有语言中通用，能避免翻译上存在的困扰。

物种的分类阶层自种以下，又可分为亚种（subspecies）和变种（variety）。一个植物物种可能会有亚种（如Pinus nigra subsp. salzmannii）、变种（如 Pinus nigra var. caramanica），甚至是更为复杂的组合（如Pinus nigra subsp. salzmannii var. corsicana）。

在某些情况下，一个种移到了另一个属中，原作者名字会用括号括起，修订人名字则跟在括号后。例如，美国红杉（Taxodium sempervirens D. Don）首先由英国植物学家David Don描述。后来，奥地利植物学家Stephan Endlicher指出它和其他落羽松属（Taxodium）不相似，于是将它转入新的红杉属（Sequoia），并发布新组合的学名［Sequoia sempervirens（D. Don）Endl.］。

科学家在国际期刊上发表的抗癌试验，所用的药用植物皆采用二名法系统中的学名。以下列举几位各国代表性植物学家，有趣的巧合是其中四位皆名为卡尔（Carl）。外国学者因全名较长，仅翻译其姓，中国及日本学者则列全名。

林奈（Carl von Linne，1707—1778）：瑞典植物学家，奠定了二名法的基础，并将它普及化，是现代生物分类学之父。在乌普萨拉大学担任植物学教授。他发现花粉囊和雌蕊可作为植物分类的基础，著有《植物种志》（*Species*

Plantarum）及《自然系统》（*Systema Naturae*）等书。植物学中，会用L.或Linn.来表示林奈的名字，例如，桑（*Morus alba L.*）。此二名法已于1753年在植物学中广泛使用。

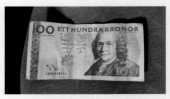

瑞典百元钞票中有纪念林奈的图像

通贝里（Carl Peter Thunberg，1743—1828）：瑞典植物学家，林奈的学生，1775年到日本采集植物，期间收集了800多种植物，于1784年发表《日本植物志》（*Flora Japonica*）。其缩写为Thunb.，例如，蕺菜（*Houttuynia cordata Thunb.*）。时钟藤（*Thunbergia mysorensis*）的属名*Thunbergia*，中文称为邓伯花属，也以他的姓氏来纪念他，而种小名*mysorensis*则来自原产地印度城市麦索尔（Mysore）。

韦尔登诺（Carl Ludwig Willdenow，1765—1812）：德国植物学家，曾担任柏林植物园园长。名字缩写为Willd.，例如，远志（*Polygala tenuifolia Willd.*）。

边沁（George Bentham，1800—1884）：英国植物学家。他最有名的著作为《英国植物区系手册》（*Handbook of British Flora*），1858年出版，被学生使用超过一个世纪。命名的例子有吴茱萸［*Euodia ruticarpa (Juss.) Benth.*］。

邦吉（Alexander Bunge，1803—1890）：俄罗斯植物学家，最为人所知的事迹是他在亚洲进行的科学考察，尤其是在西伯利亚。命名的例子有龙胆（*Gentiana scabra Bunge*）。

德凯纳（Joseph Decaisne，1807—1882）：法国植物学家，曾担任巴黎植物园园长。名字缩写为Decne.，命名的例子有五叶木通（*Akebia quinata Decne.*）

格雷（Asa Gray，1810—1888）：被认为是19世纪美国最重要的植物学家，他担任哈佛大学植物学教授数十年，期间常与包括达尔文在内的知名学者通信。名字缩写为Gray，命名的例子有镰叶黄精（*Polygonatum falcatum A. Gray*）。

马西莫维奇（Carl Johann Maximowicz，1827—1891）：俄罗斯植物学家，他在远东命名了许多新的物种，被称为东亚植物之父。曾在圣彼得堡植物园担任标本馆馆长。名字缩写为 Maxim.，命名的例子有延龄草（*Trillium tschonoskii Maxim.*）。

胡先骕（1894—1968）：中国植物学家，中国植物分类学创始人，哈佛大学植物学博士，为中国现代植物学研究的先驱。命名的例子有水杉（*Metasequoia glyptostroboides Hu & W. C. Cheng, 1948*）。

郑万钧（1908—1987）：中国植物学家，编辑《中国植物志》第7卷，与胡先骕共同发现并命名水杉。万钧柏（*Juniperus chengii*）即以他的名字命名。

牧野富太郎（Tomitaro Makino，1862—1957）：日本植物学家，专于分类学研究，是日本第一位使用林奈分类系统分类日本植物的学者，被称为"日本植物学之父"。命名的例子有日本黄连（*Coptis japonica Makino*）。著有《牧野日本植物图鉴》，其生日在日本被定为"植物学之日"。

临床前试验

癌细胞株

癌细胞株（cancer cell line）是在实验室一定条件下，随着时间推移不断分裂并生长的癌细胞。癌细胞株用于癌症生物学的研究和癌症治疗的测试。美国国家癌症研究所的60种癌细胞株（NCI60）被用于体外（in vitro）筛选抗癌药物。

美国模式培养物集存库（ATCC，American Type Culture Collection）是一个非营利组织，总部位于美国弗吉尼亚州马纳萨斯，1925年由科学家成立，主要任务为采集、认证、生产、保存和分销细胞株、微生物以及其他研发材料。其所授权的分销商涵盖欧洲各国、日本、澳大利亚等国家及中国台湾地区。

以下列举几种常用的代表性癌细胞株。

HeLa 子宫颈癌细胞株：海拉细胞（Hela cells）是用于科学研究的永生细胞株。它是最常用的人类细胞株。该细胞株于1951年取自 Henrietta Lacks 子宫颈癌细胞，由其名字缩写构成。

MCF-7人乳腺癌细胞株：采用密歇根癌症基金会（Michigan Cancer Foundation）的首字母缩写，此细胞株于1973年建立，分离自一个69岁的白人女子。

HepG2人肝癌细胞株：来自一位15岁的美国白人男性肝脏组织，染色体数目55个，在裸鼠中不会产生肿瘤。

PC-3人前列腺癌细胞株：1979年取自一位62岁的白人男性前列腺癌细胞，比起其他前列腺癌细胞株，它有较高的转移潜能。此细胞株具有62个染色体，不含Y染色体。

A549人肺癌细胞株：1972年建立的人类肺泡基底上皮细胞株，取自一位58岁白人男性。

Caco-2人结直肠癌细胞株：由斯隆-凯特琳癌症研究中心（Memorial sloan-Kettering Cancer Center）所开发的人类上皮大肠腺癌细胞增生而来。

HL-60人早幼粒白血病细胞株：源自美国国家癌症研究所（National Cancer Institute）一名36岁，患有急性早幼粒细胞白血病的女子。

动物模型

动物模型（animal model）是指带有与人类相同或相似疾病的动物，可用于研究疾病的发生和发展，并测试新的治疗方法，也称为"在活体内（in vivo）试验"，本书简称"体内"。它可由化学药物引发、异种移植和基因改造三种方式形成。

化学药物引发：以基因毒性化合物及促进剂来诱导癌症发生。

异种移植：带有人类移植肿瘤的动物称为异种移植模型，这里所说的异种是指移植到动物体内的癌细胞株不是由同种动物所产生的。例如，在免疫功能缺乏的小鼠身上植入人类癌细胞株。

基因改造：用遗传工程技术，如嵌入病毒基因、致癌基因或改变肿瘤抑制基因所产生的转基因小鼠，为人类癌症提供了良好的模型，可检验癌症发生途径及筛选抗癌药物。

临床试验

在人体上测试新的医疗方式是研究的一种类型。它能测试筛选、预防、诊断或治疗疾病的新方法，也叫临床研究。临床试验（clinical trial）主要分三期：一期为观察药物对人体的安全性、不良反应及最佳剂量；二期是看新药物的有效性，测试是否适用于特定类型的癌症，例如，它是否可缩小肿瘤或改善血液检查结果；三期则是以更多的患者（如数百人）来监测药物的有效性和安全性，并比较此新药是否比传统疗法更好。

本书介绍的中药与天然产物大多仍在临床前体外细胞株和体内动物模型阶段，仅有少数进入临床试验。

试验方法简介

常用的试验方法简介如下。

萃取（extraction）

可用水、酒精和甲醇等对干燥植物的不同部位进行萃取。例如，滨防风的根水萃取物：干燥根研磨成粉末，然后把100克粉末加入1000毫升蒸馏水，再将水加热至90 ℃，煮4小时，接着过滤残渣，滤液经冷冻干燥，最后获得粉末状水萃取物。

甲醇萃取以灵芝为例。每克灵芝粉末混合100毫升甲醇，室温下振荡24小时，经两次抽气过滤，去除不溶解颗粒，留下澄清滤液。再利用减压浓缩原理，将滤液的溶媒蒸发掉，最后得到硬胶状或块状的甲醇萃取物。如以酒精（乙醇）萃取，步骤与甲醇萃取相同。

流式细胞仪检测分析（flow cytometry）

流式细胞仪是肿瘤生物学研究的重要工具，利用仪器所发的激光，可区分及定量细胞，并能快速分析细胞特征，是筛选抗癌药物的一大助手。例如，可以检测药物对细胞周期阻滞（cell cycle arrest）及细胞存活率（cell viability）

的影响，以评估其杀死癌细胞或抑制癌细胞增生的功效。

细胞周期阻滞：可记录药物处理后癌细胞在G0/G1期、S期、G2/M期的比率变化，检测药物对癌细胞在特定周期是否有阻滞作用。

细胞存活率：利用核酸染剂来监测药物处理后癌细胞的存活率。当细胞死亡，细胞膜会失去完整性，使得染剂进入细胞内与DNA结合。经激光激发后，散射出的荧光通过分析软件可判定存活率。

蛋白质印迹法（Western blotting）

用于检测细胞中的特定蛋白质，是广泛使用的分析技术。它使用凝胶电泳并根据变性蛋白质的多肽长度或3D结构来分离天然蛋白质，然后将蛋白质转移到PVDF膜或硝酸纤维素膜，接着以蛋白质的特异抗体将之定量。此法能敏锐监测特定蛋白质的表达量，常用于观察药物造成的蛋白质数量变化。

MTT法

MTT是一种黄色染料（化学式名称中含 methylthiazol，故名），在活细胞的线粒体呼吸链中会被琥珀酸脱氢酶还原成紫色结晶。利用试剂将之溶解，再以吸光度测定法评估细胞存活情况（死亡细胞中的琥珀酸脱氢酶会消失，不能将MTT还原）。此法常被用于评估抗癌药物对细胞增生或死亡的影响，为生长抑制分析法之一。

五倍率法则（Lipinski's rule of five）

此法则在1997年由克里斯多福·利平斯基（Christopher A. Lipinski）根据观察制定。

它用来评估类似药或决定一个具有某些药理和生物活性的化学化合物是否能成为口服活性药物。符合此法则的候选药物往往在临床试验中的失败率较低，从而增加进入市场的机会。

一般情况下，口服活性药物必须符合以下几项法则。

1. 不超过5个氢键供应体（氮—氢和氧—氢键的总数）。

2. 不超过10个氢键接受体（所有氮或氧原子）。

3. 分子量小于500道尔顿。

4. 辛醇/水分配系数 log P 不大于5。

由于这些数字都是5的倍数，因此称为五倍率法则。

本书介绍的400多种药用植物中，有许多抗癌活性化合物的化学结构已被确定。初步审视它们的分子量，大多符合分子量小于500道尔顿这一法则。如果将这些化合物当成先导化合物（lead compound），经过化学修饰后，可开发成安全有效的抗癌药物。因此，五倍率法则也是科学家探索中药与天然产物时，进行药物设计（drug design）的一个重要帮手。

中药与天然产物的抗癌机制

总

论

药用植物含有各种活性成分，它们的抗癌机制可归纳为下列几种。

诱导细胞凋亡

细胞凋亡（apoptosis）是细胞死亡的一种，也称为程序性细胞死亡。细胞经由一系列的分子步骤，最终死亡。这是身体用以去除不需要或不正常细胞的一种方法。在癌细胞中，细胞凋亡的过程可能被阻断。

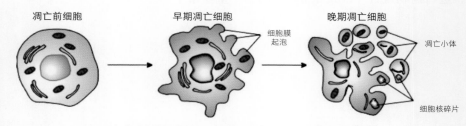

凋亡前细胞　　　　早期凋亡细胞　　　　　晚期凋亡细胞

细胞膜起泡

凋亡小体

细胞核碎片

细胞凋亡（取自 Animated Cell Biology, Danton O'Day）

与细胞坏死（necrosis）不同，细胞凋亡会产生由细胞膜包住，称为凋亡小体（apoptotic body）的细胞碎片，它们会被吞噬细胞吞噬并被迅速清除，以避免内含物影响周围细胞导致发炎或伤害。凋亡时形态的变化包括起泡、细胞皱缩、核碎裂、染色质凝聚以及染色体片段化等。

细胞凋亡是一个高度调节的过程，可以通过外在、内在两种途径中的一种来启动，接着激活胱天蛋白酶（caspase）分解。本书描述的400多种药用植物中，基本上都能诱导细胞凋亡。以下举三例简单叙述。

诱导癌症细胞凋亡的药用植物代表

药用植物	原理
铁苋菜	铁苋菜萃取物诱导人口腔癌细胞凋亡，抑制癌细胞生长
高良姜	高良姜素诱导结肠癌细胞凋亡
益智仁	益智仁可诱导白血病细胞凋亡，具有潜在的化学预防和抗肿瘤活性作用

抑制细胞增生

细胞增生（cell proliferation）是细胞生长和分裂所导致的细胞数目增加。本书描述的400多种药用植物几乎都能抑制细胞增生。以下仅举三例。

抑制细胞增生的药用植物代表

药用植物	原理
无花果	其乳胶抑制胃癌细胞增生，对人体正常细胞却没有任何细胞毒性
榕树	所含的活性化合物诱导细胞周期停滞，抑制前列腺癌细胞增生
川贝母	抑制卵巢癌和子宫内膜癌细胞增生

抗血管新生

血管新生（angiogenesis），简单说就是形成新血管。经由此生理过程，新的血管从原来已存在的血管长出来。肿瘤生长所需的新血管形成称为肿瘤血管新生，是由肿瘤和肿瘤附近宿主细胞释放的化学物质所引起。

1971年，佛克曼（Judah Folkman）首次提出血管新生在肿瘤生长中的重要角色。他在《新英格兰医学期刊》（*The New England Journal of Medicine*）报道说，实体肿瘤依赖血管新生。他推测肿瘤能分泌一种未知的"因子"以帮助它增加血液供应，而如果该因子可以被阻挡，肿瘤就会枯萎和死亡。

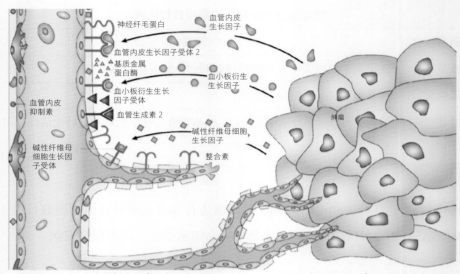

血管新生图［取自 Nature Rev Drug Discov, 2007, 6(4):273-286.］

以下是本书所提到的具有抗血管新生作用的药用植物。

抗血管新生的药用植物

药用植物	原理
射干	根茎异黄酮的抗血管新生和抗肿瘤活性，在小鼠肺癌模型中能显著抑制肿瘤体积
盾叶薯蓣	三角叶薯蓣苷通过诱导细胞凋亡和抗血管生成，在结肠癌小鼠模型中可抗肿瘤并抑制血管新生
草麻黄	萃取物具有抗侵入、抗血管新生和抗肿瘤活性，能抑制小鼠黑色素瘤生长
甘草	甘草黄酮抑制人乳腺癌细胞转移、侵入和血管新生，能以此不同机制治疗乳腺癌
白花蛇舌草	萃取物抑制结肠直肠癌血管新生，在动物体内抑制肿瘤血管新生
蒲葵	萃取物抑制血管新生和肿瘤生长，抑制小鼠纤维肉瘤和人乳腺癌和结肠癌细胞增生
华鼠尾草	水萃取物抑制肿瘤的生长和血管新生，显著抑制结肠癌、肝癌细胞，具有潜在的抗肿瘤活性
黑种草	百里醌在体外和体内能有效抑制骨肉瘤的生长和血管新生

药用植物	原理
地榆	通过诱导细胞凋亡和抑制血管新生，可作为乳腺癌的预防和治疗药物
苦参	氧化苦参碱对胰腺癌具有抗血管新生作用，有潜在的抗肿瘤作用
槐	氧化苦参碱通过抑制血管新生，对胰腺癌有抗肿瘤作用
垂盆草	萃取物具有抗血管新生活性
娃儿藤	所含的娃儿藤碱经调控信号传递路径，能抗血管新生，可开发成抗癌药物
毛蕊花	其所含化学成分具抗血管新生和抗细胞增生活性作用
黄荆	牡荆素抑制肝癌细胞生长和血管新生，是潜在的肝癌治疗候选药物

细胞周期阻滞

细胞周期（cell cycle）是细胞每次分裂所经过的过程。它包括一系列步骤，在此期间染色体和其他细胞材料会复制，然后细胞分裂成两个子细胞。当每个子细胞由它自己的外膜所包围，细胞周期就完成了，也称为有丝分裂周期。

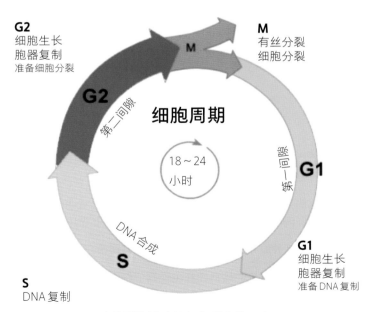

细胞周期（取自 LinkedIn Slide Share）

阻断细胞分裂周期的物质称为细胞周期抑制剂。它们有许多不同类型，有的作用在细胞周期中的特定步骤，有些则作用在细胞周期中的任何点。抑制细胞周期的一些药物，正被用于癌症治疗的相关研究中。

本书描述的药用植物中，多数具有细胞周期阻滞作用，具有细胞周期阻滞作用的药用植物以下仅举三例。

具有细胞周期阻滞作用的药用植物代表

药用植物	原理
阿拉伯金合欢	谷甾醇通过生长抑制、细胞周期阻滞和诱导细胞凋亡，对乳腺癌、肺癌细胞具有抗癌活性
五加皮	萃取物诱导细胞周期阻滞，显著抑制淋巴瘤、白血病、胃癌、舌癌细胞增生
益智仁	知母皂苷通过细胞周期阻滞，诱导细胞凋亡，可作为抗肝癌药物

增强免疫力

增强免疫力能对抗癌症。以台湾银线兰为例，其萃取物可激活小鼠的免疫系统，刺激淋巴组织增生，激活巨噬细胞的吞噬功能。它的抗肿瘤活性可能与强大的免疫刺激作用有关。本书中通过增强免疫力以对抗癌症的植物，整理如下。

增强免疫力的药用植物代表

药用植物	原理
野菰	种子萃取物中分离出一种蛋白质，能诱发免疫细胞对抗肿瘤，是有潜力的抗癌药物来源
台湾银线兰	阿拉伯半乳聚糖能显著降低小鼠结肠癌的大小和重量，具强效先天免疫调节和抗肿瘤活性，可用于癌症免疫疗法
黄芪	多糖具抗肿瘤和免疫调节活性，能抑制移植在小鼠的肝癌肿瘤生长
木瓜叶	水萃取物具有抗肿瘤活性和免疫调节作用，能诱导白血病细胞凋亡

药用植物	原理
云芝	具有免疫增强和抗肿瘤特性，云芝多糖在日本是专利产品，用于治疗癌症
甘草	萃取物调节免疫活性，抑制人肝癌细胞
天胡荽	萃取物能调节免疫功能，对小鼠肝癌、肉瘤、子宫颈癌的肿瘤抑制率都非常显著
裂蹄木层孔菌	萃取物在小鼠结肠癌模型中能有效增强先天免疫反应
车前	对多种细胞增生有显著抑制活性，也表现出免疫调节功能
龙葵	水萃取物通过调节小鼠免疫反应和诱导肿瘤细胞凋亡，抑制子宫颈癌生长

诱导细胞分化

细胞分化（cell differentiation）是不成熟细胞达到其成熟形式和功能的过程。以下为本书中具有诱导癌细胞分化作用的植物。

诱导细胞分化的药用植物代表

药用植物	原理
乳香	乳香酸在高度转移性黑色素瘤和纤维肉瘤细胞中诱导分化和凋亡，可预防原发肿瘤的侵入和转移
菊苣	所含的木兰属内酯诱导白血病细胞分化成单核细胞及巨噬细胞样细胞
平贝母	贝母酮诱导人白血病细胞分化，能抑制白血病细胞生长
印度菝葜	诱导人白血病细胞凋亡及分化，具有抗白血病活性作用
前胡	白花前胡吡喃香豆素可抑制90%的白血病细胞生长，是细胞分化的强效诱导剂
芦荟	活性成分大黄素通过诱导分化和细胞周期阻断，对胃癌治疗具有潜在价值
飞龙掌血	飞龙掌血素诱导白血病细胞分化和凋亡，具有细胞分化和细胞凋亡双重作用，可开发为新的抗癌药物

抑制基质金属蛋白酶，防止癌细胞转移

基质金属蛋白酶（matrix metalloproteinase，MMP）存在于组织中细胞间的空隙（即细胞外基质），能分解蛋白质。由于这些酶需要锌或钙离子维持功能，所以称为基质金属蛋白酶。基质金属蛋白酶参与肿瘤细胞转移、伤口愈合及血管新生。

本书中能抑制基质金属蛋白酶的药用植物整理如下。

抑制基质金属蛋白酶的药用植物代表

药用植物	原理
黄芩	黄芩素抑制卵巢癌细胞基质金属蛋白酶2表达及侵入能力，有潜力作为卵巢癌治疗药物
刺五加	刺五加异秦皮啶能抑制人肝癌细胞基质金属蛋白酶7的表达，可抑制肝癌细胞的侵入
青蒿	青蒿素通过降低基质金属蛋白酶的量，显著抑制肝癌细胞在动物活体内的转移能力
蛇床	蛇床子素在体外通过抑制基质金属蛋白酶2及基质金属蛋白酶9，抑制人肺癌细胞的侵入和转移
常山	常山酮通过下调基质金属蛋白酶9，抑制乳腺癌细胞转移，并诱导癌细胞凋亡
穿龙薯蓣	通过抑制基质金属蛋白酶转录，抑制人口腔癌细胞侵入和转移
莽吉柿果皮	倒捻子素抑制基质金属蛋白酶和钙黏蛋白表达，抑制胰腺癌细胞的侵入和转移
裂蹄木层孔菌	萃取物通过抑制基质金属蛋白酶2及基质金属蛋白酶9，抑制肝癌细胞转移，可作为抗转移剂
夏枯草	水萃取物通过减弱基质金属蛋白酶作用，抑制人类肝癌细胞侵入和转移
葫芦巴	所含的薯蓣皂苷通过降低基质金属蛋白酶表达，抑制人前列腺癌细胞侵入和转移
雷公藤	雷公藤甲素通过抑制基质金属蛋白酶7及基质金属蛋白酶19，抑制卵巢癌细胞侵入，是治疗卵巢癌并减少转移的候选药物

药用植物

相思子
Abrus precatorius

 乳腺癌 肝癌 视网膜母细胞瘤

 子宫颈癌 黑色素瘤 结肠癌 白血病

科　　　别	豆科，相思子属，木质藤本植物，又名鸡母珠。
外 观 特 征	羽状复叶，小叶长椭圆形，总状花序，顶生，花冠蝶形，淡紫红色，荚果密生细毛，种子椭圆形，2/3 红色，1/3 黑色，似瓢虫。
药材及产地	以成熟种子、茎叶、根入药。分布于台湾、福建、广东等地。
相 关 研 究	印度研究发现，种子除去毒性后，萃取物具有抗炎作用。
有 效 成 分	萃取物。

抗癌种类及研究

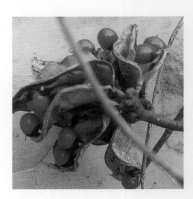

- 子宫颈癌

2014 年 10 月，印度理工学院（Indian Institute of Technology Kharagpur）以 "*Abrus precatorius agglutinin-derived peptides induce ROS-dependent mitochondrial apoptosis through JNK and Akt/P38/P53 pathways in HeLa cells*" 为标题在 *Chemico-Biological Interaction* 发表论文。证实相思子凝集素能诱导子宫颈癌细胞凋亡。

- 黑色素瘤

2014 年 7 月，印度理工学院（Indian Institute of Technology Kharagpur）以 "*Biochemical analysis and antitumour effect of Abrus precatorius agglutinin derived peptides in Ehrlich's ascites and B16 melanoma mice tumour model*" 为标题在 *Environmental Toxicology and Pharmacology* 发表论文。验证此肽具抗癌特性。

- 肝癌

2014 年，印度国家技术学院（Indian National Institute of Technology）以 "*Abrus agglutinin suppresses human hepatocellular carcinoma in vitro and in vivo by inducing caspase-mediated cell death*" 为标题在《中国药理学报（英文版）》（*Acta Pharmacol Sinica*）发表论文。凝集素可当成肝癌的替代自然疗法。

- 结肠癌、视网膜母细胞瘤、肝癌、白血病

2013 年 3 月，印度海德拉巴大学（University of Hyderabad）以 "*Antioxidant and antiproliferative activities of Abrus precatorius leaf extracts-an in vitro study*" 为标题在 *BMC Complementary and Alternative Medicine* 发表论文。体外细胞毒性能抑制结肠癌、视网膜母细胞瘤、肝癌、白血病细胞增生。

- 乳腺癌

2013 年，印度班加罗尔大学（Bangalore University）以 "*Cytotoxic and pro-apoptotic effects of Abrus precatorius L. on human metastatic breast cancer cell line, MDA-MB-231*" 为标题在 *Cytotechnology* 发表论文。此为相思子叶萃取物通过诱导凋亡抑制乳腺癌细胞增生的第一篇报道。

相思子
Abrus precatorius

磨盘草
Abutilon indicum

胶质母细胞瘤

科　　　别	锦葵科，苘麻属，一年生或多年生草本植物。
外 观 特 征	高1～2.5米，披灰色柔毛，叶卵圆形，花黄色，5个花瓣，果黑色，似磨盘，直径约1.5厘米，种子肾形，披柔毛。
药材及产地	以全草入药。分布于云南、福建、台湾等地。
相 关 研 究	有降血糖、抗氧化、止痛作用。
有 效 成 分	咖啡酸甲酯（methyl caffeate），分子量194.18。

抗癌种类及研究

• 胶质母细胞瘤

2015年，印度比尔拉科学技术学院海得拉巴校区（BITS-Pilani Hyderabad Campus）以"*Cytotoxic constituents of Abutilon indicum leaves against U87MG human glioblastoma cells*"为标题在 *Natural Product Research* 发表论文。咖啡酸甲酯对胶质母细胞瘤毒性最强，但对正常人细胞无毒。

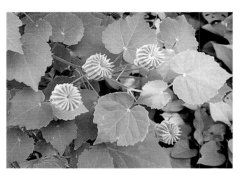

注：图片由阿草伯药用植物园提供

其他补充

未发现中药典籍中有磨盘草抗癌作用的记载。咖啡酸甲酯有被开发成抗癌药物的潜力。

儿茶
Acacia catechu

 乳腺癌   肝癌

科　　　别	豆科，合金欢属，落叶小乔木。
外 观 特 征	高6～13米，小枝有柔毛，羽状复叶互生，托叶下有钩状刺，总状花序腋生，开淡黄色花，荚果带状，种子多颗。
药材及产地	心材和树皮用于传统医药。以去皮枝、干的干燥浸膏入药。分布于中国、印度和非洲等地。
相 关 研 究	日本花王株式会社研究发现，摄取富含儿茶素的茶叶能降低男性体内脂肪含量，还证实儿茶素可以预防和改善肥胖。
有 效 成 分	儿茶素（catechin），分子量290.27。 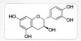

抗癌种类及研究

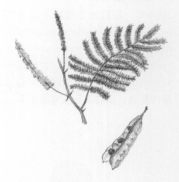

• 乳腺癌

2013年7月，印度杰匹信息科技大学（Jaypee University of Informa-tion Technology）以 "*Human breast adenocarcinoma cytotoxicity and modulation of 7,12-dimethylbenz[a]anthracene-induced mammary carcinoma in Balb/c mice by Acacia catechu (L.f.) Wild heartwood*" 为标题在 *Integrative Cancer Therapies* 发表论文。对乳腺癌有抗肿瘤活性。

• 肝癌

2012年，印度杰匹信息科技大学（Jaypee University of Informa-tion Technology）以 "*Chemopreventive efficacy of (+)-catechin-rich aqueous extract of Acacia catechu Willd. Heartwood against 7,12-dimethylbenz[a]anthracene-induced hepatocarcinoma in Balb/c mice*" 为标题在 *Journal of Environmental Pathology Toxicology and Oncology* 发表论文。对肝癌发生过程具预防作用。

其他补充

儿茶素有潜力开发成抗癌药物。

阿拉伯金合欢
Acacia nilotica

淋巴瘤　　乳腺癌　　肺癌

科　　　别	豆科，合金欢属，小乔木或乔木。
外 观 特 征	高5～20米，树冠球形，茎和枝黑色，开黄色花，荚果带状，种子褐色。
药材及产地	分布于非洲、阿拉伯地区以及中国的海南、云南等地。
相 关 研 究	研究发现阿拉伯金合欢具有平稳血糖，抗病毒作用，不良反应可能致不孕。
有 效 成 分	谷甾醇（γ-sitosterol），分子量414.70。

抗癌种类及研究

• 淋巴瘤

2012年，印度卡伦亚大学（Karunya University）以 "*Anticancer activity of Acacia nilotica (L.) Wild. Ex. Delile subsp. indica against Dalton's ascitic lymphoma induced solid and ascitic tumor model*" 为标题在 *Asian Pacific Journal of Cancer Prevention* 发表论文。通过评估在小鼠身上的效果，证明萃取物可作为天然抗癌药物。

• 乳腺癌、肺癌

2012年6月，印度巴哈蒂尔大学（Bharathiar University）以 "*γ-Sitosterol from Acacia nilotica L. induces G2/M cell cycle arrest and apoptosis through c-Myc suppression in MCF-7 and A549 cells*" 为标题在 *Journal of Ethnopharmacology* 发表论文。谷甾醇通过生长抑制、诱导细胞周期停滞和细胞凋亡，对乳腺癌、肺癌细胞发挥抗癌活性。

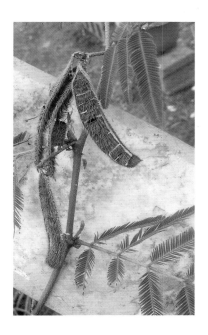

其他补充

谷甾醇有被开发成抗癌药物的潜力。中国科学院植物研究所在中国植物图像库里放了一张拍摄于海南省的阿拉伯金合欢照片，花色金黄。

铁苋菜
Acalypha australis

口腔癌

科　　　别	大戟科，铁苋菜属，一年生草本植物。
外 观 特 征	高30～60厘米，茎多分枝，叶互生，花序腋生，蒴果三棱形，种子黑色。
药 材 及 产 地	以全草入药。分布于中国、朝鲜、日本、越南、菲律宾等地。
相 关 研 究	所含的没食子酸具有抗菌活性。
有 效 成 分	萃取物。

抗癌种类及研究

• 口腔癌

2013年7月，韩国全北国立大学（Chonbuk National University）以 "*In vitro apoptotic effects of methanol extracts of Dianthus chinensis and Acalypha australis L. targeting specificity protein 1 in human oral cancer cells*" 为标题在 *Head & Neck* 发表论文。抑制口腔癌细胞生长。

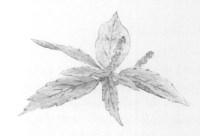

其他补充

此论文是由韩国全北国立大学的口腔生物科学研究所及口腔医学院（ Department of Oral Pathology, School of Dentistry and Institute of Oral Bioscience, BK21 Project, Chonbuk National University ）所发表，到本书繁体版出版时，全世界有关铁苋菜的抗癌效果仅此一篇。铁苋菜有效抗癌活性化合物值得进一步探讨。

蓍
Achillea millefolium

肺癌

科　　　别	菊科，蓍属，多年生草本植物，又名千叶蓍。
外 观 特 征	高40～100厘米，根茎匍匐，茎有柔毛，叶边缘有锯齿，伞状花序，瘦果有冠毛。
药 材 及 产 地	以全草入药。分布在欧洲、非洲，亚洲的中国和蒙古等地。
相 关 研 究	有防辐射作用。
有 效 成 分	倍半萜。

抗癌种类及研究

• 肺癌

2011年，河北医科大学以"*Achillinin A, a cytotoxic guaianolide from the flower of Yarrow, Achillea millefolium*"为标题在 *Bioscience, Biotechnology, and Biochemistry* 发表论文。对肺癌表现出潜在的抗增生活性。

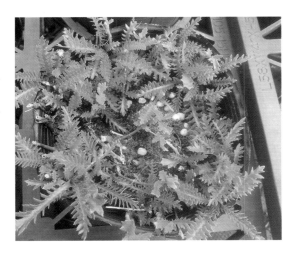

土牛膝
Achyranthes aspera

胰腺癌

科　　　别	苋科，牛膝属，多年生草本植物。
外 观 特 征	高1~2米，茎四棱形，节稍膨大，叶对生，穗状花序，腋生或顶生，花多数，胞果卵形。
药材及产地	以根及根茎入药。分布于马来西亚、菲律宾及中国等地。
相 关 研 究	土牛膝种子皂苷对高胆固醇喂养大鼠有预防肥胖、降血脂、抗氧化及保肝作用。
有 效 成 分	萃取物。

抗癌种类及研究

• 胰腺癌

2010年8月19日，美国迈阿密大学米勒医学院（University of Miami Miller School of Medicine）以 "*Anti-proliferative and anti-cancer properties of Achyranthes aspera: specific inhibitory activity against pancreatic cancer cells*" 为标题在 *Journal of Ethnopharmacology* 发表论文。土牛膝叶萃取物含强效的抗增生化合物，具有抗胰腺癌的活性。

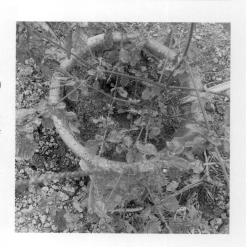

其他补充

本篇科学论文里提到的是土牛膝叶的甲醇萃取物，跟一般中药使用的根茎部位不同。迈阿密大学米勒医学院的科学家于2012年凭小鼠试验证实，土牛膝叶萃取物在动物体内能抑制人胰腺癌肿瘤生长。

A

土牛膝
Achyranthes aspera

石菖蒲
Acorus gramineus

肺癌　　大肠癌　　卵巢癌　　黑色素瘤

科　　　别	菖蒲科，菖蒲属，多年生草本植物。
外 观 特 征	全株具香气，叶线形，长30～50厘米，花白色，浆果卵形，种子数枚。
药材及产地	以根茎入药。分布于印度、泰国、中国、韩国、日本等地。
相 关 研 究	具有缓解忧郁、保护心脏、抑制过敏以及减轻癫痫等作用。
有 效 成 分	黄酮。

抗癌种类及研究

• 肺癌、大肠癌、卵巢癌、黑色素瘤

2012年10月1日，韩国成均馆大学（Sungkyunkwan University）以 "*Phenolic constituents from the rhizomes of Acorus gramineus and their biological evaluation on antitumor and anti-inflammatory activities*" 为标题在 *Bioorganic & Medicinal Chemistry Letters* 发表论文。对肺癌细胞表现出中度的抗增生活性，抗大肠癌、卵巢癌和黑色素瘤细胞。

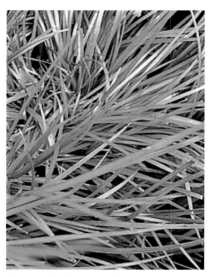

注：图片由阿草伯药用植物园提供

其他补充

石菖蒲又名菖蒲，因有香气，民间常用来驱逐蚊虫。端午节时会将石菖蒲挂在门上，认为可用其驱邪。现代科学证实，其所含的酚类成分可抗癌，确实能驱逐对人体有害的癌症。

山油柑
Acronychia pedunculata

前列腺癌　黑色素瘤

科　　　别	芸香科，山油柑属，常绿乔木，又名山柑。
外 观 特 征	高5～15米，树皮灰白，平滑，剥开有柑橘香气，叶对生，椭圆形，花黄白色，果近圆球形，种子黑褐色。
药 材 及 产 地	以根、叶、果入药。分布于中国、印度、东南亚等地。
相 关 研 究	具抗氧化，抗酪氨酸酶，抗微生物作用。
有 效 成 分	包山油柑酚（acrovestone），分子量554.67。

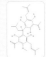

抗癌种类及研究

• 前列腺癌、黑色素瘤

2012年7月，希腊雅典大学（University of Athens）以 "*Cytotoxic prenylated acetophenone dimers from Acronychia pedunculata*" 为标题在 *Journal of Natural Products* 发表论文。包山油柑酚对前列腺癌和黑色素瘤细胞具明显的细胞毒性。

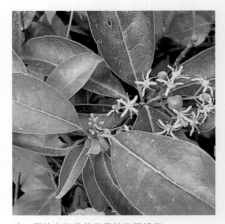

注：图片由阿草伯药用植物园提供

其他补充

1. 包山油柑酚有被开发成抗癌药物的潜力。

2. 阿草伯药用植物园不容易找，园长亲自为我详细介绍。那天风大，天气又冷，他太太拿了帽子来让他戴上。我那天买了一盆乳蓟，也拍了金钱薄荷、葛、马鞭草及金银花的照片。

软枣猕猴桃
Actinidia arguta

食管癌

科　　　别	猕猴桃科，猕猴桃属，藤本植物，又名软枣子、藤梨。
外 观 特 征	长可达30米，枝灰色，老枝光滑。叶互生，无毛，花白色，浆果长圆形，光滑无斑点。
药材及产地	根可入药。分布于中国、朝鲜、日本、俄罗斯等地。
相 关 研 究	具有抗失忆、平稳血糖、抗氧化以及抗炎作用。
有 效 成 分	萃取物。

抗癌种类及研究

• 食管癌

2007年5月，湖北医药学院（原郧阳医学院）以《藤梨根提取物对人食管癌细胞生长抑制作用的研究》为标题在《中药材》发表论文。抑制食管癌细胞生长，最高抑制率约90%，能显著诱导食管癌细胞凋亡，但在正常细胞中没有观察到凋亡现象。

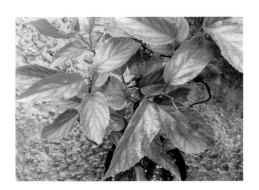

其他补充

需进一步探索软枣猕猴桃根萃取物的抗癌活性化合物。软枣猕猴桃看起来像枣，跟鹌鹑蛋大小差不多。

对萼猕猴桃

Actinidia valvata

肝癌

科　　　别	猕猴桃科，猕猴桃属，落叶木质藤本植物。
外 观 特 征	小枝有皮孔，单叶互生，花白色，浆果成熟时橙黄色。
药材及产地	对萼猕猴桃的根被称为猫人参，以根入药。对萼猕猴桃分布于安徽、湖北、湖南等地，为中国特有植物。
相 关 研 究	保肝活性。
有 效 成 分	皂苷。

抗癌种类及研究

• 肝癌

2012年3月，上海第二军医大学以"*Total saponin from root of Actinidia valvata Dunn prevents the metastasis of human hepatocellular carcinoma cells*"为标题在*Chinese Journal of Integrative Medicine*发表论文。在体外能抑制肝癌细胞的增生、黏附、侵入及转移能力。

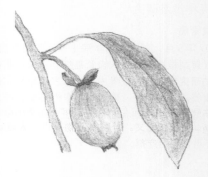

其他补充

1 科学家发现对萼猕猴桃在小鼠肝癌模型中也有抗肿瘤作用，并且阐明了它影响细胞周期和细胞凋亡的机制。

2 皂苷是许多植物中含量丰富的一类化合物，在水中会出现肥皂般的发泡现象。结构上，它是由一个或多个亲水糖苷与一个亲脂性三萜衍生物结合而成。主要存在于陆地植物中，也有少量可在海参和海星等海洋生物中发现。例如，绞股蓝中的绞股蓝皂苷，人参中的人参皂苷，海参中的海参皂苷。

野菰
Aeginetia indica

肾癌

科　　　别	列当科，野菰属，一年生草本植物。
外 观 特 征	高约25厘米，花萼佛焰苞状，茎从基部丛生，叶退化，鳞片状，花冠淡紫红色，果卵球形，种子小。因为无叶，无法靠光合作用来获得养分，只能寄生于芒草、芦苇和甘蔗等植物根上。
药材及产地	根及花可作药用。分布于热带及亚热带地区。
相 关 研 究	免疫调节作用。
有 效 成 分	萃取物。

抗癌种类及研究

• 肾癌

2011年，台湾大学以"*Effects of a Chinese Herbal Medicine, Guan-Jen-Huang (Aeginetia indica Linn.), on Renal Cancer Cell Growth and Metastasis*"为标题在 *Evidence-based Complementary and Alternative Medicine* 发表论文。野菰萃取物可作为人类肾癌的新型替代治疗剂。

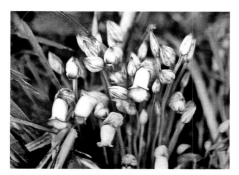

注：图片由阿草伯药用植物园提供

其他补充

目前最新的研究由台湾大学医学院提出，提供给肾癌患者一个辅助治疗的选择。日本德岛大学也从野菰种子萃取物中分离出一种能诱发免疫细胞来对抗肿瘤的成分。因此，野菰不只是根及花可入药，其种子也有成为抗癌药物的潜力。

藿香
Agastache rugosa

肺癌　　卵巢癌　　黑色素瘤　　脑瘤　　结肠癌

科　　　别	唇形科，藿香属，多年生草本植物。
外 观 特 征	高1~1.5米，四棱形，叶心状卵形，穗状花序，顶生，花淡紫蓝色，褐色小坚果长圆形，有棱，具短毛。
药材及产地	以全草入药。分布于中国、俄罗斯、朝鲜、日本及北美洲等地。
相 关 研 究	抗氧化作用。
有 效 成 分	藿香醌（agastaquinone），分子量340.36。 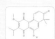

抗癌种类及研究

• 肺癌、卵巢癌、黑色素瘤、脑瘤、结肠癌

1995年11月，韩国生命工学研究院（Korea Research Institute of Bioscience and Biotechnology）以 "*Agast-aquinone, a new cytotoxic diterpenoid quinone from Agastache rugosa*" 为标题在 *Journal of Natural Products* 发表论文。显示藿香对体外几种人癌细胞株，如肺癌、卵巢癌、黑色素瘤、脑瘤、结肠癌有非特异性细胞毒性。

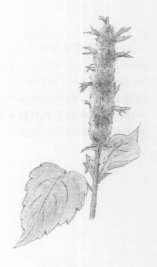

其他补充

有关藿香醌的抗癌研究报道仅有此篇，而且是20多年前的试验，值得更进一步探讨其机制。

米仔兰
Aglaia odorata

乳腺癌　结肠癌　子宫颈癌

肺癌　胃癌　白血病　肝癌

科　　　别	楝科，米仔兰属，常绿小乔木，又名树兰。
外 观 特 征	高4～7米，多分枝，羽状复叶互生，小叶厚纸质，花小，黄色，气味淡雅芳香，浆果卵形。
药材及产地	以根、枝叶、花入药。原产自福建、广东以及东南亚等地。
相 关 研 究	抗炎，抗微生物。
有 效 成 分	洛克米兰醇（rocaglaol），分子量434.48。 楝酰胺（rocaglamide），分子量505.55。

抗癌种类及研究

• 子宫颈癌、肺癌、胃癌

2016年4月，云南农业大学以《米仔兰属化学成分及生物活性研究进展》为标题在《天然产物研究与开发》发表论文。显示对人子宫颈癌、肺癌、胃癌细胞株有细胞毒性。

• 白血病、肝癌、肺癌、乳腺癌、结肠癌

2016年2月，西双版纳热带植物园以 "Cytotoxicity and Synergistic Effect of the constituents from Roots of Aglaia odorata (Meliaceae)" 为标题在 Natural Product Research 发表论文。所含活性成分洛克米兰醇、楝酰胺对人白血病、肝癌、肺癌、乳腺癌、结肠癌细胞株有显著细胞毒性。

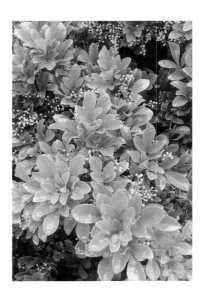

其他补充

1. 中药典籍未记载米仔兰的抗癌作用。洛克米兰醇、楝酰胺有被开发成抗癌药物的潜力。

2. 台湾一般住家庭院喜爱栽植米仔兰，夜晚走在巷弄常闻到它的香味。最新的米仔兰抗癌研究由云南科学家所完成。

龙芽草
Agrimonia pilosa

肉瘤

科　　　别	蔷薇科，龙芽草属，多年生草本植物，又名仙鹤草。
外 观 特 征	高30～120厘米，茎有柔毛，羽状复叶互生，花黄色，瘦果圆锥形，前端有钩刺。
药材及产地	地上部分、根茎或根入药。原产于美国、加拿大及欧洲各国，中国低海拔地区也有分布。
相 关 研 究	具有抗氧化，平稳血糖，抗炎和抗过敏作用。
有 效 成 分	萃取物。

A

抗癌种类及研究

• 肉瘤

1985年5月，日本北陆大学（Hokuriku University）以 "*Antitumor activity of methanol extract from roots of Agrimonia pilosa Ledeb*" 为标题在 *Japanese Journal of Pharmacology* 发表论文。龙芽草的根部含有抗肉瘤的有效成分。

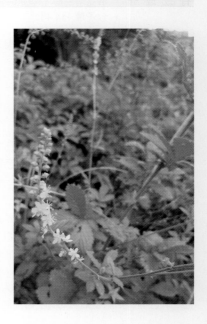

其他补充

需更深入探讨龙芽草萃取物中的抗癌成分。台湾台东县原生应用植物园种植着龙芽草，并有简要的介绍，其属药用植物。

九味一枝蒿
Ajuga bracteosa

乳腺癌　喉癌

科　　　别	唇形科，筋骨草属，多年生草本植物。
外 观 特 征	高10～30厘米，具匍匐茎，叶纸质，倒披针形，花筒状，紫色或淡紫色，有深色斑点，小坚果椭圆状。
药材及产地	以根、叶、花入药。分布于印度、阿富汗、尼泊尔，中国四川、云南等地。
相 关 研 究	有免疫刺激作用，能平稳血糖及抗关节炎。
有 效 成 分	β-谷甾醇（β-sitosterol），分子量414.71。

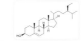

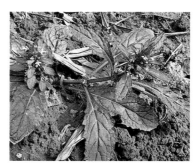

抗癌种类及研究

• 乳腺癌、喉癌

2014年1月，印度VNS研究院（VNS Group of Institutions）以 "*In-vitro Cyto-toxicity Study of Methanolic Fraction From Ajuga Bracteose Wall Ex. Benth on MCF-7 Breast Adenocarcinoma and Hep-2 larynx carcinoma cell lines*" 为标题在 *Pharmacognosy Research* 发表论文。所含的谷甾醇对乳腺癌、喉癌具细胞毒性，是抗癌化合物的潜在来源。

注：图片由阿草伯药用植物园提供

其他补充

未发现中药典籍中有九味一枝蒿抗癌作用的记载，目前仅此一篇关于它的癌症研究报道。活性成分谷甾醇可进一步开发成抗癌药物。

木通
Akebia quinata

肺癌　卵巢癌　黑色素瘤　中枢神经系统肿瘤　结肠癌

科　　　别	木通科，木通属，落叶木质藤本植物。
外 观 特 征	茎纤细，掌状复叶，小叶5片，花紫褐及红紫色，果实长椭圆形。
药材及产地	以干燥根、藤茎、果实入药。分布于日本和朝鲜，以及中国的长江流域，产于江苏、浙江、安徽等地。
相 关 研 究	延缓皮肤老化，具抗炎、抗肥胖和降血脂作用。
有 效 成 分	刺楸皂苷（kalopanaxsaponin），分子量883.07。

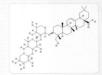

抗癌种类及研究

• 肺癌、卵巢癌、黑色素瘤、中枢神经系统肿瘤、结肠癌
2004年5月，韩国尚志大学（Sangji University）以 "*Structure-activity relationship of oleanane disaccharides isolated from Akebia quinata versus cytotoxicity against cancer cells and no inhibition*" 为标题在 *Biological & Pharmaceutical Bulletin* 发表论文。所含的刺楸皂苷对所有测试癌细胞，即肺癌、卵巢癌、黑色素瘤、中枢神经系统肿瘤、结肠癌细胞表现出明显的细胞毒性。

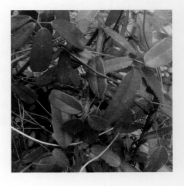

其他补充

刺楸皂苷有被开发成抗癌药物的潜力。木通的另一品种三叶木通（*Akebia trifoliata*），也具抗癌作用。

合欢
Albizia julibrissin

子宫颈癌

科　　　别	豆科，合欢属，落叶乔木。
外 观 特 征	高可达16米，树干灰黑色，羽状复叶互生，花粉红色，荚果带状。
药材及产地	以树皮、花或花蕾入药。分布于中国东北、华东、中南及西南各地。
相 关 研 究	具有抗焦虑活性。
有 效 成 分	合欢皂苷（julibroside），分子量2158.32。

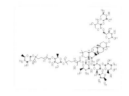

抗癌种类及研究

• 子宫颈癌

2006年7月，北京大学以 "*Julibroside J8-induced HeLa cell apoptosis through caspase pathway*" 为标题在 *Journal of Asian Natural Products Research* 发表论文。合欢皂苷通过半胱天冬酶途径，诱导子宫颈癌细胞死亡。

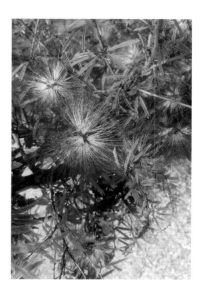

其他补充

北京大学医学部药学院天然药物学系对合欢的抗癌研究有多篇报道，除了在国际期刊发表外，《北京大学学报》也刊登了两篇，研究中药合欢皮化学和活性成分，确定合欢皮有抗肿瘤作用。

泽泻
Alisma plantago-aquatica

 肝癌　 乳腺癌

科　　　别	泽泻科，泽泻属，多年生沼生草本植物。
外 观 特 征	根状茎短，叶子长椭圆形，花白色，瘦果椭圆，种子紫褐色。
药材及产地	以块茎入药。分布于中国、日本和印度等地。
相 关 研 究	抗氧化，对脂肪肝有保护作用。
有 效 成 分	泽泻醇B（alisol B）， 分子量472.69。 泽泻醇乙酸酯（alisol B acetate）， 分子量514.73。 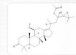

抗癌种类及研究

• 肝癌、乳腺癌

2015年，福建中医药大学以"*Anti-proliferative activities of terpenoids isolated from Alisma orientalis and their structure-activity relationships*"为标题在 *Anti-cancer Agents in Medicinal Chemistry* 发表论文。泽泻醇与泽泻醇乙酸酯诱导细胞凋亡，抑制肝癌和乳腺癌细胞，表现出最高抗癌潜力。

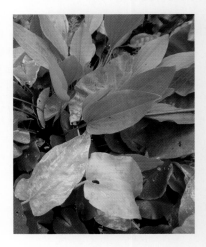

其他补充

全株泽泻有毒，对肝肾有害。百度百科引《本草纲目》记载："神农书列泽泻于上品，其缪可知。"泽泻醇乙酸酯有被开发成抗癌药物的潜力。

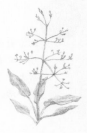

尖尾芋
Alocasia cucullata

胃癌

子宫颈癌

科 别	天南星科，海芋属，多年生大型草本植物，又名姑婆芋。
外 观 特 征	茎高达1米多，具环形叶痕。
药 材 及 产 地	全株药用。分布于缅甸、泰国、孟加拉国，以及中国浙江、广东、贵州等地。
相 关 研 究	曾有果实摄入后导致致命中毒情况报道。
有 效 成 分	凝集素。

抗癌种类及研究

• 胃癌

2015年2月，复旦大学以"*Antitumor effect and apoptosis induction of Alocasia cucullata (Lour.) G. Don in human gastric cancer cells in vitro and in vivo*"为标题在*BMC Complementary and Alternative Medicine*发表论文。萃取物对癌细胞具有毒性，是治疗胃癌的新化合物潜在来源。

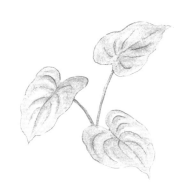

• 子宫颈癌

2005年11月，印度阿姆利泽纳那克大学（Guru Nanak Dev University）以"*Isolation of a novel N-acetyl-D-lactosamine specific lectin from Alocasia cucullata (Schott)*"为标题在*Biotechnology Letters*发表论文。对人子宫颈癌细胞有生长抑制作用。

其他补充

全株有毒，以根茎毒性较大。可进一步探寻萃取物中的抗癌成分。

高良姜
Alpinia officinarum

 肝癌   结肠癌   白血病   黑色素瘤

科　　　别	姜科，山姜属，多年生草本植物。
外 观 特 征	高可达1米，根茎圆柱形，棕红色，叶线形，总状花序顶生，蒴果球形，成熟时红色，种子有钝棱角。
药材及产地	以干燥根茎入药。分布于广东、海南、广西等地。
相 关 研 究	化学防护作用（抗致畸、抗突变）、抗病毒、抗菌及止痉作用。
有 效 成 分	高良姜素（galangin），分子量270.24。 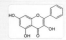

抗癌种类及研究

- 肝癌

2013年12月，广东医科大学（原广东医学院）以"*Galangin inhibits proliferation of hepatocellular carcinoma cells by inducing endoplasmic reticulum stress*"为标题在*Food And Chemical Toxicology*发表论文。高良姜素已被证明能抑制肝癌细胞增生，可当作潜在的抗癌剂。

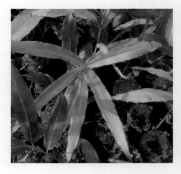

- 结肠癌、黑色素瘤、肝癌、白血病

2013年9月，韩国仁济大学（Inje University）以"*Galangin induces human colon cancer cell death via the mitochondrial dysfunction and caspase-dependent pathway*"为标题在*Experimental Biology and Medicine*发表论文。之前的研究证实高良姜素对黑色素瘤、肝癌和白血病细胞有抗癌作用。本研究发现高良姜素诱导结肠癌细胞凋亡。

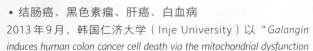

其他
补充

高良姜素有被开发成抗癌药物的潜力。其他研究发现高良姜素能抑制卵巢癌细胞血管新生，可能是安全有效的抗癌化合物。

益智
Alpinia oxyphylla

 肝癌　 皮肤癌　 白血病

科　　　别	姜科，山姜属，多年生草本植物。
外 观 特 征	高可达3米，花白色，蒴果球形，成熟时黄绿色。种子扁圆形。
药材及产地	以干燥成熟果实、种子入药，称为益智仁。分布于广东、香港、海南、广西等地。
相 关 研 究	有止泻、保护神经、抗氧化、改善记忆（益智）功效。
有 效 成 分	萃取物。

抗癌种类及研究

• 肝癌

2015年7月，沈阳药科大学以"*Anti-proliferative and pro-apoptotic activities of Alpinia oxyphylla on HepG2 cells through ROS-mediated signaling pathway*"为标题在*Journal of Ethnopharmacology*发表论文。诱导肝癌细胞凋亡。

• 皮肤癌、白血病

1998年8月，韩国首尔大学（Seoul National University）以"*Suppression of mouse skin tumor promotion and induction of apoptosis in HL-60 cells by Alpinia oxyphylla Miquel (Zingiberaceae)*"为标题在*Carcinogenesis*发表论文。对皮肤癌及白血病具有潜在的化学预防和抗肿瘤活性。

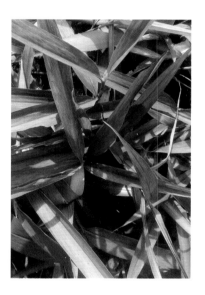

其他补充

中国热带农业科学院专家主编的《海南岛天然抗癌本草图鉴》，收录了200种天然抗癌本草，其中益智、砂仁等均为海南岛重要的抗癌药材资源。希望不久能从益智萃取物中发现抗癌成分。

草果
Amomum tsaoko

神经母细胞瘤

科　　　别	姜科，豆蔻属，多年生草本植物。
外 观 特 征	高2.5～3米，全株有辛香味，叶2列，穗状花序，花红色，螺旋状排列。蒴果椭圆形，果实成熟时紫红色，种子多角形。
药材及产地	干燥的果实可用作调味料和中草药。分布于云南高海拔地区。
相 关 研 究	具有抗氧化、抗真菌作用。
有 效 成 分	双环醛。

抗癌种类及研究

● 神经母细胞瘤

2009年4月，瑞士巴塞尔大学（University of Basel）以
"*Bicyclononane aldehydes and antiproliferative constituents from
Amomum tsao-ko*" 为标题在 *Planta Medica* 发表论文。对小鼠
神经母细胞瘤细胞株具抗增生活性。

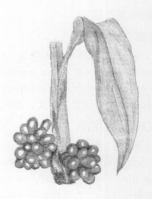

其他补充

草果的抗癌报道只有这一篇，因此显得珍贵，需要更多的
研究来揭示它的抗癌效果。

草果
Amomum tsaoko

A

白蔹
Ampelopsis japonica

乳腺癌

科　　　别	葡萄科，蛇葡萄属，攀缘藤本植物。
外 观 特 征	长约1米，块根粗壮，肉质，掌状复叶，互生，花小，黄绿色，浆果球形，熟时呈白或蓝色。
药材及产地	以根入药。分布于华北、东北、华东及陕西、四川等地，日本也有栽种。
相 关 研 究	具有抗炎活性。
有 效 成 分	萃取物。

抗癌种类及研究

• 乳腺癌

2015年5月，韩国东方医学研究所（Korea Institute of Oriental Medicine）以 "*Ampelopsis japonica ethanol extract suppresses migration and invasion in human MDA-MB-231 breast cancer cells*" 为标题在 *Molecular Medicine Reports* 发表论文。萃取物能抑制金属蛋白酶表达，显著抑制乳腺癌细胞转移和侵入。

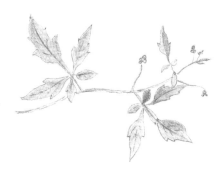

其他补充

截至2016年2月，白蔹抗癌论文仅此一篇，需进一步找出萃取物中的抗癌活性化合物。

穿心莲
Andrographis paniculata

 结肠癌 前列腺癌  肺癌

 肝癌 乳腺癌 神经胶质瘤

科　　　别	爵床科，穿心莲属，一年生草本植物。
外 观 特 征	高30～90厘米，茎、叶味极苦，茎四棱形，叶对生，开白色或淡紫色花。
药材及产地	叶和根作为药用。原产于印度和斯里兰卡，广泛种植在南亚和东南亚。
相 关 研 究	传统上用于治疗感染和其他疾病。
有 效 成 分	穿心莲内酯（andrographolide），分子量350.45。

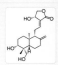

抗癌种类及研究

• 肺癌

2013年，中兴大学以"*Therapeutic Potential of Andrographolide Isolated from the Leaves of Andrographis paniculata Nees for Treating Lung Adenocarcinomas*"为标题在*Evidence-based Complementary and Alternative Medicine*发表论文。穿心莲内酯具抗血管生成和化疗潜力。

• 肝癌

2012年11月，浙江工商大学以"*Andrographolide induces autophagic cell death in human liver cancer cells through cyclophilin D-mediated mitochondrial permeability transition pore*"为标题在*Carcinogenesis*发表论文。提出穿心莲内酯有新作用机制。

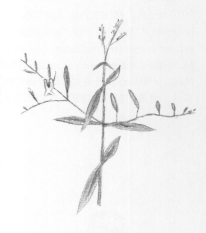

• 乳腺癌

2012年9月，印度国家细胞科学中心（National Center for Cell Science）以"*Andrographolide inhibits osteopontin expression and breast tumor growth through down regulation of PI3 kinase/Akt signaling pathway*"为标题在*Current Molecular Medicine*发表论文。抑制乳腺癌细胞增生、转移，抑制小鼠乳腺癌生长。为有效的抗肿瘤和抗血管生成剂。

• 神经胶质瘤

2012年6月27日，沈阳药科大学以 "*Inactivation of PI3K/Akt signaling mediates proliferation inhibition and G2/M phase arrest induced by andrographolide in human glioblastoma cells*" 为标题在 *Life Sciences* 发表论文。穿心莲内酯抑制人神经胶质瘤细胞增生。

• 结肠癌

2010年11月，阳明大学以 "*Andrographolide exhibits anti-invasive activity against colon cancer cells via inhibition of MMP2 activity*" 为标题在 *Planta Medica* 发表论文。穿心莲内酯能抗结肠癌细胞侵入。

• 前列腺癌

2010年8月，美国加利福尼亚大学戴维斯分校（University of California, Davis）以 "*Andrographolide, an herbal medicine, inhibits interleukin-6 expression and suppresses prostate cancer cell growth*" 为标题在 *Genes & Cancer* 发表论文。穿心莲内酯诱导人前列腺癌细胞凋亡，显著抑制小鼠的前列腺肿瘤生长。

其他补充

1 穿心莲内酯有潜力开发成抗癌药物。在金门县农业试验所对此植物的介绍中，认为只要含一小片叶子，马上可以感受到刻骨铭心的苦，像是直入心中，故名"穿心莲"。在金门很容易种植，民众自家零星栽培。

2 台湾肺癌患者有60%发生表皮生长因子受体基因突变。本书作者刘大智领军研发"液态生物检体"检测法，只需抽血10毫升，4小时后即可检测出是否发生突变。

点地梅
Androsace umbellata

乳腺癌　肝癌

科　　　别	报春花科，点地梅属，一年生或两年生草本植物。
外 观 特 征	全株有细柔毛，花白色或淡紫白色，种子小，棕褐色。
药材及产地	以全草入药。分布于中国、俄罗斯、朝鲜、日本等地。
相 关 研 究	除抗癌外，无其他研究。
有 效 成 分	皂苷。

抗癌种类及研究

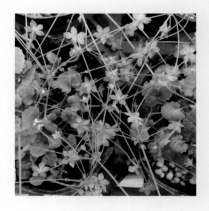

- 乳腺癌

2013年4月，暨南大学以 "*Saxifragifolin D induces the interplay between apoptosis and autophagy in breast cancer cells through ROS-dependent endoplasmic reticulum stress*" 为标题在 *Biochemical Pharmacology* 发表论文。抑制乳腺癌细胞生长，可成为治疗乳腺癌的候选药物。

- 肝癌

2008年8月，暨南大学以 "*Triterpenoid saponins from Androsace umbellata and their anti-proliferative activities in human hepatoma cells*" 为标题在 *Planta Medica* 发表论文。显示出其化合物对肝癌细胞有显著细胞毒性。

其他补充

与点地梅抗癌研究相关的论文，主要两篇来自暨南大学的科研项目，由国家自然科学基金资助。其他两篇则是香港中文大学与韩国成均馆大学的研究成果。

知母

Anemarrhena asphodeloides

 乳腺癌　 胃癌

 结肠癌　 肝癌

科　　　别	天门冬科，知母属，多年生草本植物。
外 观 特 征	全株无毛，根茎横生，叶线形，花黄白色，蒴果卵圆形，种子黑色。
药材及产地	以干燥根茎入药。原产于中国、蒙古、韩国。
相 关 研 究	预防糖尿病，抗炎。
有 效 成 分	菝葜皂苷元（sarsasapogenin），分子量416.64。

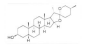

抗癌种类及研究

- 结肠癌

2011年4月25日，韩国梨花女子大学（Ewha Womans University）以 "*Cytotoxic and antineoplastic activity of timosaponin A-III for human colon cancer cells*" 为标题在 *Journal of Natural Products* 发表论文。在人大肠癌和小鼠异种移植模式抑制结肠癌细胞增生。

- 肝癌

2007年9月，浙江大学以 "*The apoptotic effect of sarsasapogenin from Anemarrhena asphodeloides on HepG2 human hepatoma cells*" 为标题在 *Cell Biology International* 发表论文。菝葜皂苷元诱导细胞凋亡是通过细胞周期阻滞实现的，可作为抗肝癌药物。

- 乳腺癌

2002年11月，美国加利福尼亚大学旧金山分校（University of California, San Francisco）以 "*Antiproliferative activity of Chinese medicinal herbs on breast cancer cells in vitro*" 为标题在 *Anticancer Research* 发表论文。知母在体外对乳腺癌细胞有显著的增生抑制效果。

- 胃癌

2001年2月，日本山形大学医学院（Yamagata University School of Medicine）以 "*Growth inhibition and apoptosis of gastric cancer cell lines by Anemarrhena asphodeloides Bunge*" 为标题在 *Journal of Gastroenterology* 发表论文。抑制胃癌细胞株生长，诱导凋亡。

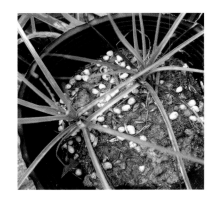

其他补充

菝葜皂苷元有被开发成抗癌药物的潜力。沈阳药科大学已对菝葜皂苷元的制备及用途申请专利，发布于2013年，专利名称为"知母中菝葜皂苷元及其衍生物的制备方法及其医药新用途"。

白芷
Angelica dahurica

肝癌

肺癌

科　　　别	伞形科，当归属，多年生草本植物。
外 观 特 征	茎具纵棱，中空，叶互生，复伞形花序，花黄绿色，双悬果椭圆形，侧棱呈翅状。
药材及产地	以根、叶入药。原产于俄罗斯、蒙古、日本、韩国、中国等地。
相 关 研 究	白芷有美白功效，根含有呋喃香豆素，研究证实了白芷在美白方面的益处。
有 效 成 分	欧前胡素（imperatorin），分子量270.28。

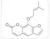

抗癌种类及研究

• 肝癌

2011年，浙江大学以"*Anticancer effects of imperatorin isolated from Angelica dahurica: induction of apoptosis in HepG2 cells through both death-receptor-and mitochondria-mediated pathways*"为标题在*Chemotherapy*发表论文。欧前胡素诱导肝癌细胞凋亡。在动物模型中，能有效抑制肿瘤生长。

• 肺癌

2013年7月，泰国朱拉隆功大学（Chulalongkorn University）以"*Imperatorin sensitizes anoikis and inhibits anchorage-independent growth of lung cancer cells*"为标题在*Journal of Natural Medicines*发表论文。欧前胡素预防肺癌细胞转移。

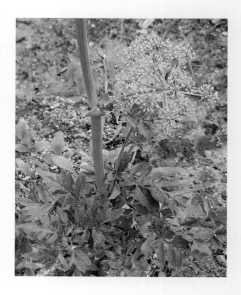

其他补充

欧前胡素有被开发成抗癌药物的潜力。香港浸会大学中医药学院提到其抗癌作用。

白芷
Angelica dahurica

朝鲜当归
Angelica gigas

 前列腺癌　 肉瘤　 黑色素瘤

 乳腺癌　 膀胱癌　 结肠癌

科　　　别	伞形科，当归属，多年生草本植物，又名大独活。
外 观 特 征	高1～2米，茎粗壮，中空，紫色，有沟纹。叶羽状分裂，花深紫色，果实卵圆形，紫红色，成熟后黄褐色。
药材及产地	以根入药。分布于朝鲜、日本及中国东北等地。
相 关 研 究	改善记忆，抗过敏，抑制脂肪堆积，改善葡萄糖耐受性。
有 效 成 分	前胡素（decursin），分子量328.36。

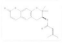

A

朝鲜当归 *Angelica gigas*

抗癌种类及研究

• 黑色素瘤

2015年10月，韩国庆北大学（Kyungpook National University）以 "*Decursin from Angelica gigas Nakai Inhibits B16F10 Melanoma Growth Through Induction of Apoptosis*" 为标题在 *Journal of Medicinal Food* 发表论文。前胡素抑制黑色素瘤细胞增生，但对正常细胞无影响。

• 乳腺癌

2014年2月，韩国庆熙大学（Kyung Hee University）以 "*Decursin exerts anti-cancer activity in MDA-MB-231 breast cancer cells via inhibition of the Pin1 activity and enhancement of the Pin1/p53 association*" 为标题在 *Phytotherapy Research* 发表论文。前胡素为具潜力的乳腺癌治疗剂。

• 膀胱癌、结肠癌

2010年4月，韩国忠北大学（Chungbuk National University）以 "*Decursin inhibits growth of human bladder and colon cancer cells via apoptosis, G1-phase cell cycle arrest and extracellular signal-regulated kinase activation*" 为标题在 *International Journal of Molecular Medicine* 发表论文。证实前胡素有抗癌作用。

• 前列腺癌

2007年12月，韩国忠南大学（Chungnam National University）以 "*Decursin suppresses human androgen-independent PC3 prostate cancer cell proliferation by promoting the degradation of beta-catenin*" 为标题在 *Molecular Pharmacology* 发表论文。抑制前列腺癌细胞生长。

• 肉瘤

2003年9月，韩国首尔大学（Seoul National University）以 "*Anti-tumor activities of decursinol angelate and decursin from Angelica gigas*" 为标题在 *Archives of Pharmacal Research* 发表论文。显著增加接种肉瘤小鼠的寿命，肿瘤重量下降。

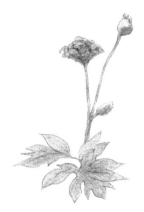

其他补充

前胡素能在体外和体内试验抑制癌细胞增生，但对正常细胞无影响，因此有被开发成安全有效抗癌药物的潜力。

明日叶

Angelica keiskei

神经母细胞瘤　白血病

科　　　别	伞形科，当归属，多年生草本植物，别名八丈草、明日草。
外 观 特 征	高约1米，茎切开后，流出浅黄色汁液，伞形花序，小花乳黄色，花瓣5片，果实长椭圆形，扁平。
药材及产地	全草可供药用。原产于日本太平洋沿岸，从房总半岛到纪伊半岛、伊豆半岛。
相 关 研 究	可预防肥胖，临床试验显示有保肝作用。
有 效 成 分	黄当归醇（xanthoangelol），分子量392.48。

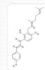

抗癌种类及研究

• 神经母细胞瘤、白血病

2005年8月，日本大学（Nihon University）以 "*Xanthoangelol, a major chalcone constituent of Angelica keiskei, induces apoptosis in neuroblastoma and leukemia cells*" 为标题在 *Biological & Pharmaceutical Bulletin* 发表论文。黄当归醇诱导神经母细胞瘤和白血病细胞凋亡，可作为有效的药物。

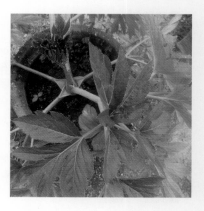

其他补充

叶和茎可食，有独特的味道，可做成天妇罗或（和）奶油拌炒。因叶子摘了后第二天即会长出叶芽，此为日文明日叶的由来。明日叶在日本和中国台湾被制成保健食品。黄当归醇有被开发成抗癌药物的潜力。种小名 *keiskei* 是为了纪念日本明治时代植物学者伊藤圭介。

重齿毛当归
Angelica pubescentis

胰腺癌

科　　　别	伞形科，当归属，二年生或多年生草本植物，又名独活。
外 观 特 征	根和茎粗大，茎中空，羽状复叶，复伞形花序，顶生。
药材及产地	以根入药。分布于欧亚大陆、北美、北非，大约有70个品种，中国主产于四川、湖北等地，用作香料或草药。
相 关 研 究	抗心肌缺血，抗糖尿病。
有 效 成 分	蛇床子素（osthole），分子量244.28。安格马林（angelmarin），分子量392.40。

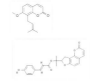

抗癌种类及研究

• 胰腺癌

2006年2月，日本富山医药大学（Toyama Medical and Pharmaceutical University）以"*Angelmarin, a novel anti-cancer agent able to eliminate the tolerance of cancer cells to nutrient starvation*"为标题在 *Bioorganic & Medicinal Chemistry Letters* 发表论文。独活萃取物能杀死胰腺癌细胞，所含化合物对胰腺癌细胞具有细胞毒性。

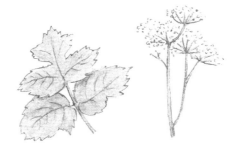

其他补充

胰腺癌被发现时常常是癌症晚期，因此很难疗愈。现在日本科学家发现独活的抗癌成分蛇床子素及安格马林（日文音译）未来有被开发成抗癌新药的潜力，而胰腺癌患者也可以将独活当成辅助治疗的中药。

当归
Angelica sinensis

结肠癌　　脑瘤　　乳腺癌　　肺癌　　子宫颈癌

科　　　别	伞形科，当归属，多年生草本植物。
外观特征	高0.5～1米，茎有纵槽，羽状复叶，花白色，双悬果有翅。
药材及产地	以根入药，是最常用的中药之一。分布于中国甘肃、云南、四川等地。
相关研究	抗炎，护肝，减缓记忆减退。
有效成分	苯酞（phthalide），分子量134.13。

抗癌种类及研究

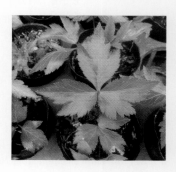

• 乳腺癌

2015年11月，河南大学以"*Angelica sinensis polysaccharides promotes apoptosis in human breast cancer cells via CREB-regulated caspase-3 activation*"为标题在 *Biochemical and Biophysical Research Communications* 发表论文。是有潜力的治疗剂。

• 肺癌

2012年6月，武汉大学以"*Angelica sinensis suppresses human lung adenocarcinoma A549 cell metastasis by regulating MMPs/ TIMPs and TGF-β1*"为标题在 *Oncology Reports* 发表论文。降低肺癌细胞的侵入和转移能力，能抑制裸鼠肺癌转移。

• 子宫颈癌

2010年7月，第四军医大学以"*A novel polysaccharide, isolated from Angelica sinensis (Oliv.) Diels induces the apoptosis of cervical cancer HeLa cells through an intrinsic apoptotic pathway*"为标题在 *Phytomedicine* 发表论文。能抑制子宫颈癌细胞增生及诱导凋亡。

• 结肠癌

2008年10月30日，香港中文大学以"*Study of the anti-proliferative effects and synergy of phthalides from Angelica sinensis on colon cancer cells*"为标题在 *Journal of Ethnopharmacology* 发表论文。具有抗癌潜力。

• 脑瘤

2005年5月1日，慈济大学以"*The antitumor effects of Angelica sinensis on malignant brain tumors in vitro and in vivo*"为标题在 *Clinical Cancer Research* 发表论文。可发展为新的抗脑瘤药物。

其他补充

苯酞有被开发成抗癌药物的潜力。"归川扫地"是回去四川扫地的意思，这是在读书时学到的记忆四物汤药材口诀。这些中药为当归、川芎、白芍、地黄。除了传统的妇女调经补血作用外，现代科学证明这四种中药都具有抗癌效果。

广防风
Anisomeles indica

乳腺癌

科　　　别	唇形科，广防风属，1～2年生草本植物。
外 观 特 征	高1～1.7米，叶对生，阔卵形，具锯齿缘，花淡紫色，花冠唇形。
药材及产地	以根入药。分布于亚热带地区。
相 关 研 究	具有抗炎作用。
有 效 成 分	防风草内酯（ovatodiolide）， 分子量328.40。

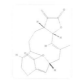

抗癌种类及研究

• 乳腺癌

2011年11月，高雄医学大学以 "*Antime-tastatic effect and mechanism of ovatodiolide in MDA-MB-231 human breast cancer cells*" 为标题在 *Chemico-Biological Interactions* 发表论文。能抑制癌细胞生长和增生，并通过抑制基质金属蛋白酶9，抑制乳腺癌细胞转移。

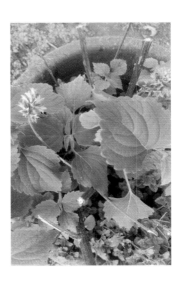

其他补充

防风草内酯有希望成为抗癌剂及抗转移剂。

番荔枝

Annona squamosa L.

 乳腺癌　 结肠癌

科　　　别	番荔枝科，番荔枝属，灌木或乔木，又名释迦。
外 观 特 征	高达8米，树皮灰白色，多分枝，叶互生，浆果长圆形，黄绿色。
药材及产地	以果实、根、叶入药。大部分产自南美、热带和亚热带地区。
相 关 研 究	具有广泛生物活性。
有 效 成 分	多聚乙酰（acetogenin），分子量470.63。

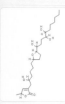

抗癌种类及研究

• 乳腺癌

1994年，美国普渡大学（Purdue University）以"*10-, 12-, and 29-hydroxy-bullatacinones: new cytotoxic Annonaceous acetogenins from Annona bullata Rich (Annonaceae)*"为标题在*Natural Toxins*发表论文。表现出细胞毒性，特别是对乳腺癌细胞。

• 结肠癌

2001年10月，印度中央药物研究院（Central Drug Research Institute）以"*Natural products of plant origin as anticancer agents*"为标题在*Drug New & Perspectives*发表论文。已知具抗癌活性的重要植物，如长春花、盾叶鬼臼、短叶红豆杉、喜树、三尖杉、槲寄生、古城玫瑰树、番荔枝等。

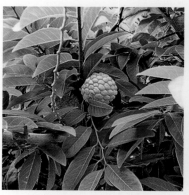

注：图片由阿草伯药用植物园提供

 其他补充

多聚乙酰可开发成抗癌药物。番荔枝的生物碱有抗癌作用，许多产品已被开发。1993年，发现它能对抗结肠癌细胞。

番荔枝

Annona squamosa L.

台湾银线兰
Anoectochilus formosanus

结肠癌　乳腺癌

科　　　别	兰科，开唇兰属植物。
外 观 特 征	高10～20厘米，叶卵圆形，互生，叶面墨绿色，有金色条纹，花顶生。
药 材 及 产 地	以全草入药。产于台湾等地。
相 关 研 究	有抗炎，护肝，抗氧化作用。
有 效 成 分	阿拉伯半乳聚糖。

抗癌种类及研究

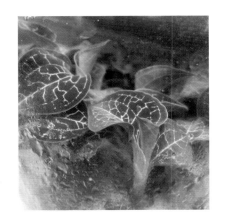

• 结肠癌

2014年4月，台湾大学以"*Structurally characterized arabinogalactan from Anoectochilus formosanus as an immuno-modulator against CT26 colon cancer in BALB/c mice*"为标题在*Phytomedicine*发表论文。显著降低结肠癌肿瘤大小和重量，具强效先天免疫调节和抗肿瘤活性，可用于癌症免疫疗法。

• 乳腺癌

2004年11月，台湾"中央研究院"以"*Induction of apoptosis in MCF-7 human breast cancer cells by phytochemicals from Anoectochilus formosanus*"为标题在*Journal of Biomedical Science*发表论文。经凋亡信号传导途径，诱导乳腺癌细胞凋亡。

其他补充

市面上有台湾银线兰养生茶包销售。希望能研究确认台湾银线兰的抗癌活性化合物。

土沉香
Aquilaria sinensis

乳腺癌

科　　　别	瑞香科，沉香属，常绿乔木，又名白木香、牙香树、沉香。
外 观 特 征	高约10米，树皮灰暗，叶互生，花黄绿色，有微香，木质蒴果具灰色短毛，成熟时转成黑色，种子黑褐色。
药 材 及 产 地	以含有树脂的木材入药。分布于广东、广西、台湾等地。
相 关 研 究	有平稳血糖作用。
有 效 成 分	挥发成分。

抗癌种类及研究

• 乳腺癌

2010年11月，广东药科大学（原广东药学院）以《白木香果皮挥发性成分及抗肿瘤活性的研究》为标题在《中药材》发表论文。当浓度为500微克/毫升时，对人乳腺癌细胞的抑制率达到99.6%。

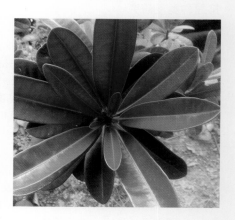

其他补充

从广东药科大学的研究可以看出，传统的中药取材必须随着科技进步做出调整，其研究使用的是土沉香果皮，而非含有树脂的木材。另外一篇报道则是从叶子中分离出抗癌化合物。

朱砂根
Ardisia crenata

肝癌

科　　　别	报春花科，紫金牛属，灌木。
外 观 特 征	高1~2米。根粗壮，肉质，叶互生，花白色，盛开时反卷，核果球形，鲜红色。
药 材 及 产 地	以根入药。分布于湖北、海南、西藏、台湾等地。
相 关 研 究	有抗凝血酶活性。
有 效 成 分	百两金皂苷（ardisiacrispin）， 分子量1061.21。

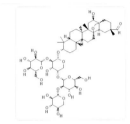

抗癌种类及研究

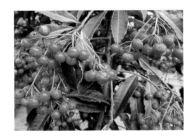

• 肝癌

2008年7月，北京大学以"*Pro-apoptotic and microtubule-disassembly effects of ardisiacrispin (A+B), triterpenoid saponins from Ardisia crenata on human hepatoma Bel-7402 cells*"为标题在 *Journal of Asian Natural Products Research* 发表论文。通过诱导细胞凋亡和拆解微管，抑制肝癌细胞增生。

其他补充

朱砂根在冬季时果实成熟，小红果浑圆具光泽，是过年期间很受人喜爱的植物。在日本称为"万两"，有"黄金万两"的意味，而所含的成分当然是百两金皂苷了。

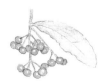

百两金
Ardisia crispa

皮肤癌

科　　　　别	报春花科，紫金牛属，灌木。
外 观 特 征	高1～2米，根茎匍匐，花白色或粉红色，果球形，鲜红色。
药材及产地	以根及根茎入药。分布于中国西南及台湾、广东、广西等地。
相 关 研 究	具有抗炎作用。
有 效 成 分	萃取物。

抗癌种类及研究

• 皮肤癌

2013年，马来西亚博特拉大学（University of Putra Malaysia）以 "*Isolation of a quinone-rich fraction from Ardisia crispa roots and its attenuating effects on murine skin tumorigenesis*" 为标题在 *Asian Pacific Journal of Cancer Prevention* 发表论文。显著减小皮肤肿瘤体积和降低肿瘤发生率。

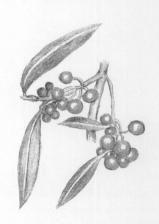

其他补充

明朝李时珍《本草纲目》引苏颂曰："百两金生戎州云安军，苗高二三尺，有干如木，叶似荔枝。凌冬不凋，初秋开花青碧色，结实大如豆，生青熟赤，采根入药。"现代科学则发现其能抗癌。

百两金 *Ardisia crispa*

A

58

紫金牛
Ardisia japonica

肝癌

白血病

胃癌

肺癌

科　　　别	报春花科，紫金牛属，常绿小灌木。
外 观 特 征	高20～40厘米，叶子轮生，卵形，花白色至浅粉色，果实为核果，红色，成熟转为紫黑色。
药 材 及 产 地	以全株及根入药，50味基本中药之一。分布在东亚，如中国、韩国及日本。
相 关 研 究	能抑制艾滋病毒。
有 效 成 分	皂苷。

抗癌种类及研究

• 肝癌

2012年10月，中国医科大学以 "*13,28-Epoxy triterpenoid saponins from Ardisia japonica selectively inhibit proliferation of liver cancer cells without affecting normal liver cells*" 为标题在 *Bioorganic & Medicinal Chemistry Letters* 发表论文。皂苷选择性抑制肝癌细胞生长，对癌细胞有针对性。

• 白血病、胃癌、肺癌

2007年2月，日本东邦大学（Toho University）以 "*Biologically active triterpenoid saponins from Ardisia japonica*" 为标题在 *Journal of Natural Products* 发表论文。对三种人肿瘤细胞株，即白血病、胃癌和肺癌细胞具细胞毒性。

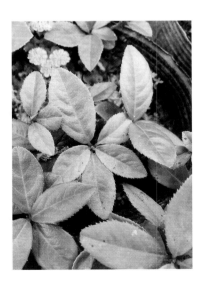

其他补充

紫金牛皂苷有被开发成安全有效的抗癌化合物的潜力。台湾植物资讯整合查询系统可查到紫金牛，内容包括特征描述、生态照片、数位标本等。此网站由台湾大学生态学与演化生物学研究所创设，信息丰富。紫金牛为日本古典园艺植物，明治年间很流行，几乎每家都种一盆，目前约有40个品种。

黄花蒿
Artemisia annua

 前列腺癌　 口腔癌　 白血病

 乳腺癌　 肝癌　 肺癌　 胃癌

科　　　别	菊科，蒿属，一年生草本植物，又名香蒿、青蒿。
外 观 特 征	高40～150厘米，蕨状叶，花色鲜黄，气味如樟脑。
药材及产地	以全草、果实、根入药。分布于中国、印度、日本、越南、朝鲜等地。
相 关 研 究	含有青蒿素，主治疟疾。
有 效 成 分	青蒿素（artemisinin），分子量282.33。

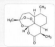

抗癌种类及研究

• 白血病

2011年11月，美国华盛顿大学（University of Washington）以"*Cytotoxicity of ethanolic extracts of Artemisia annua to Molt-4 human leukemia cells*"为标题在 *Planta Medica* 发表论文。双氢青蒿素和其他青蒿素衍生物对癌症治疗具有潜力。

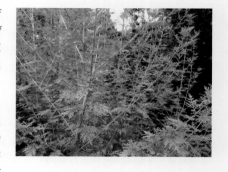

• 乳腺癌

2012年4月，美国加利福尼亚大学伯克利分校（University of California, Berkeley）以"*Antiproliferative effects of artemisinin on human breast cancer cells requires the downregulated expression of the E2F1 transcription factor and loss of E2F1-target cell cycle genes*"为标题在 *Anti-Cancer Drugs* 发表论文。青蒿素能抑制人乳腺癌细胞生长。

• 肝癌

2011年1月15日，第二军医大学以"*Artemisinin inhibits in vitro and in vivo invasion and metastasis of human hepatocellular carcinoma cells*"为标题在 *Phytomedicine* 发表论文。通过降低基质金属蛋白酶的量，显著抑制肝癌细胞在体内的转移能力。

• 肺癌

2013年10月，华南师范大学以"*Artemisinin induces A549 cell apoptosis dominantly via a reactive oxygen species-mediated amplification activation loop among caspase-9, -8 and -3*"为标题在 *Apoptosis* 发表论文。青蒿素诱导非小细胞肺癌细胞凋亡。

• 胃癌

2013 年 10 月，郑州大学以"*Artemisinin inhibits gastric cancer cell proliferation through upregulation of p53*"为标题在 *Tumor Biology* 发表论文。青蒿素对胃癌的预防和治疗具有潜力。

• 前列腺癌

2009 年 1 月 23 日，美国加州大学伯克利分校（University of California, Berkeley）以"*Artemisinin blocks prostate cancer growth and cell cycle progression by disrupting Sp1 interactions with the cyclin-dependent kinase-4 (CDK4) promoter and inhibiting CDK4 gene expression*"为标题在 *The Journal of Biological Chemistry* 发表论文。青蒿素对前列腺癌有抗增生作用。

• 口腔癌

2007 年 4 月，韩国延世大学（Yonsei University）以"*Effects of artemisinin and its derivatives on growth inhibition and apoptosis of oral cancer cells*"为标题在 *Head & Neck* 发表论文。青蒿素及其衍生物诱导细胞凋亡，是潜在的化疗药物。

其他补充

青蒿素可开发成抗癌药物。越南战争时期，有军队受到疟疾困扰，因此向中国求援，毛泽东主席下令研发抗疟药物。

屠呦呦是中国中医科学院终身研究员，青蒿素研究开发中心主任，因此研究获得 2011 年拉斯克临床医学奖和 2015 年诺贝尔生理学或医学奖。

在中国晋代葛洪的《肘后备急方》一书中发现有"青蒿一握，以水二升渍，绞取汁，尽服之"的治寒热诸疟方，屠呦呦据此从青蒿中萃取出青蒿素。研究初期失败，是因为用热水萃取，高温破坏了活性成分。后改为乙醚低温萃取，终于发现其成分在治疗感染疟疾的小鼠与猴子时有疗效。"为全人类的健康而奋斗，这是科学家的责任。"屠呦呦说。

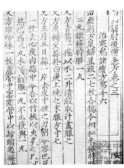

《肘后备急方》中关于黄花蒿的记载

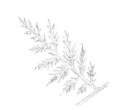

艾

Artemisia argyi

白血病

科　　　别	菊科，蒿属，多年生草本植物。
外 观 特 征	叶子羽状分裂，揉了有香气，背面有白色绒毛。
药 材 及 产 地	全草入药。分布于亚洲及欧洲地区。
相 关 研 究	抗炎。
有 效 成 分	棕矢车菊素（jaceosidin）， 分子量330.28。
	东莨菪内酯（scopoletin）， 分子量192.16。

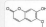

抗癌种类及研究

• 白血病

2006年7月，奥地利格拉茨大学（University of Graz）以 "*Activity-guided isolation of scopoletin and isoscopoletin, the inhibitory active principles towards CCRF-CEM leukaemia cells and multi-drug resistant CEM/ ADR5000 cells, from Artemisia argyi*" 为标题在 *Planta Medica* 发表论文。抑制白血病细胞增生。

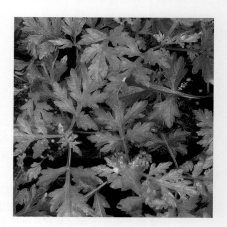

其他补充

艾中所含的棕矢车菊素被证实能诱导卵巢癌细胞凋亡，对乳腺癌也有预防作用，有被开发成抗癌药物的潜力。广东人采鲜嫩的叶和芽当成蔬菜食用。以艾和糯米粉为原料制成的艾糍，是中国南方客家人的传统小吃，也是清明节的必备食物。针灸术的"灸"就是点燃艾行熏烫穴位。

艾 *Artemisia argyi*

茵陈蒿
Artemisia capillaris

 白血病　 鼻咽癌　 肝癌

科　　　别	菊科，蒿属，多年生草本植物，又名茵陈。
外 观 特 征	半灌木状，外形像松树或木麻黄，茎呈圆柱形，花浅紫色。
药材及产地	全草可入药。分布于中国华东、台湾等地。
相 关 研 究	有平稳血糖、镇静催眠、抗炎、抗菌作用。
有 效 成 分	茵陈二炔酮（capillin），分子量168.19。

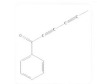

抗癌种类及研究

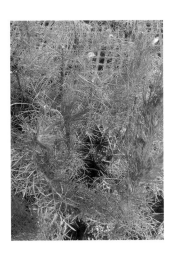

• 白血病

2015年5月，日本昭和药科大学（Showa Pharmaceutical University）以 "*Capillin, a major constituent of Artemisia capillaris Thunb. flower essential oil, induces apoptosis through the mitochondrial pathway in human leukemia HL-60 cells*" 为标题在 *Phytomedicine* 发表论文。茵陈二炔酮是潜在的有效抗癌药物，可增强治疗效果。

• 鼻咽癌

2013年2月，中国人民解放军总医院以 "*Antiproliferative potential of Artemisia capillaris polysaccharide against human nasopharyngeal carcinoma cells*" 为标题在 *Carbohydrate Polymers* 发表论文。结果表明，茵陈蒿多糖在鼻咽癌的治疗中具有抗癌潜力。

• 肝癌

2000年1月，南京大学以 "*Apoptosis in human hepatoma cell line SMMC-7721 induced by water-soluble macromolecular components of Artemisia capillaris Thunberg*" 为标题在 *Japanese Journal of Cancer Research* 发表论文。引发细胞周期阻滞，诱导肝癌细胞凋亡。

 其他补充

茵陈二炔酮有被开发成抗癌药物的潜力。在台湾，茵陈蒿和除虫菊是最常见的驱虫植物。除虫菊含有除虫菊素，花干燥后研磨成粉末，可制造蚊香及除虫粉。茵陈蒿全株有强烈香味，用以驱蚊虫，被称为"蚊子烟草"。

A

茵陈蒿
Artemisia capillaris

牡蒿
Artemisia japonica

乳腺癌

科　　　别	菊科，蒿属，多年生草本植物。
外 观 特 征	高50～150厘米。根状茎，头状花序近球形，瘦果卵形。
药材及产地	以根、全草入药。分布于中国各地。
相 关 研 究	具有抗炎、抗肥胖活性。
有 效 成 分	萃取物。

抗癌种类及研究

• 乳腺癌

2013年，韩国德成女子大学（Duksung Women's University）以 "*Anticancer, antiobesity, and anti-inflammatory activity of Artemisia species in vitro*" 为标题在 *Journal of Traditional Chinese Medicine* 发表论文。牡蒿对乳腺癌细胞显示出抗增生活性，可成为具生物活性的食品补充剂。

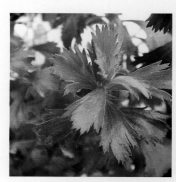

注：图片由阿草伯药用植物园提供

其他补充

　　期待不久后能从牡蒿萃取物中分离出活性抗癌分子。可在阿草伯药用植物园网站观赏牡蒿。阿草伯药用植物园中有数百种稀有植物、药用植物、水生植物，且附有照片。

巴婆果
Asimina triloba

结肠癌

科　　　别	番荔枝科，巴婆果属，落叶乔木，又名泡泡树。
外 观 特 征	高可达11米，黄绿至棕色浆果，含数个棕黑色种子，果实可食用。
药 材 及 产 地	树皮可入药。原产于北美东部。
相 关 研 究	含多聚乙酯，可杀虫。
有 效 成 分	番荔素， 分子量622.91。

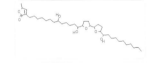

抗癌种类及研究

• 结肠癌

1994年6月24日，美国普渡大学（Purdue University）以 "*Biologically active acetogenins from stem bark of Asimina triloba*" 为标题在 *Phytochemistry* 发表论文。巴婆果的树皮萃取物具有显著的结肠癌细胞毒性。

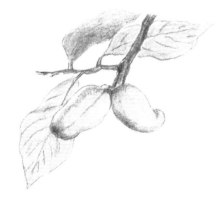

其他补充

番荔素可开发成抗癌药物。1541年，西班牙探险队发现美洲原住民在密西西比河以东地区栽种巴婆果。其冷冻果实是乔治·华盛顿最喜欢的甜点，托马斯·杰斐逊在他弗吉尼亚的家也种植，路易斯和克拉克远征时也用来当食物。并且，巴婆果被指定为俄亥俄州原产水果。世界日报的博客有篇《巴婆果，自种尝鲜》文章，提到美国土产果树Paw paw，生长于美国东半部，但超市看不到这种水果，因为果肉太软，很难运输和储藏。

紫菀
Aster tataricus

神经胶质瘤　胃癌

科　　　别	菊科，紫菀属，多年生植物。
外 观 特 征	高约1.8米，花期在秋季，开单一淡紫色花。
药材及产地	根及茎晒干后切片，是50种基本常用中药之一。分布于中国、朝鲜、俄罗斯、日本等地。
相 关 研 究	具有祛痰、镇咳、抗炎活性。
有 效 成 分	多糖。

抗癌种类及研究

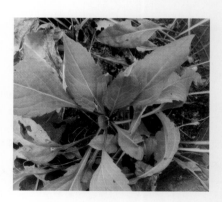

• 神经胶质瘤

2014年3月，武汉大学以 "*Delayed growth of glioma by a polysaccharide from Aster tataricus involve upregulation of Bax/Bcl-2 ratio, activation of caspase-3/8/9, and downregulation of the Akt*" 为标题在 *Tumor Biology* 发表论文。可当成神经胶质瘤的治疗候选药物。

• 胃癌

2012年11月，北京大学以 "*Inhibition of human gastric carcinoma cell growth in vitro by a polysaccharide from Aster tataricus*" 为标题在 *International Journal of Biological Macromolecules* 发表论文。可作为一种天然的抗癌剂。

其他补充

紫菀多糖可开发成抗癌药物。

A

紫菀
Aster tataricus

落新妇
Astilbe chinensis

 肝癌　 子宫颈癌　 结肠癌

科　　　别	虎耳草科，落新妇属，多年生草本植物。
外 观 特 征	高50～100厘米。根状茎粗大，复叶，花紫色，蒴果含褐色种子。
药材及产地	以根茎入药。原产地中国，分布于中国、朝鲜、日本、俄罗斯等地。
相 关 研 究	有抗炎作用，防止紫外线诱导的炎症反应。
有 效 成 分	落新妇三萜酸。

抗癌种类及研究

• **肝癌**

2013年，浙江大学以"*The Inhibitory Effect of 3β-Hydroxy-12-oleanen-27-oic Acid on Growth and Motility of Human Hepatoma HepG2 Cells through JNK and Akt Signaling Pathway*"为标题在 *Evidence-based Complementary and Alternative Medicine* 发表论文。分离自落新妇的根茎抗肿瘤活性三萜，可能是有效的抗癌剂。

• **子宫颈癌**

2009年2月，浙江大学以"*Astilbotriterpenic acid induces growth arrest and apoptosis in HeLa cells through mitochondria-related pathways and reactive oxygen species (ROS) production*"为标题在 *Chemistry & Biodiversity* 发表论文。发现对子宫颈癌细胞的抗增生和凋亡机制。

• **结肠癌**

2006年1月，浙江大学以"*3 Beta-hydroxyolean-12-en-27-oic acid: a cytotoxic, apoptosis-inducing natural drug against COLO-205 cancer cells*"为标题在 *Chemistry & Biodiversity* 发表论文。对人结肠癌具细胞毒性。

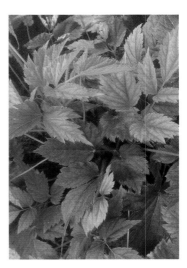

 其他补充

落新妇三萜酸可开发成抗癌药物。《本草拾遗》记载："今人多呼小升麻为落新妇，功用同于升麻，亦大小有殊。"适用于园林、盆栽、花坛、庭院栽培等，典雅纯朴。

蒙古黄耆
Astragalus mongholicus

肝癌

白血病

蒙古黄耆
Astragalus mongholicus

科　　　别	豆科，黄芪属，又称黄芪。
外 观 特 征	开花植物。
药材及产地	根为常用中药。主产于中国内蒙古、山西、黑龙江等地。
相 关 研 究	美国纽约斯隆-凯特琳纪念癌症中心资料库列有蒙古黄耆的简介，认为可使用于心血管疾病、普通感冒、糖尿病、艾滋病毒感染、免疫刺激、微生物感染、力量和耐力等方面。
有 效 成 分	萃取物。

抗癌种类及研究

• 肝癌

2013年9月，中国中医科学院以"*Antitumor and immunomodulatory activity of Astragalus membranaceus polysaccharides in H22 tumor-bearing mice*"为标题在 *International Journal of Biological Macromolecules* 发表论文。抑制移植在小鼠的肝癌实体肿瘤生长。

• 白血病

2012年2月，中国农业大学以"*Astragalus membranaceus lectin (AML) induces caspase-dependent apoptosis in human leukemia cells*"为标题在 *Cell Proliferation* 发表论文。凝集素对于白血病是潜在的抗癌药物。

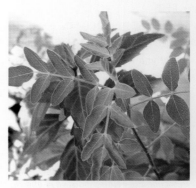

注：图片由阿草伯药用植物园提供

其他补充

期待进一步确认、分离黄芪抗癌活性化合物。目前尚未发现中药典籍记载黄芪的抗癌功效。

苍术
Atractylodes lancea

胃癌　　胆管癌　　喉癌

科　　　别	菊科，苍术属，多年生草本植物。
外 观 特 征	高0.3~1米，花白色至淡红色，瘦果卵圆形，密生白色长毛。
药 材 及 产 地	以根茎入药。分布在中国、朝鲜、俄罗斯等地。
相 关 研 究	有杀虫驱蚊活性。
有 效 成 分	萃取物。

抗癌种类及研究

• **胃癌**

2013年4月7日，江苏大学以 "*Selective fraction of Atractylodes lancea (Thunb.) DC. and its growth inhibitory effect on human gastric cancer cells*" 为标题在 *Cytotechnology* 发表论文。苍术的成分能抑制胃癌细胞生长。

• **胆管癌、喉癌**

2010年9月28日，泰国法政大学［Thammasat University (Rangsit Campus)］以 "*Cytotoxic activity of Thai medicinal plants against human cholangiocarcinoma, laryngeal and hepatocarcinoma cells in vitro*" 为标题在 *BMC Complementary and Alternative Medicine* 发表论文。萃取物对胆管癌最有效和最具选择性，也能抗喉癌细胞。

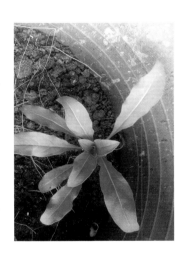

其他补充

1. 食品药物研究年报刊登一篇《市售苍术药材之鉴别及其化学成分含量之测定》，其中的苍术名称拼法为 *Aractylodes lancea*，可能有两种拼法。《全国中草药汇编》中介绍一种中药植物，在文末提到另一本书的错误，直接说某某书"搞错了"。

2. 最新的科学论文显示，苍术对白血病细胞也有抗癌效果。

白术

Atractylodes macrocephala

黑色素瘤

科　　　别	菊科，苍术属，多年生植物。	
外 观 特 征	高50～80厘米，叶狭长，花紫色。	
药 材 及 产 地	根茎肥厚，可入药。浙江、安徽、湖南等地栽培。	
相 关 研 究	有抗炎、平稳血糖作用。	
有 效 成 分	白术内酯（atractylenolide II）， 分子量232.32。	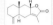

抗癌种类及研究

- 黑色素瘤

2011年6月14日，香港浸会大学以 "*Atractylenolide II induces G1 cell-cycle arrest and apoptosis in B16 melanoma cells*" 为标题在 *Journal of Ethnopharmacology* 发表论文。提供黑色素瘤治疗中，使用白术的化学和药理学理论基础。

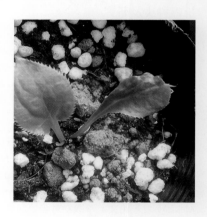

其他补充

1. 白术内酯有被开发成抗癌药物的潜力。四君子汤中的四种中药材为人参、白术、茯苓及甘草，根据科学报道，它们皆具有抗癌作用。四君子汤是传统中医流传下来的药方，最早出现于宋朝的"和剂局方"。

2. 华佗（公元140—208年）为东汉末年名医，生于现今安徽省亳州市。《三国志》和《后汉书》记载他是外科手术过程中使用麻醉剂的第一人。全身麻醉结合了酒和"麻沸散"中药处方，现已失传。除了手术和麻醉技术精湛外，他在针灸、中药方面也很有名。

A

白术
Atractylodes macrocephala

云木香
Aucklandia costus

口腔癌　　前列腺癌　　胃癌　　乳腺癌　　卵巢癌

科　　别	菊科，云木香属，多年生草本，又名广木香或青木香。
外 观 特 征	高1.5～2米，花小，暗紫色，瘦果三棱状。
药 材 及 产 地	以根入药，是50种基本中药之一。分布于四川、云南、贵州及广西等地，药材主产于云南。
相 关 研 究	具有抗氧化活性，抗炎，抗菌治溃疡，抗关节炎作用。
有 效 成 分	去氢木香内酯（dehydrocostus lactone），分子量230.30。

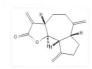

云木香
Aucklandia costus

抗癌种类及研究

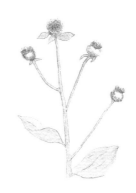

• 口腔癌

2013年11月，韩国朝鲜大学（Chosun University）以 "*Anticancer activity of Saussurea lappa extract by apoptotic pathway in KB human oral cancer cells*" 为标题在 *Pharmaceutical Biology* 发表论文。萃取物抑制口腔癌细胞增生。

• 前列腺癌

2008年12月，韩国翰林大学（Hallym University）以 "*Apoptosis of DU145 human prostate cancer cells induced by dehydrocostus lactone isolated from the root of Saussurea lappa*" 为标题在 *Food and Chemical Toxicology* 发表论文。活性成分抑制细胞生长，诱导前列腺癌细胞凋亡。

• 胃癌

2005年3月，韩国首尔大学（Seoul National University）以 "*Saussurea lappa induces G2-growth arrest and apoptosis in AGS gastric cancer cells*" 为标题在 *Cancer Letters* 发表论文。根萃取物可能是治疗胃癌的候选药物。

• 乳腺癌、卵巢癌

2010年1月，韩国德成女子大学（Duksung Women's University）以 "*Evaluation of anticancer activity of dehydrocostuslactone in vitro*" 为标题在 *Molecular Medicine Reports* 发表论文。对乳腺癌和卵巢癌细胞具抗增生活性。

其他补充

去氢木香内酯能抑制多种癌细胞，有被开发成抗癌药物的潜力。

印棟
Azadirachta indica

 肾癌　 乳腺癌　 前列腺癌　 子宫颈癌

科　　　别	楝科，印棟属，又名印度紫丁香。
外 观 特 征	高15～20米，花淡紫色，清香。
药材及产地	花、叶可入药。分布于印度、马来西亚、中国台湾等亚热带及热带地区。
相 关 研 究	有平稳血糖、抗炎、止痛作用。
有 效 成 分	印苦楝内酯（nimbolide）， 分子量466.19。

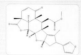

抗癌种类及研究

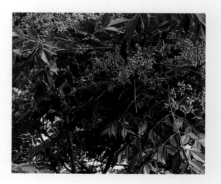

• 肾癌

2015年4月28日，中山医学大学以 "*Induction of cell cycle arrest, DNA damage, and apoptosis by nimbolide in human renal cell carcinoma cells*" 为标题在 *Tumor Biology* 发表论文。是治疗肾癌的潜在药物。

• 乳腺癌

2014年12月，印度马德拉斯大学（University of Madras）以 "*Nimbolide inhibits invasion and migration, and down-regulates uPAR chemokine gene expression, in two breast cancer cell lines*" 为标题在 *Cell Proliferation* 发表论文。可治疗乳腺癌。

• 前列腺癌

2014年5月，美国梅奥医学中心（Mayo Clinic）以 "*Preclinical evaluation of the supercritical extract of azadirachta indica (neem) leaves in vitro and in vivo on inhibition of prostate cancer tumor growth*" 为标题在 *Molecular Cancer Therapeutics* 发表论文。证实可抑制前列腺癌。

• 子宫颈癌

2012年11月，印度阿里格尔穆斯林大学（Aligarh Muslim University）以 "*A study on antioxidant and apoptotic effect of Azadirachta Indica (neem) in cases of cervical cancer*" 为标题在 *Archives of Gynecology and Obstetrics* 发表论文。对子宫颈癌患者能诱导癌细胞凋亡。

其他补充

印棟又名苦楝、苦苓，遍布台湾全岛，每年3月至4月开花，花淡紫色，芳香。常见于河堤及荒地，是台湾的乡土树种，可防虫。2016年研究发现，印苦楝内酯能诱导胰腺癌细胞死亡，抑制转移，但不伤害健康细胞。

印棟
Azadirachta indica

A

洋紫荆
Bauhinia variegata

前列腺癌　　肺癌　　卵巢癌　　乳腺癌　　白血病

科　　　别	豆科，羊蹄甲属，落叶小乔木，又名羊蹄甲。
外 观 特 征	高可达7米，单叶互生，肾形，叶面光滑，总状花序顶生，花瓣5片，粉红或淡紫色，具香气。
药材及产地	以叶、根、种子入药。原产于中国南方、印度及马来半岛。
相 关 研 究	止痛，解热，抗炎，对溃疡性结肠炎有保护作用。
有 效 成 分	萃取物。

B

洋紫荆
Bauhinia variegata

抗癌种类及研究

• 前列腺癌、肺癌、卵巢癌、乳腺癌、白血病

2013年，印度阿拉哈巴德大学（University of Allahabad）以 "*Bauhinia variegata leaf extracts exhibit considerable antibacterial, antioxidant, and anticancer activities*" 为标题在 *Biomed Research International* 发表论文。对前列腺癌、肺癌、卵巢癌、乳腺癌和白血病细胞具有90%~99%细胞生长抑制活性。

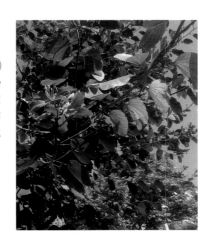

其他补充

其他羊蹄甲品种，如 *Bauhinia tomentosa*，*Bauhinia purpurea* 等，也具抗癌效果。未发现中药典籍记载洋紫荆有抗癌作用，其萃取物可分离出有效化合物，有被开发成抗癌药物的潜力。

南投秋海棠
Begonia nantoensis

 乳腺癌　 肺癌　 胃癌　 鼻咽癌

科　　　别	秋海棠科，秋海棠属，多年生肉质草本植物。
外 观 特 征	根茎短，叶卵形，两面有柔毛，花淡粉色，蒴果具翅。
药 材 及 产 地	以根茎入药。为台湾南投特有品种。
相 关 研 究	能抑制艾滋病毒。
有 效 成 分	葫芦素B(cucurbitacin B)，分子量558.70。

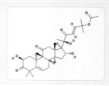

抗癌种类及研究

• 乳腺癌、肺癌、胃癌、鼻咽癌

2004年3月，成功大学以"*Cytotoxic and anti-HIV principles from the rhizomes of Begonia nantoensis*"为标题在 *Chemical & Pharmaceutical Bulletin* 发表论文。对乳腺癌、肺癌、胃癌、鼻咽癌细胞显示出细胞毒性。

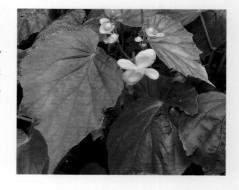

其他补充

葫芦素B可被开发成抗癌药物。目前只有此篇科学报道。

南投秋海棠 *Begonia nantoensis*

B

射干
Belamcanda chinensis

前列腺癌　　肺癌

科　　　别	鸢尾科，射干属，多年生草本植物。
外 观 特 征	典型的花为橘色，具红色斑点。果荚在秋天爆开，露出聚生的黑色种子，与黑莓相似，故又名黑莓百合。
药材及产地	根状茎入药。分布于东亚，中国主产于湖北、江苏、河南等地。
相 关 研 究	抗突变，抗氧化，抗炎活性。
有 效 成 分	鸢尾黄素（tectorigenin），分子量300.26。

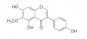

抗癌种类及研究

• 前列腺癌

2005年8月，德国哥廷根大学（Georg-August-University）以"*Tectorigenin and other phytochemicals extracted from leopard lily Belamcanda chinensis affect new and established targets for therapies in prostate cancer*"为标题在*Carcinogenesis*发表论文。证明从射干中萃取的抗癌成分，可用于人前列腺癌的预防或治疗。

• 肺癌

2003年7月，韩国首尔大学（Seoul National University）以"*Anti-angiogenic and anti-tumor activities of isoflavonoids from the rhizomes of Belamcanda chinensis*"为标题在*Planta Medica*发表论文。能显著抑制小鼠肺癌模型肿瘤体积。

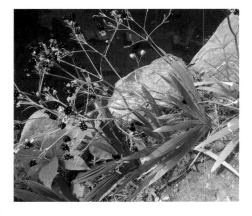

其他补充

因花色美丽，是日本京都祇园祭时不可缺少的花。鸢尾黄素有被开发成抗癌药物的潜力。

黄芦木
Berberis amurensis

 肺癌　 白血病　 肝癌

黄芦木
Berberis amurensis

科　　　别	小檗科，小檗属，落叶灌木。
外 观 特 征	枝灰黄，叶长椭圆形，花淡黄色，浆果椭圆形，长约1厘米。
药材及产地	以根、茎、枝入药。分布于日本、朝鲜、俄罗斯及中国等地。
相 关 研 究	目前除了抗癌研究，并无其他功效报道。
有 效 成 分	小檗胺（berbamine）， 分子量608.7。

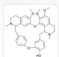

抗癌种类及研究

• 肺癌

2010 年 8 月，烟台大学以 "*Suppression of human lung cancer cell growth and migration by berbamine*" 为标题在 *Cytotechnology* 发表论文。可应用于非小细胞肺癌的辅助治疗。

• 肝癌

2009 年，浙江大学以 "*Berbamine induces Fas-mediated apoptosis in human hepatocellular carcinoma HepG2 cells and inhibits its tumor growth in nude mice*" 为标题在 *Journal of Asian Natural Products Research* 发表论文。在体内和体外对肝癌细胞有抗增生作用。

• 白血病

2009 年 8 月，浙江大学以 "*Berbamine derivatives: a novel class of compounds for anti-leukemia activity*" 为标题在 *European Journal of Medicinal Chemistry* 发表论文。小檗胺可能是抗白血病的新型先导化合物。

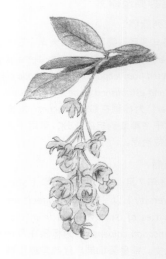

 其他补充

小檗胺有被开发成抗癌药物的潜力。

白桦
Betula platyphylla

 肺癌　 肾癌　 结肠癌　 骨肉瘤

科　　　别	桦木科，桦木属，乔木。
外 观 特 征	高可达25米，树皮白色，小坚果狭长，有翅。
药材及产地	以树皮及液汁入药。分布于中国东北、华北及北美洲等地。
相 关 研 究	减轻肥大细胞介导的过敏性炎症，抗炎，抗氧化，止痛，减缓失忆。
有 效 成 分	白桦脂醇（betulin），分子量442.72。

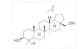

抗癌种类及研究

• 肾癌、结肠癌、骨肉瘤

2016年5月28日，韩国首尔大学（Seoul National University）以 "*Preparative Purification of Anti-Proliferative Diarylheptanoids from Betula platyphylla by High-Speed Counter-Current Chromatography*" 为标题在 *Molecules* 发表论文。二芳基庚烷类抑制肾癌、结肠癌、骨肉瘤细胞，是潜在的癌症多靶向治疗剂。

• 肺癌

2009年2月，韩国首尔大学（Seoul National University）以 "*Anti-cancer effect of Betulin on a human lung cancer cell line: a pharmacoproteomic approach using 2 D SDS PAGE coupled with nano-HPLC tandem Mass Spectrometry*" 为标题在 *Planta Medica* 发表论文。对肺癌细胞具有细胞毒性。

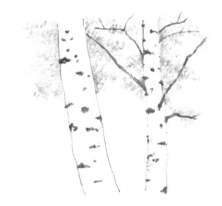

其他补充

白桦脂醇可开发成抗癌药物。第一次见到真实的白桦，是在美国马萨诸塞州的夸宾水库，当时刚到美国留学。白色树干上一个又一个睁大的眼睛，似乎在凝视着访客。

白桦
Betula platyphylla

鬼针草
Bidens pilosa

科　　　别	菊科，鬼针草属，一年生草本植物，又名西班牙针。
外 观 特 征	高40～85厘米，茎直立，花白色，瘦果长线形。
药材及产地	全草可入药。原产于美洲，但在其他地区也广泛生长。中国大部分地区都有分布。
相 关 研 究	能止痛，消炎，抗单纯疱疹病毒，抗糖尿病，抗疟疾和抗菌。
有 效 成 分	萃取物。

B

鬼针草
Bidens pilosa

抗癌种类及研究

• 乳腺癌、肝癌、胃癌、结肠癌
2013年1月，福建大学以"*Investigation of the extracts from Bidens pilosa Linn. var. radiata Sch. Bip. for antioxidant activities and cytotoxicity against human tumor cells*"为标题在*Journal of Natural Medicines*发表论文。对乳腺癌、肝癌、胃癌和结肠癌细胞有显著的抗增生作用。

• 白血病
2011年4月，日本琉球大学（University of the Ryukyus）以"*Anti-adult T-cell leukemia effects of Bidens pilosa*"为标题在*International Journal of Oncology*发表论文。鬼针草是具有潜力的白血病治疗药用植物。

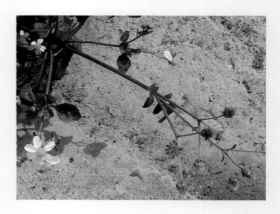

其他补充

需确认鬼针草萃取物中的抗癌活性成分。在非洲撒哈拉以南地区，鬼针草嫩苗和嫩叶可当蔬菜，尤其是在食物缺乏时期。种子会粘到人的衣服、裤子上，或是动物的毛皮、羽毛上，因而被带至新的地方。

白及
Bletilla striata

肝癌

科　　　别	兰科，白及属，草本球根植物，又名白芨、连及草。
外 观 特 征	高15~70厘米，茎直立，叶长圆形，花淡红或紫色，蒴果圆柱形，鳞茎球形，肉质肥厚。其中一个变种的花为白色，称为白花白芨。
药材及产地	以干燥球茎入药。主要分布在中国、日本以及缅甸北部地区。
相 关 研 究	抗炎，抗纤维化。
有 效 成 分	萃取物。

抗癌种类及研究

• 肝癌

2003年12月，华中科技大学以"*Combined transarterial chemoembolization and arterial administration of Bletilla striata in treatment of liver tumor in rats*"为标题在*World Journal of Gastroenterology*发表论文。白及结合动脉栓塞给药，能更有效治疗大鼠肝癌。

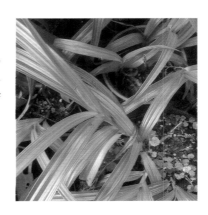

其他补充

白及有成为肝癌辅助治疗剂的潜力。需要找出萃取物中的活性抗癌成分。

艾纳香
Blumea balsamifera

肝癌

科　　　　别	菊科，艾纳香属，多年生草本或半灌木植物。
外 观 特 征	多分枝，叶互生，有锯齿，春末开黄色小花。
药材及产地	以叶、嫩枝入药。分布于巴基斯坦、印度、缅甸、泰国及中国云南、贵州、台湾等地。
相 关 研 究	抗关节炎，抗氧化作用，抗菌，抗肥胖。
有 效 成 分	萃取物。

抗癌种类及研究

• 肝癌

2008年5月，日本大阪市立大学（Osaka City University）以 "*Anticancer activities and mechanisms of Blumea balsamifera extract in hepatocellular carcinoma cells*" 为标题在 *The American Journal of Chinese Medicine* 发表论文。抑制肝癌细胞生长，有治疗肝癌的潜力。

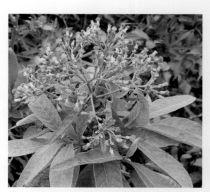

注：图片由阿草伯药用植物园提供

其他补充

1 需进一步分离出艾纳香萃取物中的活性抗癌成分。在东南亚地区视为杂草。

见霜黄
Blumea lacera

胃癌
结肠癌

乳腺癌

白血病

科　　　别	菊科，艾纳香属，草本植物，又名生毛将军。
外 观 特 征	高18～100厘米，根粗壮，花黄色。
药材及产地	以全草入药。分布于中国、澳大利亚、东南亚、非洲等地。
相 关 研 究	能抗病毒。
有 效 成 分	萃取物。

B

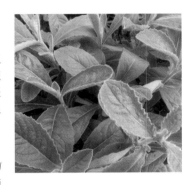

抗癌种类及研究

• 胃癌、结肠癌、乳腺癌

2011年，澳大利亚格里菲斯大学（Griffith University）以
"*Cytotoxic effects of bangladeshi medicinal plant extracts*"为标题
在*Evidence-based Complementary and Alternative Medicine*发表
论文。见霜黄对所有测试的细胞株，即胃癌、结肠癌、乳腺
癌表现出较高的细胞毒性。

• 白血病

2004年，高雄医学大学以 "*In vitro anti-leukemic and antiviral
activities of traditionally used medicinal plants in Taiwan*"为标题
在*The American Journal of Chinese Medicine*发表论文。表现出
不同程度的抗白血病和抗病毒效力。

其他补充

见霜黄新的细胞毒性配糖生物碱已于
2015年被澳大利亚格里菲斯大学找到。
可在台湾植物信息整合查询系统中查
到，共有93份标本。

见霜黄
Blumea lacera

假贝母
Bolbostemma paniculatum

 肺癌 子宫颈癌 鼻咽癌

 胃癌 神经母细胞瘤 乳腺癌 肝癌

科 别	葫芦科，假贝母属，多年生攀缘草本植物，又名土贝母。
外 观 特 征	鳞茎肥厚，扁球形或不规则球形，叶互生，花萼淡绿色，蒴果圆筒状，棕黑色种子。
药 材 及 产 地	干燥块茎可入药。原产于河北、山西、云南等地。
相 关 研 究	能抑制艾滋病毒。
有 效 成 分	土贝母皂苷（tubeimoside I），分子量1319.43。

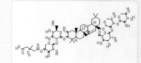

抗癌种类及研究

• 胃癌

2013年3月，中国医科大学附属盛京医院以"*Effects of tubeimoside-1 on the proliferation and apoptosis of BGC823 gastric cancer cells in vitro*"为标题在 *Oncology Letters* 发表论文。土贝母皂苷可开发为胃癌治疗剂。

• 神经母细胞瘤

2006年9月1日，第四军医大学以"*Tubeimoside V (1), a new cyclic bisdesmoside from tubers of Bolbostemma paniculatum, functions by inducing apoptosis in human glioblastoma U87MG cells*"为标题在 *Bioorganic & Medicinal Chemistry Letters* 发表论文。此环形双糖链皂苷表现出多种生物活性，包括抗神经母细胞瘤作用。

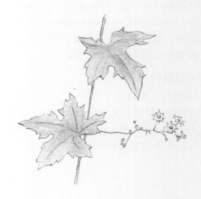

• 乳腺癌

2012年7月，北京中医药大学以"*Real-time imaging of apoptosis induction of human breast cancer cells by the traditional Chinese medicinal herb tubeimu*"为标题在 *Anticancer Research* 发表论文。本研究的结果表明了假贝母在治疗乳腺癌方面的潜力。

• 肝癌

2011年12月，武汉大学以"*NF-kB, JNK and p53 pathways are involved in tubeimoside-1-induced apoptosis in HepG2 cells with oxidative stress and G_2/M cell cycle arrest*"为标题在 *Food and Chemical Toxicology* 发表论文。土贝母皂苷依剂量和时间依赖性方式，诱导肝癌细胞凋亡。

B

假贝母

Bolbostemma paniculatum

• 肺癌

2011年1月，中国医科大学附属盛京医院以 "*Tubeimoside-1 inhibits proliferation and induces apoptosis by increasing the Bax to Bcl-2 ratio and decreasing COX-2 expression in lung cancer A549 cells*" 为标题在 *Molecular Medicine Reports* 发表论文。证明假贝母对治疗肺癌可能有用。

• 子宫颈癌

2006年2月，广东海洋大学以 "*Role of mitochondria and mitochondrial cytochrome c in tubeimoside I-mediated apoptosis of human cervical carcinoma HeLa cell line*" 为标题在 *Cancer Chemotherapy and Pharmacology* 发表论文。证明假贝母经由这些分子机制，诱导人子宫颈癌细胞凋亡。

• 鼻咽癌

2003年8月，广东海洋大学（原湛江海洋大学）以《土贝母苷甲诱导人鼻咽癌细胞 CNE-2Z 凋亡》为标题在《癌症》发表论文。假贝母能诱导鼻咽癌细胞的凋亡。

其他
补充

土贝母皂苷有被开发成抗癌药物的潜力，能治疗多种癌症。

阿拉伯乳香
Boswellia carteri

 膀胱癌　 黑色素瘤　 纤维肉瘤　 神经母细胞瘤

科　　　别	橄榄科，乳香树属，小灌木。
外 观 特 征	高4～5米，树皮光滑，羽状复叶互生，花淡黄色，果实卵形，果皮肥厚。
药材及产地	以树脂、乳香油入药。分布于红海沿岸至利比亚、苏丹、土耳其等地。
相 关 研 究	有抗炎作用。
有 效 成 分	乳香酸（boswellic acid），分子量456.70。

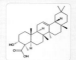

抗癌种类及研究

• 膀胱癌
2009年3月，美国俄克拉荷马大学（University of Oklahoma Health Sciences Center）以"*Frankincense oil derived from Boswellia carteri induces tumor cell specific cytotoxicity*"为标题在 *BMC Complementary and Alternative Medicine* 发表论文。乳香油可以辅助膀胱癌的治疗。

• 黑色素瘤、纤维肉瘤
2003年，北京协和医学院以"*Boswellic acid acetate induces differentiation and apoptosis in highly metastatic melanoma and fibrosarcoma cells*"为标题在 *Cancer Detection and Prevention* 发表论文。可预防原发肿瘤的侵入和转移，是很好的抗癌药物候选者。

• 神经母细胞瘤
2006年9月，日本大学（Nihon University）以"*Cancer chemopreventive effects and cytotoxic activities of the triterpene acids from the resin of Boswellia carteri*"为标题在 *Biological & Pharmaceutical Bulletin* 发表论文。对人神经母细胞瘤细胞显示出强大的细胞毒性。

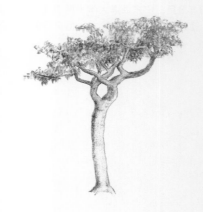

其他补充

树脂是经由树干切口流出的乳状物质，与空气接触后凝结而成，以人工方式收集。乳香油是香和香水的成分，由芳香树脂所制备。乳香酸有被开发成抗癌药物的潜力。

鸦胆子
Brucea javanica

子宫颈癌

胰腺癌
膀胱癌

科　　　别	苦木科，鸦胆子属，灌木或小乔木。
外 观 特 征	全株被黄色柔毛，小枝具皮孔，羽状复叶，互生，聚伞状圆锥花序。
药 材 及 产 地	以种子、果实、果油入药。分布于东半球热带地区，中国主产于广西、广东。
相 关 研 究	能抗菌，抗炎。
有 效 成 分	鸦胆子油。

抗癌种类及研究

• 子宫颈癌

2011年4月，美国麻省大学医学院（University of Massachusetts Medical School）以 "*Tumor Cell Selective Cytotoxicity and Apoptosis Induction by an Herbal Preparation from Brucea javanica*" 为标题在 *North American Journal of Medicine & Science* 发表论文。对子宫颈癌有抗癌作用。

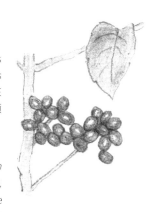

• 膀胱癌

2010年，浙江大学以 "*Brucea javanica oil induces apoptosis in T24 bladder cancer cells via upregulation of caspase-3, caspase-9, and inhibition of NF-kappaB and COX-2 expressions*" 为标题在 *The American Journal of Chinese Medicine* 发表论文。鸦胆子油诱导膀胱癌细胞凋亡。

• 胰腺癌

2008年，香港中文大学以 "*Brucea javanica fruit induces cytotoxicity and apoptosis in pancreatic adenocarcinoma cell lines*" 为标题在 *Phytotherapy Research* 发表论文。可作为胰腺癌替代疗法。

其他补充

鸦胆子有小毒。广西药用植物园位于南宁，鸦胆子是园里种植的中草药之一。

红柴胡

Bupleurum scorzonerifolium

肺癌

科　　　别	伞形科，柴胡属，一年或多年生草本植物，又名南柴胡。
外 观 特 征	全株无毛，茎分枝，单叶，叶脉平行，复伞形花序，花黄色、红紫色或绿色。
药材及产地	以根、全草入药。分布于北半球亚热带地区，已知有190个品种，日本种植4个归化种。
相 关 研 究	通过抗氧化机制起抗衰老作用。
有 效 成 分	异柴胡内酯（isochaihulactone），分子量398.4。

抗癌种类及研究

• 肺癌

2012年，台湾花莲陆军总医院以"*Potential Therapeutic Role of Z-Isochaihulactone in Lung Cancer through Induction of Apoptosis via Notch Signaling*"为标题在*Evidence-based Complementary and Alternative Medicine*发表论文。异柴胡内酯诱导肺癌细胞凋亡。

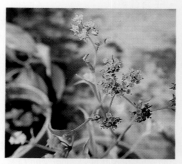

注：图片由阿草伯药用植物园提供

其他补充

异柴胡内酯有被开发成抗癌药物的潜力。慈济大学于2006年发表红柴胡抑制肺癌细胞的论文。因为抗癌种类相同，所以在此仅列出代表性的、最新的研究成果。中药所称的"柴胡"是北柴胡及南柴胡的根或全草。

喙荚云实
Caesalpinia minax

子宫颈癌　　大肠癌　　肝癌　　乳腺癌　　肺癌

科　　　别	豆科，云实属，藤本植物。
外 观 特 征	全株有柔毛，羽状复叶，叶轴具钩刺，花白色含紫色斑点，荚果长圆形，种子椭圆似莲子。
药材及产地	以种子入药，名为石莲子。分布于印度、缅甸、越南及中国福建、云南、广西、台湾等地。
相 关 研 究	能抗病毒，种子含有抗疟疾的二萜生物碱。
有 效 成 分	卡山烷。

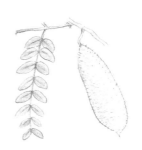

抗癌种类及研究

• 子宫颈癌、大肠癌、肝癌、乳腺癌、肺癌

2012年8月，北京协和医学院以 "*Cassane-type diterpenes from the seeds of Caesalpinia minax with their antineoplastic activity*" 为标题在 *Planta Medica* 发表论文。对子宫颈癌、大肠癌、肝癌、乳腺癌、肺癌细胞具有细胞毒性。

其他补充

1. 未发现中药典籍有记载喙荚云实的抗癌作用。目前有许多化合物从它的种子中分离出来，需进一步探讨并确认抗癌活性。

2. 书里的植物照片拍摄于药用植物园、公园及乡间等处。有些台湾不易发现或不存在的植物，只能用手绘。这些植物参考图像取自维基百科、百度百科或谷歌。

C

喙荚云实 *Caesalpinia minax*

苏木
Caesalpinia sappan

 乳腺癌　 神经母细胞瘤　 骨髓瘤　 头颈癌
口腔癌

科　　　别	豆科，云实属，小乔木。
外 观 特 征	高5～10米，树干上有刺，开黄色花，圆锥花序。
药材及产地	以心材入药。原产于印度、东南亚和马来群岛，主产于中国台湾、贵州、云南、广东等地。
相 关 研 究	抑制类风湿关节炎，有抗氧化、抗菌、抗病毒和抗炎活性。
有 效 成 分	苏木素（brazilin），分子量286.28。 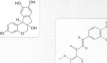 苏木查尔酮（sappanchalcone），分子量286.28。

抗癌种类及研究

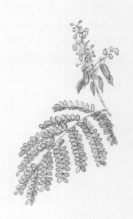

• 乳腺癌

2013年10月25日，广州医科大学以 "*Brazilein, a compound isolated from Caesalpinia sappan Linn., induced growth inhibition in breast cancer cells via involvement of GSK-3β/β-Catenin/cyclin D1 pathway*" 为标题在 *Chemico-Biological Interactions* 发表论文。抑制乳腺癌细胞生长。

• 神经母细胞瘤

2013年2月21日，韩国国家园艺和草本学研究院（National Institute of Horticulture and Herbal Science）以 "*Brazilin inhibits growth and induces apoptosis in human glioblastoma cells*" 为标题在 *Molecules* 发表论文。苏木素诱导神经母细胞瘤细胞凋亡。

• 骨髓瘤

2012年10月3日，韩国庆熙大学（Kyung Hee University）以 "*Brazilin induces apoptosis and G2/M arrest via inactivation of histone deacetylase in multiple myeloma U266 cells*" 为标题在 *Journal of Agricultural and Food chemistry* 发表论文。阐明巴西苏木素对多发性骨髓瘤的抗癌作用机制。

• 口腔癌

2011年12月，韩国庆熙大学（Kyung Hee University）以 "*Mechanism of sappanchalcone-induced growth inhibition and apoptosis in human oral cancer cells*" 为标题在 *Toxicology in Vitro* 发表论文。具有成为口腔癌化疗剂的潜力。

• 头颈癌

2005年，韩国圆光大学（Wonkwang University）以 "*Caesalpinia sappan induces cell death by increasing the expression of p53 and p21WAF1/CIP1 in head and neck cancer cells*" 为标题在 *The American Journal of Chinese Medicine* 发表论文。苏木萃取物造成头颈癌细胞死亡。

其他补充

苏木素与苏木查尔酮皆有被开发成抗癌药物的潜力。

金盏花
Calendula officinalis

 结肠癌　 白血病　 黑色素瘤

科　　　别	菊科，金盏花属，一年生草本植物，又名金盏菊。
外 观 特 征	高30～60厘米，全株有短毛，茎有分枝，叶互生，花黄色或橘黄色，1～2层，瘦果具窄翅。
药材及产地	以根、全草、花入药。中国各地皆有栽培，分布于广东、广西、贵州等地。
相 关 研 究	改善心肌缺血，抗菌，有效减少牙菌斑和牙龈炎，抗炎，帮助伤口愈合，对亨廷顿病也有保护作用。
有 效 成 分	萃取物。

抗癌种类及研究

• 结肠癌、白血病、黑色素瘤

2006年12月，日本大学（Nihon University）以 "*Anti-inflammatory, anti-tumor-promoting, and cytotoxic activities of constituents of marigold (Calendula officinalis) flowers*" 为标题在 *Journal of Natural Products* 发表论文。表现出抗结肠癌、白血病和黑色素瘤细胞的细胞毒性作用。

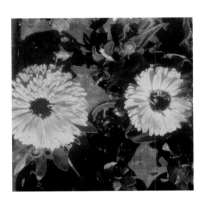

其他补充

1. 未发现中药典籍记载过金盏花的抗癌作用，希望不久后能从它的萃取物中分离出抗癌活性化合物。

2. 美国 CRC 出版社2011年第二版《植物药：生物分子及临床层面》一书提到，植物中含有丰富的各种化合物，目前在市场上或仍在测试的癌症治疗药有超过60%是天然产物。全世界批准用于治疗癌症的177种药物中，70%以上是天然产物或其模拟物，包括从太平洋紫杉分离出的紫杉醇，源自中国喜树的喜树碱和其衍生物伊立替康和托泊替康，以及源自南非柳树的考布他汀等。

牛角瓜
Calotropis gigantea

 乳腺癌　 肺癌

 白血病　 胃癌　 口腔癌

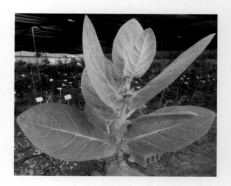

科　　　别	夹竹桃科，牛角瓜属，灌木。
外 观 特 征	高可达3米，全株具乳汁，叶对生，叶片两面有白色绒毛，花紫蓝色，蓇葖果，种子宽卵形。果实状似牛角，因而得名。
药材及产地	以叶入药。分布于广东、海南、四川、云南等地。
相 关 研 究	其乳汁在体外能抗流感病毒，叶和花有平稳血糖作用。有显著的抗腹泻作用。
有 效 成 分	孕烷酮。

抗癌种类及研究

• 白血病、胃癌

2008年12月4日，中国热带农业科学院以"*A new cytotoxic pregnanone from Calotropis gigantea*"为标题在*Molecules*发表论文。对白血病和胃癌细胞有抑制作用。

• 口腔癌、乳腺癌、肺癌

2006年8月，泰国蓝康恒大学（Ramkhamhaeng University）以"*19-Nor- and 18,20-epoxy-cardenolides from the leaves of Calotropis gigantea*"为标题在*Journal of Natural Products*发表论文。对口腔癌、乳腺癌和肺癌细胞具有细胞毒性。

其他补充

有毒。茎叶的乳汁含毒性物质。百度百科有记载牛角瓜的抗癌作用。一般夹竹桃科的植物都具有毒性。

山茶
Camellia japonica

 肺癌　　 白血病

科　　　别	山茶科，山茶属，灌木或小乔木。
外 观 特 征	高1~2米，树皮灰褐色，椭圆形叶互生，革质，花红色，栽培品种有白、淡红等色，且多重瓣，球形蒴果，种子有棱角。
药材及产地	以花入药。原产于中国，目前朝鲜、日本和印度等地普遍种植。
相 关 研 究	山茶抑制免疫球蛋白E介导的过敏性反应，也能抗菌。山茶油具有抗炎活性。
有 效 成 分	三萜类。

抗癌种类及研究

● 肺癌、白血病

2010年1月，韩国大邱加图立大学（Catholic University of Daegu）以"*Triterpenoids from Camellia japonica and their cytotoxic activity*"为标题在 *Chemical & Pharmaceutical Bulletin* 发表论文。显示对肺癌和白血病细胞具有细胞毒性。

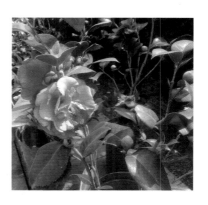

其他补充

1 香港浸会大学中医药学院记载山茶具有抗癌作用。希望能进一步确定有效成分的分子结构。

2 萜类是含有其他官能基的烯烃。萜类化合物总数已超过22 000种，许多具有生理活性，是研究天然产物和开发新药的来源。可分为半萜（含5个碳），单萜（含10个碳，如柠檬烯、香芋醇），倍半萜（含15个碳，如金合欢醇），二萜（含20个碳，如咖啡豆醇、紫杉烯），二倍半萜（含25个碳，较稀少），三萜（含30个碳，如鲨烯），以此类推。

喜树
Camptotheca acuminata

结肠癌

乳腺癌

科　　　别	蓝果树科，喜树属，落叶乔木，又名旱莲木。
外 观 特 征	高20～25米，树皮灰色，枝平展，叶互生，椭圆形，夏天开白色花，瘦果窄长。
药 材 及 产 地	以果实、根、叶入药。原产地云南，分布于江苏、广西、台湾等地，是中国特有植物。
相 关 研 究	具有抗真菌作用。
有 效 成 分	喜树碱（camptothecin），分子量348.35。

抗癌种类及研究

• 结肠癌

1997年5月，美国阿拉巴马大学（University of Alabama）以 "*Regression of human colon cancer xenografts in SCID mice following oral administration of water-insoluble camptothecins*" 为标题在 *International Journal of Oncology* 发表论文。对结肠癌治疗有潜在用途。

• 乳腺癌

1997年7月，美国阿拉巴马大学（University of Alabama）以 "*Antitumor activity and pharmacokinetics following oral administration of natural product DNA topoisomerase I inhibitors 10-hydroxycamptothecin and camptothecin in SCID mice bearing human breast cancer xenografts*" 为标题在 *International Journal of Oncology* 发表论文。显示喜树碱能抑制乳腺肿瘤。

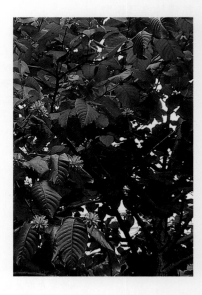

其他补充

1. 有毒。英文称为癌症之树、生命之树、快乐树。根和果实含喜树碱，具抗癌作用。然而毒性强且不良反应很大，临床试验因而被中止。

2. 喜树碱为具细胞毒性的生物碱，从喜树树皮和枝干分离而得，能抑制DNA拓扑异构酶。1966年由美国药物化学家沃尔和沃尼通过系统筛选天然产物所发现的抗癌药物。现今有两个喜树碱类似物"拓扑替康"和"伊立替康"被核准上市，为癌症化疗药剂。

开口箭
Campylandra chinensis

 肉瘤 子宫颈癌 鼻咽癌 白血病

 肝癌 肺癌 乳腺癌 胃癌 结肠癌

科　　　别	天门冬科，开口箭属，多年生草本植物。
外 观 特 征	叶丛状，似玉米叶，花序上密生小花，白色略带青绿，果穗形状如玉米。
药材及产地	以根茎入药。分布于四川、广西、云南、台湾等地。
相 关 研 究	有抗氧化和抗菌活性。
有 效 成 分	强心苷（cardenolide），分子量342.51。

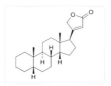

抗癌种类及研究

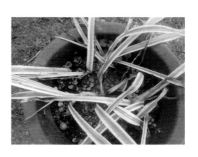

• **白血病、肝癌、肺癌、乳腺癌、结肠癌**

2012年12月，中国科学院广西植物研究所以"*A cytotoxic cardenolide and a saponin from the rhizomes of Tupistra chinensis*"为标题在 *Fitoterapia* 发表论文。对白血病、肝癌、肺癌、乳腺癌、结肠癌细胞有强大的细胞毒性作用。

• **肉瘤**

2007年2月，南方医科大学以《开口箭皂甙抑制小鼠 S-180肉瘤细胞增殖及实体瘤生长的实验研究》为标题在《南方医科大学学报》发表论文。在体内和体外抑制肉瘤增生，诱导细胞凋亡，干扰细胞周期进程。

• **子宫颈癌、白血病**

2006年10月，三峡大学以"*A pair of diastereoisomeric steroidal saponins from cytotoxic extracts of Tupistra chinensis rhizomes*"为标题在 *Chemical & Pharmaceutical Bulletin* 发表论文。在体外显著抑制子宫颈癌和白血病细胞。

• **胃癌、鼻咽癌**

2003年2月，高雄医学大学以"*New flavans, spirostanol sapogenins, and a pregnane genin from Tupistra chinensis and their cytotoxicity*"为标题在 *Journal of Natural Products* 发表论文。证实其抑制胃癌和鼻咽癌细胞。

其他补充

对咽喉疼痛或慢性咽喉炎患者效果很好，故也被称作"开喉箭"。强心苷有被开发成抗癌药物的潜力。

93

大麻
Cannabis sativa

 前列腺癌　 肝癌　 结肠癌

大麻 *Cannabis sativa*

科　　　别	大麻科，大麻属，一年生草本植物。
外 观 特 征	茎中部呈方形，皮粗糙，有沟纹，掌状复叶，边缘有锯齿，花白色，花柄细长，坚果有棱，种子深绿色。
药材及产地	以叶、花、果实入药。分布于阿富汗、中国、印度、尼泊尔及欧洲等地。
相 关 研 究	有迷幻效果。
有 效 成 分	大麻二酚（cannabidiol），分子量314.46。 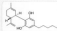

抗癌种类及研究

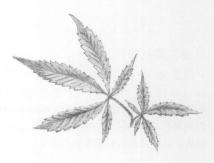

- 前列腺癌

2013年1月，美国国家卫生研究院（National Institutes of Health）以"*Towards the use of non-psychoactive cannabinoids for prostate cancer*"为标题在 *British Journal of Pharmacology* 发表论文。在体外和体内能抑制前列腺癌细胞生长。

- 肝癌

2011年7月，西班牙阿尔卡拉大学（Alcalá University）以"*Anti-tumoral action of cannabinoids on hepatocellular carcinoma: role of AMPK-dependent activation of autophagy*"为标题在 *Cell Death and Differentiation* 发表论文。可能有助于肝癌的治疗。

- 结肠癌

2013年12月，意大利那不勒斯菲里德里克第二大学（University of Naples Federico II）以"*Inhibition of colon carcinogenesis by a standardized Cannabis sativa extract with high content of cannabidiol*"为标题在 *Phytomedicine* 发表论文。抑制大肠癌细胞的增生，减少结肠癌的发生。

 其他补充

大麻二酚有被开发成抗癌药物的潜力。吸食大麻在大多数国家是违法的。

番木瓜
Carica papaya

白血病　口腔癌

科　　　别	番木瓜科，番木瓜属，常绿小乔木，又名木瓜。
外 观 特 征	高2～3米，底层分枝较少，叶柄长，叶大，为掌状叶，叶薄但柔韧，花长在叶子下侧。
药材及产地	叶及种子皆可入药。原产于墨西哥，目前热带国家都有种植，如巴西、印度、菲律宾。在亚洲以中国广东、台湾栽培最多。
相 关 研 究	种子萃取物有抗溃疡活性，未成熟木瓜萃取物能抗炎及抗氧化。叶子萃取物可抗登革热病毒。果肉萃取物可当抗焦虑药物，也能抗高脂血症。
有 效 成 分	萃取物。

抗癌种类及研究

• 白血病

2010年2月，日本东京大学（University of Tokyo）以 "*Aqueous extract of Carica papaya leaves exhibits anti-tumor activity and immunomodulatory effects*" 为标题在 *Journal of Ethnopharmacology* 发表论文。番木瓜水萃取物能诱导白血病细胞凋亡。

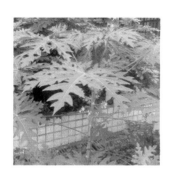

• 口腔癌

2015年12月24日，澳大利亚昆士兰大学（University of Queensland）以 "*Chemical Characterization and in Vitro Cytotoxicity on Squamous Cell Carcinoma Cells of Carica papaya Leaf Extracts*" 为标题在 *Toxins* 发表论文。所含的山奈酚和槲皮素对人口腔鳞状细胞癌有显著毒性，证实番木瓜叶是抗癌化合物的潜在来源。

其他补充

木瓜种子中分离出的类黄酮有癌症化学预防作用。台湾到处可见木瓜树，木瓜牛奶是风味特佳的冷饮。木瓜叶很容易得到，或许可当作癌症常规疗法外的辅助治疗。

番木瓜 *Carica papaya*
C

天名精
Carpesium abrotanoides

结肠癌

科　　　别	菊科，天名精属，多年生草本植物。
外 观 特 征	高50～100厘米。茎多分枝，密生短毛，叶互生，开黄色花，瘦果褐黑色。
药材及产地	以全草和果实入药。分布于俄罗斯、朝鲜、日本，以及中国河南、山西等地。
相 关 研 究	除抗癌作用外，无其他功效报道。
有 效 成 分	萃取物。

抗癌种类及研究

• 结肠癌

2010年2月，韩国科学技术院（Korea Institute of Science and Technology）以 "*The chemopreventive effects of Carpesium abrotanoides are mediated by induction of phase II detoxification enzymes and apoptosis in human colorectal cancer cells*" 为标题在 *Journal of Medicinal Food* 发表论文。诱导结肠癌细胞凋亡。

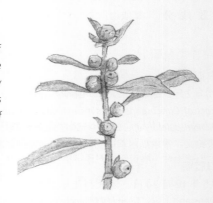

其他补充

1 可发展为癌症化学预防剂，用于预防或治疗结肠癌。

2 张仲景（公元150—219年），东汉末年名医，生于现今河南省邓州市。他建立了用药原则，并总结出当时的医疗经验，为中国传统医药做出巨大贡献。当时疫病流行，其家族200多人，10年间有2/3死于瘟疫病，其中伤寒占7/10，因而撰《伤寒杂病论》。之后此书散失，经后人收集整理成《伤寒论》《金匮要略》二书。

金挖耳
Carpesium divaricatum

 肝癌　 子宫颈癌

科　　　别	菊科，天名精属，多年生草本植物。
外 观 特 征	高50～100厘米，全株有白毛，茎有槽，叶互生，边缘有锯齿，花黄色，瘦果细长。
药材及产地	以干燥全草入药。分布于日本、朝鲜，以及中国华东、华中、东北等地。
相 关 研 究	具有抗疟原虫活性。
有 效 成 分	特勒内酯（telekin），分子量248.31。

抗癌种类及研究

• 子宫颈癌

2016年6月，北京协和医学院以"*New Highly Oxygenated Germa-cranolides from Carpesium divaricatum and their Cytotoxic Activity*"为标题在 *Scientific Reports* 发表论文。对人子宫颈癌细胞有强大细胞毒性，胜过阳性对照抗癌药物阿霉素。

• 肝癌

2013年，山东大学以"*Telekin induces apoptosis associated with the mitochondria-mediated pathway in human hepatocellular carcinoma cells*"为标题在 *Biological & Pharmaceutical Bulletin* 发表论文。是潜在的肝癌治疗剂。

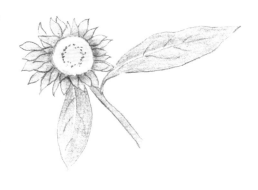

其他补充

未发现中药典籍记载过金挖耳的抗癌作用。特勒内酯有被开发成抗癌药物的潜力。

金挖耳 *Carpesium divaricatum*

C

红花
Carthamus tinctorius

 白血病　 乳腺癌　 肉瘤　 肺癌

红花
Carthamus tinctorius

科　　　别	菊科，红花属，一年生草本植物。
外 观 特 征	高 0.5～1 米。茎直立，叶互生，叶缘有针刺，花初为黄色，后转橘红。
药材及产地	以花入药。原产于埃及，广泛栽培于中国东北、华北、西藏等地。
相 关 研 究	具有镇痛和抗炎活性。从红花种子萃取的酚类成分，有抗脂肪形成和抗氧化的作用。
有 效 成 分	多糖。

抗癌种类及研究

• 白血病

2015年9月，滨州医学院附属医院以《红花注射液对白血病 HEL 细胞增殖和凋亡的影响及相关机制探讨》为标题在《中国当代儿科杂志》发表论文。在体外能抑制细胞增生，诱导白血病细胞凋亡。

• 乳腺癌

2015年，南方医科大学以"*Safflower polysaccharide inhibits the proliferation and metastasis of MCF-7 breast cancer cell*"为标题在 *Molecular Medicine Reports* 发表论文。红花多糖抑制乳腺癌细胞转移，诱导细胞凋亡。

• 肉瘤、肺癌

2010年1月，牡丹江医学院以《红花多糖抗肿瘤活性及对T739肺癌鼠CTL，NK细胞杀伤活性的影响》为标题在《中国中药杂志》发表论文。抗肉瘤、肺癌的作用机制，可能经由增强T淋巴细胞和NK细胞的细胞毒性来实现。

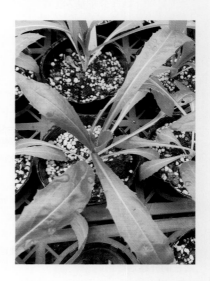

其他补充

与鸢尾科番红花不同。红花多糖可提供癌症治疗新策略。花经发酵、干燥，成为染料和口红原料。

膜叶脚骨脆
Casearia membranacea

 口腔癌　 结肠癌　 前列腺癌

科　　　别	杨柳科，脚骨脆属，小乔木，别名薄叶嘉赐木。
外 观 特 征	叶两排互生，花两性，常簇生，蒴果为椭圆状。
药材及产地	以枝、叶入药。在中国分布于海南岛和台湾。
相 关 研 究	主要功效为抗癌，无其他效果报道。
有 效 成 分	嘉赐木素（caseamembrin）， 分子量562.69。

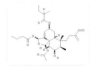

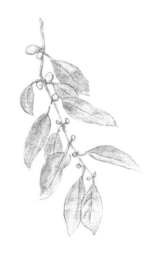

抗癌种类及研究

• 口腔癌、结肠癌

2005年11月，（台湾）中山大学以 "*Cytotoxic clerodane diterpenoids from Casearia membranacea*" 为标题在 *Journal of Natural Products* 发表论文。叶和树枝萃取物对口腔癌、结肠癌细胞具细胞毒性。

• 前列腺癌

2004年10月，台湾大学以 "*Investigation of extrinsic and intrinsic apoptosis pathways of new clerodane diterpenoids in human prostate cancer PC-3 cells*" 为标题在 *European Journal of Pharmacology* 发表论文。嘉赐木素对抗前列腺癌细胞增生，是很有效的化合物。

其他补充

期待嘉赐木素能进一步开发为抗癌药物。台湾中山大学海洋资源研究所一篇硕士论文也报道膜叶脚骨脆活性成分对胃癌及鼻咽癌细胞有细胞毒杀效果。

长春花
Catharanthus roseus

 神经母细胞瘤　 肝癌　 结肠癌　 乳腺癌

科　　　别	夹竹桃科，长春花属，一年生草本植物。
外 观 特 征	叶对生，花白色、粉红色、红色和紫红色，从初夏至晚秋持续开放，故日文称为日日草。
药材及产地	以全草入药。原产于马达加斯加，分布在中国、爪哇岛、巴西以及非洲等地区。
相 关 研 究	长春花叶子粉末有平稳血糖作用。
有 效 成 分	长春新碱（vincristine），分子量824.95。 长春碱（vinblastine），分子量810.97。

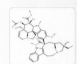

抗癌种类及研究

- **神经母细胞瘤**

2013年1月，天津平津医院以 "*Vincristine induces cell cycle arrest and apoptosis in SH-SY5Y human neuroblastoma cells*" 为标题在 *International Journal of Molecular Medicine* 发表论文。可成为神经母细胞瘤的化疗药物之一。

- **肝癌、结肠癌、乳腺癌**

2013年，北京中日友好医院以 "*Two new vinblastine-type N-oxide alkaloids from Catharanthus roseus*" 为标题在 *Natural Product Research* 发表论文。对肝癌、结肠癌和乳腺癌细胞有增生抑制活性。

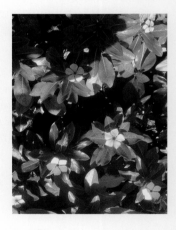

 其他补充

1. 全株有毒。长春碱与长春新碱皆是上市的抗癌化疗药物，以静脉注射给药。长春碱于1958年分离而得，长春新碱则于1961年分离出来，两者皆列于世界卫生组织的基本药物名单中。

2. 长春新碱是从长春花中分离出的一种生物碱。该药物最初由美国一研究小组发现。它通过结合微管蛋白，抑制有丝分裂，最后导致细胞凋亡。1963年美国食品药品监督管理局核准上市。

长春新碱
（取自维基百科，作者Fuse809）

长春花
Catharanthus roseus

乌蔹莓
Cayratia japonica

肺癌　乳腺癌

科　　　别	葡萄科，乌蔹莓属，多年生蔓生草本植物。
外 观 特 征	茎紫绿色，幼枝有柔毛，掌状复叶，花小，黄绿色，圆形浆果成熟后黑色。
药 材 及 产 地	以全草入药。分布于印度、越南、菲律宾、日本及中国等地。
相 关 研 究	能抑制单胺氧化酶。
有 效 成 分	萃取物。

抗癌种类及研究

• 肺癌、乳腺癌

2005 年 9 月，英国伦敦国王学院（King's College London）以 "*Cytotoxicity of plants from Malaysia and Thailand used traditionally to treat cancer*" 为标题在 *Journal of Ethnopharmacology* 发表论文。乌蔹莓对肺癌、乳腺癌细胞具有细胞毒性。

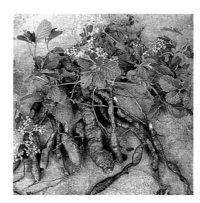

注：图片由阿草伯药用植物园提供

其他补充

　　未发现中药典籍记载过乌蔹莓的抗癌作用，应进一步找出其活性化合物。目前关于乌蔹莓抗癌的报道仅有这篇来自英国的研究。

C

乌蔹莓 *Cayratia japonica*

积雪草
Centella asiatica

结肠癌　　乳腺癌　　黑色素瘤

科　　　别	伞形科，积雪草属，多年生草本植物。
外 观 特 征	开淡红色小花，叶如缺口的碗，故也称崩大碗。
药材及产地	以全草入药。原产于中国、印度、斯里兰卡等地。
相 关 研 究	减轻关节炎，降血脂，平稳血糖，抗氧化，抗炎。
有 效 成 分	积雪草酸（asiatic acid），分子量488.7。

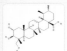

抗癌种类及研究

• 结肠癌

2009年8月，韩国圆光大学医学院（Wonkwang University School of Medicine）以 "*Asiatic acid induces colon cancer cell growth inhibition and apoptosis through mitochondrial death cascade*" 为标题在 *Biological & Pharmaceutical Bulletin* 发表论文。诱导结肠癌细胞凋亡。

• 乳腺癌

2008年10月25日，印度医学与技术学院（Sree Chitra Tirunal Institute for Medial Sciences & Technology）以 "*Apoptosis induction of Centella asiatica on human breast cancer cells*" 为标题在 *African Journal of Traditional*，*Complementry and Alternative Medicines* 发表论文。甲醇萃取物抑制乳腺癌细胞生长。

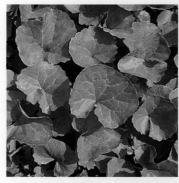

注：图片由阿草伯药用植物园提供

• 黑色素瘤

2005年1月，韩国岭南大学（Yeungnam University）以 "*Asiatic acid induces apoptosis in SK-MEL-2 human melanoma cells*" 为标题在 *Cancer Letters* 发表论文。积雪草酸是积雪草中的一种五环三萜。可能是治疗人皮肤癌的候选药物。

其他补充

河南大学于2016年也报道了积雪草酸具有抗卵巢癌的潜力。马来西亚博特拉大学于2014年发现雷公根汁能对抗肝癌细胞。或许肝癌患者能将积雪草榨汁来喝，当作辅助疗法，但需咨询医师意见。

石胡荽
Centipeda minima

 鼻咽癌　 结肠癌

科　　　别	菊科，石胡荽属，一年生草本植物
外 观 特 征	高5～20厘米，茎多分枝，匍匐状，椭圆形叶子互生，扁球形花序细小，生于叶腋，花黄绿色，瘦果圆柱形。
药材及产地	以全草入药。分布于马来西亚、日本、朝鲜及中国等地。
相 关 研 究	具有抗氧化、抗炎、抗菌、抗过敏效果。
有 效 成 分	挥发油，倍半萜内酯。

抗癌种类及研究

- 结肠癌

2014年，日本北里大学（Kitasato University）以 "*Cytotoxic activity of two natural sesquiterpene lactones, isobutyroylplenolin and arnicolide D, on human colon cancer cell line HT-29*" 为标题在 *Natural Product Research* 发表论文。石胡荽所含的倍半萜内酯导致结肠癌细胞周期停滞和细胞凋亡。

- 鼻咽癌

2010年1月，香港中文大学以 "*Antiproliferative effects of volatile oils from Centipeda minima on human nasopharyngeal cancer CNE cells*" 为标题在 *Natural Product Communications* 发表论文。抑制鼻咽癌细胞增生。

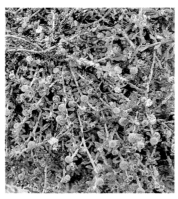

注：图片由阿草伯药用植物园提供

其他补充

维基百科记载石胡荽有抗癌作用，需进一步探讨挥发油中的活性化合物。其中一个化合物是山金画内酯，另一个为异丁酰二氢堆心菊灵，名称很难记住。

C

石胡荽 *Centipeda minima*

三尖杉
Cephalotaxus fortunei

 白血病　 脑瘤

科　　　别	三尖杉科，三尖杉属，常绿小乔木。
外 观 特 征	高可达20米，树干直径20厘米，小枝对生，披针状叶。
药材及产地	以枝、叶、种子、根入药。原产于缅甸北部和中国，在中国分布于陕西、甘肃、湖北、河南等地。
相 关 研 究	除了抗癌及化学结构分析，其他研究报道不多。
有 效 成 分	新三尖杉碱（neoharringtonine），分子量533.56。

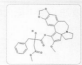

抗癌种类及研究

- 脑瘤

2015年3月，中国科学院昆明植物研究所以"*Biflavone Ginkgetin, a Novel Wnt Inhibitor, Suppresses the Growth of Medulloblastoma*"为标题在*Natural Products and Bioprospecting*发表论文。三尖杉变种分离出的银杏双黄酮，有成为抗脑瘤候选药物的潜力。

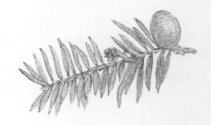

- 白血病

1992年，中国科学院上海药物研究院以"*Studies on the alkaloids of Cephalotaxus. VII. Structures and semi-synthesis of two anticancer cephalotaxine esters*"为标题在*Acta Pharmaceutica Sinica*发表论文。分离出两个新生物碱，即新三尖杉碱、去氢三尖杉碱，具有显著的抗白血病活性。

其他补充

枝叶有毒。新三尖杉碱可开发成抗癌药物。

柱冠粗榧
Cephalotaxus harringtonia

骨髓瘤

白血病

科　　　别	三尖杉科，三尖杉属，常绿针叶灌木。
外 观 特 征	高6～10米，枝条较短，直展或斜展，树冠柱形。
药 材 及 产 地	以根茎、种子入药。原产于日本。
相 关 研 究	三尖杉种子含抗菌二萜。
有 效 成 分	高三尖杉酯碱（homoharringtonine）， 分子量545.62。

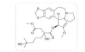

抗癌种类及研究

• 骨髓瘤

2008年10月，浙江大学以"*Homoharringtonine inhibits the AKT pathway and induces in vitro and in vivo cytotoxicity in human multiple myeloma cells*"为标题在 *Leukemia & Lymphoma* 发表论文。抗肿瘤活性表现在骨髓瘤异种移植动物模型。可成为一种新型抗骨髓瘤化疗药物。

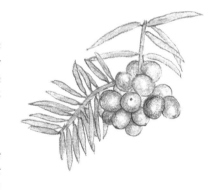

• 白血病

1995年12月，法国巴黎伯纳德研究所（Laboratoire de cinetique et de culture cellulaire）以"*Homoharringtonine: an effective new natural product in cancer chemotherapy*"为标题在 *Bulletin du Cancer* 发表论文。有效治疗急性髓性白血病、慢性髓性白血病和骨髓增生异常综合征。

其他补充

高三尖杉酯碱可开发成抗癌药物。

海杬果
Cerbera manghas

 乳腺癌   肺癌   肝癌   白血病   口腔癌

海杬果

Cerbera manghas

C

科　　　别	夹竹桃科，海杬果属，常绿小乔木，又名海檬果。
外 观 特 征	高可达8米，单叶互生，长圆形，花白色5瓣，中心紫红色，核果卵圆形，熟时红色，种子1枚。
药材及产地	以种仁入药，中药名"牛心茄"。原产于印度、缅甸、澳大利亚、中国等地。
相 关 研 究	有平稳血糖作用。
有 效 成 分	黄夹次甙乙（neriifolin），分子量534.68。 
	海果素（tanghinin），分子量590.70。 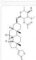

抗癌种类及研究

• 肝癌

2011年7月，第二军医大学以"*Neriifolin from seeds of Cerbera manghas L. induces cell cycle arrest and apoptosis in human hepatocellular carcinoma HepG2 cells*"为标题在*Fitoterapia*发表论文。降低肝癌细胞存活率，诱导细胞周期阻滞，并刺激肝癌细胞凋亡，是肝癌治疗的候选药物。

• 白血病

2010年7月，第二军医大学以"*Tanghinigenin from seeds of Cerbera manghas L. induces apoptosis in human promyelocytic leukemia HL-60 cells*"为标题在*Environmental Toxicology and Pharmacology*发表论文。激活半胱天冬酶，有效诱导白血病细胞凋亡。

• 口腔癌、乳腺癌、肺癌

2004年8月，泰国宋卡王子大学（Prince of Songkla University）以"*New cytotoxic cardenolide glycoside from the seeds of Cerbera manghas*"为标题在*Chemical & Pharmaceutical Bulletin*发表论文。海果素及其他活性成分对人口腔癌、乳腺癌、小细胞肺癌具有细胞毒性。

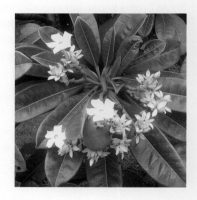

 其他补充

全株有毒。海杬果也称为自杀果，在南亚常被用于自杀。未发现中药典籍记载海杬果的抗癌作用。黄夹次甙乙与海果素有被开发成抗癌药物的潜力。

白屈菜
Chelidonium majus

白血病　肝癌

科　　　别	罂粟科，白屈菜属，多年生草本植物。
外 观 特 征	高30～100厘米，茎直立，黄色花，植株有橙黄色乳液。
药 材 及 产 地	以全草入药。分布于中国东北、内蒙古、河北等地。
相 关 研 究	含抗菌生物碱，在体外和体内具有抗反转录病毒活性。
有 效 成 分	萃取物。

抗癌种类及研究

• 白血病

2008年10月，斯洛伐克夸美纽斯大学（Comenius University）以"*Potential antioxidant activity, cytotoxic and apoptosis-inducing effects of Chelidonium majus L. extract on leukemia cells*"为标题在*Neuroendocrinology Letters*发表论文。白屈菜有抗氧化作用，并能在体外抑制白血病细胞增生和诱导凋亡。

• 肝癌

2008年5月，印度卡亚尼大学（University of Kalyani）以"*Efficacy of a plant extract (Chelidonium majus L.) in combating induced hepatocarcinogenesis in mice*"为标题

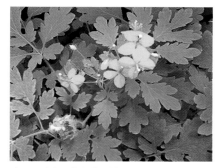
注：图片由阿草伯药用植物园提供

在*Food and Chemical Toxicology*发表论文。萃取物具抗肿瘤，抗遗传毒性和护肝作用，显示出肝癌治疗潜力。

其他补充

有毒。百度百科记载白屈菜具有抗癌作用，但未提供资料来源。需进一步分析萃取物中的抗癌活性成分。

蝙蝠草
Christia vespertilionis

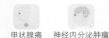

甲状腺癌　神经内分泌肿瘤

科　　　别	豆科，蝙蝠草属，多年生草本植物。
外 观 特 征	高60~120厘米，单小叶灰绿色，近革质，花黄白色，荚果椭圆形，成熟后黑褐色。
药材及产地	全草可入药。产于广东、广西、海南等地，全世界热带地区均有分布。
相 关 研 究	所含成分能对抗恶性疟原虫。
有 效 成 分	萃取物。

抗癌种类及研究

• 甲状腺癌、神经内分泌肿瘤

2013年3月，奥地利格拉茨医科大学（Medical University of Graz）以"*Christia vespertilionis* plant extracts as novel antiproliferative agent against human neuroendocrine tumor cells*"为标题在 *Oncology Reports* 发表论文。对髓样甲状腺癌与小肠神经内分泌肿瘤有抑制生长、抗增生和促凋亡作用，但对正常人成纤维细胞无作用。

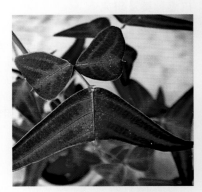

注：图片由阿草伯药用植物园提供

其他补充

未发现中药典籍记载蝙蝠草有抗癌功效。国际论文仅有两篇，需进一步探讨萃取物中的抗癌活性化合物，有待被开发为癌症治疗剂。

野菊
Chrysanthemum indicum

前列腺癌　　肝癌

科　　　　别	菊科，菊属，多年生草本植物。
外 观 特 征	高25～100厘米。根茎粗厚，分枝，叶卵形。舌状花，黄色。
药 材 及 产 地	以根、全草或花入药。原产于亚洲及欧洲东北部。
相 关 研 究	花的化学成分具有抗骨质疏松和抗氧化活性，也能抗炎、护肝、止痛。
有 效 成 分	萃取物。

抗癌种类及研究

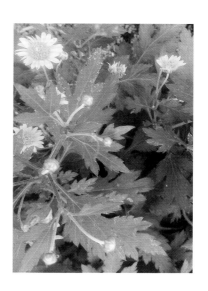

• 前列腺癌

2013年1月，韩国庆熙大学（Kyung Hee University）以
"*Chrysanthemum indicum L. extract induces apoptosis through
suppression of constitutive STAT3 activation in human prostate
cancer DU145 cells*" 为标题在 *Phytotherapy Research* 发表论
文。具有抗炎和抗肿瘤活性，通过抑制信号传导途径，
诱导细胞凋亡。

• 肝癌

2009年9月28日，西安交通大学以 "*Induction of apoptosis
and cell cycle arrest in human HCC MHCC97H cells with
Chrysanthemum indicum extract*" 为标题在 *World Journal of
Gastroenterology* 发表论文。通过线粒体途径，产生显著
的凋亡作用，但对正常细胞无影响。有希望成为新的肝
癌治疗药物。

其他补充

需进一步探讨野菊萃取物中的抗癌活性化合物，开发成癌症治疗
剂。大多数品种起源于东亚，以中国为中心，大约有40个品种。

菊苣
Cichorium intybus

黑色素瘤　白血病

科　　　别	菊科，菊苣属，多年生草本植物。
外 观 特 征	高40～100厘米，茎直立，叶互生，花小，蓝色，有色斑，瘦果倒卵形。
药材及产地	以叶、种子、根入药。分布于欧洲、亚洲、北非等地区。
相 关 研 究	抗炎，抗氧化，平稳血糖，抑制脂肪生成，保护肝脏。
有 效 成 分	木兰属内酯（magnolialide）， 分子量248.31。

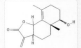

抗癌种类及研究

• 黑色素瘤

2008年10月，意大利卡拉布里亚大学（University of Calabria）以
"*Antiproliferative activity against human tumor cell lines and toxicity test on
Mediterranean dietary plants*" 为标题在 *Food and Chemical Toxicology* 发
表论文。菊苣对黑色素瘤有显著抗增生活性。

• 白血病

2000年，韩国庆熙大学（KyungHee University）以 "*Differentiation-
inducing effect of magnolialide, a 1 beta-hydroxyeudesmanolide isolated
from Cichorium intybus, on human leukemia cells*" 为标题在 *Biological &
Pharmaceutical Bulletin* 发表论文。木兰属内酯抑制癌细胞生长，诱导
白血病细胞分化成单核细胞及巨噬细胞样细胞。

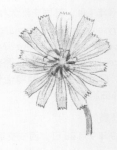

其他补充

未发现中药典籍记载菊苣有抗癌作用。
木兰属内酯有被开发成抗癌药物的潜力。

菊苣 *Cichorium intybus*

兴安升麻
Cimicifuga dahurica

肝癌　　白血病

科　　　别	毛茛科，升麻属，多年生草本植物。
外 观 特 征	茎高1米，有柔毛，复叶，叶片三角形，总状花序，种子椭圆形，褐色。
药材及产地	以根或根茎入药。主产于黑龙江、河北、山西、内蒙古等地。
相 关 研 究	从兴安升麻根茎萃取的异阿魏酸，对自发性糖尿病大鼠有平稳血糖作用。
有 效 成 分	三萜皂苷。

抗癌种类及研究

• 肝癌

2007年12月31日，美国哈佛医学院（Harvard Medical School）以"*Antitumor activity and mechanisms of action of total glycosides from aerial part of Cimicifuga dahurica targeted against hepatoma*"为标题在 *BMC Cancer* 发表论文。三萜皂苷对肝癌具有抗增生活性，因此对肝癌的预防或治疗可能有用。

• 白血病、肝癌

2005年8月，北京协和医学院以"*Cytotoxicity of three cycloartane triterpenoids from Cimicifuga dahurica*"为标题在 *Cancer Letters* 发表论文。对白血病、肝癌、抗药性肝癌细胞有选择性细胞毒性。

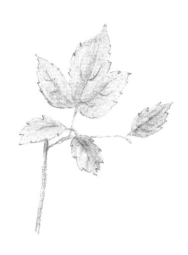

其他补充

未发现中药典籍中关于兴安升麻有抗癌作用的记载。发表兴安升麻抗肝癌的第一作者，任职于哈佛医学院代纳法伯癌症中心。过去曾在那里从事博士后研究，格外有亲切感。

升麻
Cimicifuga foetida

肝癌

乳腺癌

科　　　别	毛茛科，升麻属，多年生草本植物。
外 观 特 征	根茎粗大，茎高1～2米，叶互生，花小，黄白色，果实密生短毛。
药材及产地	以干燥根茎入药。主产于辽宁、黑龙江、湖南等地。
相 关 研 究	升麻萃取物可能有抗抑郁效果。
有 效 成 分	环菠萝烷（cycloartane），分子量412.73。

抗癌种类及研究

• 肝癌

2007年11月，北京协和医学院以 "*Cimicifuga foetida extract inhibits proliferation of hepatocellular cells via induction of cell cycle arrest and apoptosis*" 为标题在 *Journal of Ethnopharmacology* 发表论文。萃取物对肝癌具有抗肿瘤作用，可作为治疗肝癌的新疗法。

• 乳腺癌

2007年1月，中国科学院昆明植物研究所以 "*Cimicifoetisides A and B, two cytotoxic cycloartane triterpenoid glycosides from the rhizomes of Cimicifuga foetida, inhibit proliferation of cancer cells*" 为标题在 *Beilstein Journal of Organic Chemistry* 发表论文。化合物对大鼠艾氏腹水癌和人乳腺癌细胞具细胞毒性，有作为抗癌药物的潜力。

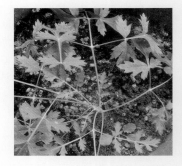

其他补充

未发现中药典籍中有升麻抗癌的记载。
环菠萝烷有被开发成抗癌药物的潜力。

肉桂
Cinnamomum cassia

 黑色素瘤　 淋巴瘤　 子宫颈癌　 结肠直肠癌

科　　　别	樟科，樟属，常绿乔木。
外 观 特 征	高5～10米，树皮灰褐色，具强烈芳香味，叶子长椭圆形。
药 材 及 产 地	以干皮及枝皮入药，是50种基本中药之一。原产于中国，在东南亚也有种植。
相 关 研 究	对糖尿病、胃溃疡、发炎、关节炎等有作用。
有 效 成 分	肉桂醛（cinnamaldehyde）， 分子量132.16。

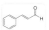

C

肉桂
Cinnamomum cassia

抗癌种类及研究

• 黑色素瘤、淋巴瘤、子宫颈癌、结肠直肠癌
2010年07月，韩国光州科学技术学院（Gwangju Institute of Science and Technology）以 "*Cinnamon extract induces tumor cell death through inhibition of NFkappaB and AP1*" 为标题在 *BMC Cancer* 发表论文。在体外对黑色素瘤、淋巴瘤、子宫颈癌、结肠直肠癌细胞有抗癌作用，可增强促凋亡活性，对小鼠黑色素瘤也具抗癌效果。

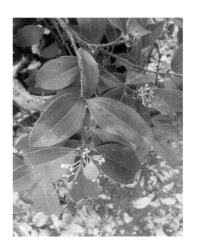

其他补充

肉桂醛有被开发成抗癌药物的潜力。肉桂皮可当香料。美国斯隆-凯特琳癌症中心资料库描述了十全大补汤，肉桂是其中一种药材。

蓟
Cirsium japonicum

乳腺癌　　肉瘤　　肝癌

科　　　别	菊科，蓟属，多年生草本植物。
外 观 特 征	根圆锥形，肉质，全株有硬刺，密生白色软毛，叶互生，具浅裂和刺，初夏开紫红色花，瘦果椭圆形。
药材及产地	地上部分或根可入药，分布于中国、朝鲜、日本。
相 关 研 究	蓟在糖尿病大鼠有抗糖尿病效果。所含的木犀草素具有类似抗抑郁的作用。
有 效 成 分	黄酮。

抗癌种类及研究

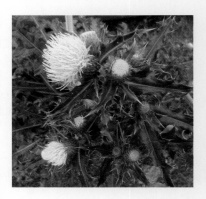

• 乳腺癌

2010年5月，韩国京畿大学（Kyonggi University）以"*Cirsium japonicum extract induces apoptosis and anti-proliferation in the human breast cancer cell line MCF-7*"为标题在 *Molecular Medicine Reports* 发表论文。抑制乳腺癌细胞增生。

• 肉瘤、肝癌

2007年8月，乐山师范学院以"*Anticancer activity and quantitative analysis of flavone of Cirsium japonicum DC*"为标题在 *Natural Product Research* 发表论文。对肉瘤和肝癌小鼠具有抗肿瘤活性，抑制癌细胞生长。

其他补充

应找出萃取物中的活性化合物。

美非锡生藤
Cissampelos pareira

 白血病　 口腔癌　 子宫颈癌

科　　　别	防己科，锡生藤属，木质藤本植物。
外 观 特 征	枝有柔毛，叶近圆形，果实红色。
药材及产地	干燥全株为傣族惯用药材。分布于云南、广西、贵州等地，亚洲热带地区也有生长。
相 关 研 究	对登革热病毒有抗病毒活性。能保肝，也能治疗疼痛和关节炎。叶子萃取物有抗生育的效果，可用于人口控制。
有 效 成 分	美洲锡生藤碱（pareirubrine A），分子量367.35。

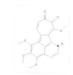

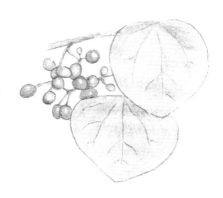

抗癌种类及研究

• 口腔癌、子宫颈癌

2015年，印度科学与创新研究院（Academy of Scientific and Innovative Research）以 "*Cytotoxic agents for KB and SiHa cells from n-hexane fraction of Cissampelos pareira and its chemical composition*" 为标题在 *Natural Product Research* 发表论文。所含的齐墩果酸和油酸是潜在的抗癌活性分子，能抗口腔癌和子宫颈癌细胞。

• 白血病

1993年8月，日本东京药学院（Tokyo College of Pharmacy）以 "*Structures and solid state tautomeric forms of two novel antileukemic tropoloisoquinoline alkaloids, pareirubrines A and B, from Cissampelos pareira*" 为标题在 *Chemical & Pharmaceutical Bulletin* 发表论文。含有抗白血病化合物。

其他补充

美洲锡生藤碱有被开发成抗癌药物的潜力，可用来治疗登革热病患。

酸橙
Citrus aurantium

 白血病 胃癌 肺癌 乳腺癌 结肠癌

科　　　　别	芸香科，柑橘属，小乔木或灌木。
外 观 特 征	叶片互生，椭圆形，花大而芳香，乳白色。
药材及产地	以干燥未成熟果实入药，称为枳壳。源于地中海地区。
相 关 研 究	酸橙精油具有类似抗焦虑的活性，而且多次口服后，胆固醇会降低。具抗微生物和抗氧化活性。
有 效 成 分	黄酮。

抗癌种类及研究

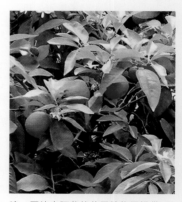

注：图片由阿草伯药用植物园提供

• 肺癌

2012年12月15日，韩国庆尚大学（Gyeongsang National University）以 "*Induction of the cell cycle arrest and apoptosis by flavonoids isolated from Korean Citrus aurantium L. in non-small-cell lung cancer cells*" 为标题在 *Food Chemistry* 发表论文。有效抑制肺癌细胞。

• 乳腺癌、结肠癌

2012年1月30日，伊朗阿扎德大学（Islamic Azad University）以 "*Phenolic compounds characterization and biological activities of Citrus aurantium bloom*" 为标题在 *Molecules* 发表论文。有潜力成为乳腺癌、结肠癌治疗剂。

• 白血病

2012年6月，韩国东义大学（Dong-Eui University）以 "*Citrus aurantium L. exhibits apoptotic effects on U937 human leukemia cells partly through inhibition of Akt*" 为标题在 *International Journal of Oncology* 发表论文。对白血病细胞具有抗癌活性。

• 胃癌

2012年，韩国庆尚大学（Gyeongsang National University）以 "*Flavonoids Isolated from Korea Citrus aurantium L. Induce G2/M Phase Arrest and Apoptosis in Human Gastric Cancer AGS Cells*" 为标题在 *Evidence-based Complentary and Alternative Medicine* 发表论文。可成为有用的胃癌化学预防剂。

 其他补充

需探索酸橙抗癌活性化合物。法国、意大利等地用来提炼精油，生产香水。

酸橙 *Citrus aurantium*

枳
Citrus trifoliata

乳腺癌　　肝癌　　结肠癌　　白血病

科　　　别	芸香科，柑橘属，灌木或小乔木，又称枸橘、枳壳。
外 观 特 征	有粗刺，复叶，小叶3片，花白色，果实小，成熟时为黄色。
药材及产地	以未成熟果实、种子、叶、根皮、树皮、棘刺入药。产于江西、福建、台湾等地。
相 关 研 究	具抗炎作用。大鼠试验显示，长期服用能抑制体重增加。
有 效 成 分	新橙皮苷（neohesperidin），分子量610.56。

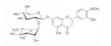

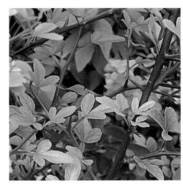

注：图片由阿草伯药用植物园提供

抗癌种类及研究

• 乳腺癌

2012年11月，无锡市妇幼保健医院以 "*Neohesperidin induces cellular apoptosis in human breast adenocarcinoma MDA-MB-231 cells via activating the Bcl-2/Bax-mediated signaling pathway*" 为标题在 *Natural Product Communications* 发表论文。证实新橙皮苷能诱导人乳腺癌细胞凋亡。

• 肝癌

2008年2月，韩国梨花女子大学（Ewha Womans University）以 "*Growth inhibition and G1 cell cycle arrest mediated by 25-methoxyhispidol A, a novel triterpenoid, isolated from th·e fruit of Poncirus trifoliata in human hepatocellular carcinoma cells*" 为标题在 *Plant Medica* 发表论文。对肝癌细胞有抗增生作用。

• 结肠癌

2007年7月，美国得克萨斯农工大学（Texas A&M University）以 "*Inhibition of colon cancer cell growth and antioxidant activity of bioactive compounds from Poncirus trifoliata (L.) Raf*" 为标题在 15 日 *Bioorganic & Medicinal Chemistry* 发表论文。可作为结肠癌化学预防剂。

• 白血病

2004年2月，韩国庆熙大学（Kyung Hee University）以 "*Poncirus trifoliata fruit induces apoptosis in human promyelocytic leukemia cells*" 为标题在 *Clinical Chimica Acta* 发表论文。是抗白血病的候选药剂。

其他补充

果肉酸苦，不适合食用。未发现中药典籍中关于枳有抗癌作用的记载，所含的新橙皮苷有被开发成抗癌药物的潜力。

假黄皮
Clausena excavata

肝癌　乳腺癌　前列腺癌

科　　　别	芸香科，黄皮属，落叶小乔木。
外 观 特 征	高3～4米，枝叶有毛，单数羽状复叶，互生，具透明油点，小花白色，浆果长卵形，黄绿色。
药材及产地	以根、叶、树皮入药。分布在东南亚、印度及中国。
相 关 研 究	抗艾滋病毒。
有 效 成 分	齿叶黄皮素（dentatin），分子量326.38。

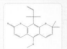

抗癌种类及研究

• 肝癌

2015年，马来西亚博特拉大学（Universiti Putra Malaysia）以 "*Dentatin from Clausena excavata Induces Apoptosis in HepG2 Cells via Mitochondrial Mediated Signaling*" 为标题在 *Asian Pacific Journal of Cancer Prevention* 发表论文。显著抑制肝癌细胞增生，且不影响正常肝细胞。

• 乳腺癌

2013年1月，马来西亚博特拉大学（Universiti Putra Malaysia）以 "*Dentatin isolated from Clausena excavata induces apoptosis in MCF-7 cells through the intrinsic pathway with involvement of NF-kB signalling and G0/G1 cell cycle arrest: a bioassay-guided approach*" 为标题在 *Journal of Ethnopharmacology* 发表论文。抑制乳腺癌细胞增生，导致细胞周期停滞和程序性细胞死亡。

• 前列腺癌

2012年，马来西亚博特拉大学（Universiti Putra Malaysia）以 "*Dentatin Induces Apoptosis in Prostate Cancer Cells via Bcl-2, Bcl-xL, Survivin Downregulation, Caspase-9, -3/7 Activation, and NF-kB Inhibition*" 为标题在 *Evidence-based Complementary and Alternative Meddicine* 发表论文。抗前列腺癌增生，值得进一步发展为前列腺癌治疗剂。

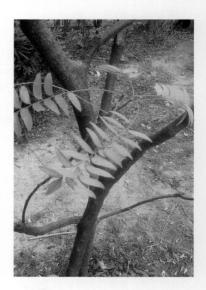

其他补充

未发现中药典籍记载假黄皮抗癌作用。在泰国东部作为治疗癌症民间用药。齿叶黄皮素有被进一步开发成抗癌药物的潜力。

黄皮
Clausena lansium

胃癌　肝癌　肺癌

科　　　别	芸香科，黄皮属，常绿小乔木。
外 观 特 征	高5~10米，羽状复叶互生，花黄白色，芳香，果椭圆形，成熟时淡黄色。
药材及产地	以树皮、叶、果、果核入药。原产于中国，分布于福建、广东、海南及台湾等地。
相 关 研 究	树皮萃取物及分离出的化合物，具有抗滴虫、抗糖尿病、抗炎、保肝和抗氧化作用。
有 效 成 分	萃取物。

抗癌种类及研究

• 肺癌、肝癌

2013年9月，辽宁中医药大学以"*Cytotoxic constituents from the stems of Clausena lansium (Lour.) Skeels*"为标题在 *Molecules* 发表论文。化合物显示对非小细胞肺癌和肝癌具有细胞毒性。

• 胃癌、肝癌、肺癌

2009年，中国科学院华南植物园以"*Antioxidant and anticancer activities of wampee (Clausena lansium (Lour.) Skeels) peel*"为标题在 *Journal of Biomedicine and Biotechnology* 发表论文。对胃癌、肝癌、肺癌细胞有强烈抗癌活性。

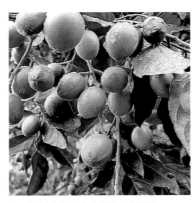

注：图片由阿草伯药用植物园提供

其他补充

黄皮茎及果皮含抗癌成分，有被开发成药物的潜力。在非洲尼日利亚又称为愚人咖喱叶。中兴新村亲戚家院子里种了一棵黄皮树，成熟时采收，酸且溜滑。

威灵仙
Clematis chinensis

肝癌

科　　　别	毛茛科，铁线莲属，多年生木质藤本植物。
外 观 特 征	长3～10米，羽状复叶对生，花白色，瘦果扁形。
药 材 及 产 地	以根及根茎入药。分布于中国、越南等地。
相 关 研 究	在中国被广泛用于治疗类风湿关节炎。分离出的三萜皂苷，能抗类风湿性关节炎，也能降血压。
有 效 成 分	皂苷。

威灵仙 *Clematis chinensis*

抗癌种类及研究

• 肝癌

1999年7月，广东省本草研究所以《威灵仙总皂甙的抗肿瘤活性》为标题在《中药材》发表论文。对肝癌细胞具毒杀效果，在体内能抑制小鼠肿瘤的生长。

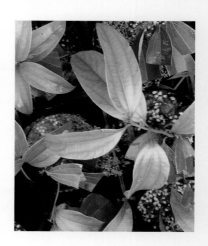

其他补充

《本草纲目》描述"威言其性猛也，灵仙言其功神也"。威灵仙抗癌研究仅此一篇，希望未来有更多的试验来探讨其抗癌机制。

柱果铁线莲

Clematis uncinata

子宫颈癌

科　　　别	毛茛科，铁线莲属，藤本植物。
外 观 特 征	羽状复叶，对生，花序圆锥状，白色，瘦果圆柱形。
药材及产地	以根及叶入药。分布于中国华南、长江中下游各省市。
相 关 研 究	国际期刊上只有两篇关于柱果铁线莲的报道，皆与抗子宫颈癌有关。未有其他功效记载。
有 效 成 分	三萜皂苷。

抗癌种类及研究

• 子宫颈癌

2014年1月，中国药科大学以"*Triterpenoid saponins from the roots of Clematis uncinata*"为标题在 *Chemical & Pharmaceutical Bulletin* 发表论文。表现出对子宫颈癌细胞的抑制效果。

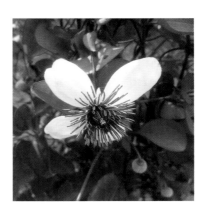

其他补充

值得深入探讨其抗癌机制。台湾大学植物标本馆藏有柱果铁线莲标本，采集者是福山司、三浦重道，地点为台北观音山。其学名后来由清水建美于1962年订正。

臭牡丹

Clerodendrum bungei

肝癌　肉瘤

科　　　别	马鞭草科，大青属，灌木。
外 观 特 征	高1～2米，叶对生，花淡红色、红色或紫红色，核果球形，成熟时蓝紫色，全株有臭味。
药材及产地	以茎叶和根入药。分布于中国华北、西北、西南等地。
相 关 研 究	对血管紧张素转换酶有抑制作用。
有 效 成 分	萃取物。

抗癌种类及研究

• 肝癌、肉瘤

1993年11月，四川省中药研究院以《臭牡丹抗肿瘤作用研究》为标题在《中国中药杂志》发表论文。在体内对小鼠肝癌和肉瘤有抗肿瘤效果。

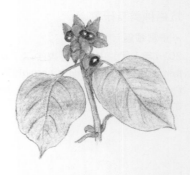

其他补充

清朝吴其濬《植物名实图考》："臭牡丹，江西、湖南田野废圃皆有之。一名臭枫根、一名大红袍。"网络上有篇植物记，描述在杭州西湖花港观鱼处的臭牡丹，似仙丹花与绣球花的综合。一位朋友记录杭州的有趣经验，"放下行李直奔西湖，在路边租三辆自行车开始环湖游。技术欠佳的我第一次骑上公路，心惊胆颤，最后还摔了一大跤，因为当地人带的路不对，原本我期待的环湖变成了环公路。"

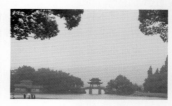

西湖雨

海州常山
Clerodendrum trichotomum

 口腔癌　 淋巴瘤

 子宫颈癌　 胃癌　 肝癌

科　　　别	马鞭草科，大青属，灌木或小乔木，又名臭梧桐。
外 观 特 征	高2~10米。叶椭圆形，花白色或粉红色，核果近球形，成熟时外果皮蓝紫色。
药材及产地	以根、枝叶、花、果实、种子入药。分布于中国华北、华东、中南、西南等地。
相 关 研 究	没有其他功效的报道。
有 效 成 分	二萜类。

抗癌种类及研究

• 子宫颈癌

2013年7月，中国科学院兰州化学物理研究所以"*New cytotoxic steroids from the leaves of Clerodendrum trichotomum*"为标题在*Steroids*发表论文。在体外对子宫颈癌细胞表现出中等毒性。

• 胃癌、肝癌、口腔癌、淋巴瘤

2013年5月，复旦大学以"*Rearranged abietane diterpenoids from the roots of Clerodendrum trichotomum and their cytotoxicities against human tumor cells*"为标题在*Phytochemistry*发表论文。对胃癌、肝癌、口腔癌、淋巴瘤有显著的细胞毒性作用。

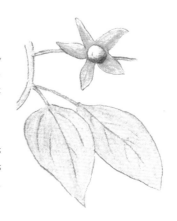

其他补充

目前国际期刊仅有两篇关于海州常山的抗癌研究报道。期待未来有更多的研究。

C

海州常山 *Clerodendrum trichotomum*

鳄嘴花

Clinacanthus nutans

 子宫颈癌　 白血病　 肝癌

 神经母细胞瘤　 肺癌　 胃癌
结肠癌

科　　　别	爵床科，鳄嘴花属，多年生草本植物。
外 观 特 征	高1～1.5米，叶长15厘米，叶缘波浪状，嫩叶可食用。
药材及产地	全年采收枝叶，可鲜用或晒干当成药材。原产于中国。
相 关 研 究	泰国对鳄嘴花有较多的研究与报道，包括具有抗单纯疱疹病毒以及抗发炎活性。
有 效 成 分	萃取物。

抗癌种类及研究

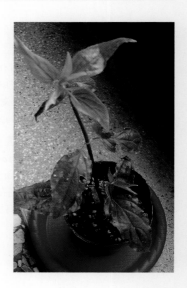

• 肝癌、神经母细胞瘤、肺癌、胃癌、结肠癌、子宫颈癌、白血病

2013年，马来西亚博特拉大学（Universiti Putra Malaysia）以
"*Clinacanthus nutans Extracts Are Antioxidant with Antiproliferative Effect on Cultured Human Cancer Cell Lines*"为标题在*Evidence-based Complementary and Alternative Medicine*发表论文。对肝癌、神经母细胞瘤、肺癌、胃癌、结肠癌、子宫颈癌、白血病具抗增生作用。

其他补充

1 需确认鳄嘴花萃取物中的活性成分。台湾屏东县政府农业处表示，九如乡药草植物园区栽种了鳄嘴花，园区负责人将它当食用蔬菜推广，口感清脆。

2 江苏大学2015年在《分子》期刊报道，鳄嘴花对小鼠肝癌实体肿瘤有减小体积及减轻重量的作用。

鳄嘴花 *Clinacanthus nutans*

蛇床
Cnidium monnieri

乳腺癌　肺癌

科　　　别	伞形科，蛇床属，一年生草本植物。
外 观 特 征	高30～80厘米，茎直立多分枝，叶羽状，夏季开白花。
药 材 及 产 地	以成熟果实入药，名为蛇床子。分布于欧洲、北美洲及亚洲的中国、朝鲜、越南等地。
相 关 研 究	蛇床子素能平稳血糖，用于治疗糖尿病。也可以改善脂肪肝及动脉粥样硬化的现象。
有 效 成 分	蛇床子素（osthol），分子量244.28。

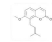

抗癌种类及研究

• 乳腺癌

2010年，南京医科大学以 "*Effects of osthole on migration and invasion in breast cancer cells*" 为标题在 *Bioscience Biotechnology and Biochemistry* 发表论文。有效抑制乳腺癌细胞的转移和侵入，需进一步评估蛇床子素在乳腺癌化疗和化学预防上的效果。

• 肺癌

2012年11月，中国医科大学附属盛京医院以 "*Osthole suppresses migration and invasion of A549 human lung cancer cells through inhibition of matrix metalloproteinase-2 and matrix metallopeptidase-9 in vitro*" 为标题在 *Molecular Medicine Reports* 发表论文。蛇床子素可抑制肺癌转移。

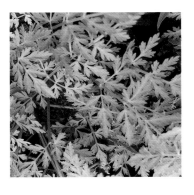

其他补充

1　蛇床子素有被开发成抗癌药物的潜力。

2　"三棱草、蛇床子、苔、龙胆草，在残雪间露出的青青嫩草、木蚋、酢浆草，以其常作为绫缎的图案，故而较诸他草又趣高一等。"此段文字是日本平安时代女作家清少纳言《枕草子》中之"草"章节所描述的。她接着又说，"蓬草，可爱。茅花，可爱。而滨茅之叶，则更可爱。"因此后人将她的人生态度归类为"欣赏派"。

羊乳
Codonopsis lanceolata

 口腔癌　 白血病　 结肠癌

科　　　别	桔梗科，党参属，多年生草本植物。
外 观 特 征	全株有乳汁，具特异气味。茎无毛，短枝上的叶4片簇生，椭圆形，钟状花黄绿色，有紫色斑点，蒴果，种子有翅。
药材及产地	以根入药。主产于中国东北、华北、华东等地。
相 关 研 究	具有抗肥胖作用，有作为功能性食品的潜力。能抗发炎，有保护肝脏的益处。
有 效 成 分	萃取物。

抗癌种类及研究

• 口腔癌

2012年12月，韩国全北国立大学（Chonbuk National University）以"*Bak is a key molecule in apoptosis induced by methanol extracts of Codonopsis lanceolata and Tricholoma matsutake in HSC-2 human oral cancer cells*"为标题在 *Oncology Letters* 发表论文。是潜在的口腔癌候选药物。

• 结肠癌

2011年1月，韩国国立江原大学（Kangwon National University）以"*Codonopsis lanceolata extract induces G0/G1 arrest and apoptosis in human colon tumor HT-29 cells- involvement of ROS generation and polyamine depletion*"为标题在 *Food and Chemical Toxicology* 发表论文。显著抑制人结肠癌细胞生长。

• 白血病

2005年5月，韩国庆熙大学（Kyung Hee University）以"*Beta-D-xylopyranosyl-(1-->3)-beta-D-glucuronopyranosyl echinocystic acid isolated from the roots of Codonopsis lanceolata induces caspase-dependent apoptosis in human acute promyelocytic leukemia HL-60 cells*"为标题在 *Biological & Pharmaceutical Bulletin* 发表论文。是细胞凋亡的诱导剂。

 其他补充

需进一步从萃取物中分离出活性化合物。

党参

Codonopsis pilosula

卵巢癌

科 别	桔梗科，党参属，多年生草本植物。
外 观 特 征	根圆柱形，叶子对生或互生，钟形花黄绿带紫斑点。
药 材 及 产 地	以干燥根入药。分布于中国黑龙江、吉林、内蒙古等地。
相 关 研 究	能改善糖尿病及糖尿病并发症。抑制胃肠运动是它能抗溃疡作用的机制。
有 效 成 分	多糖、党参内酯（codonolactone）， 分子量248.32。

抗癌种类及研究

• 卵巢癌

2012年12月，哈尔滨医科大学以"*The inhibitory effect of a polysaccharide from Codonopsis pilosula on tumor growth and metastasis in vitro*"为标题在 *International Journal of Biological Macromolecules* 发表论文。通过抑制卵巢癌细胞侵入、转移和肿瘤细胞的黏附性，可用于预防肿瘤转移。

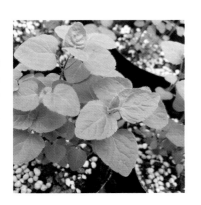

其他补充

百度百科记载党参有抗癌作用，期待更多的研究出现。江西中医药大学2014年在《国际肿瘤学期刊》发表了关于党参内酯抗乳腺癌侵入与转移的论文。

毛喉鞘蕊花
Coleus forskohlii

胃癌

骨肉瘤

科　　　　别	唇形科，鞘蕊花属，草本植物。
外 观 特 征	茎直立，高约40厘米。叶卵圆形，花蓝紫色、小坚果圆形。
药材及产地	以根、茎入药。产于云南东北部。尼泊尔、印度、斯里兰卡及热带非洲东部均有分布。
相 关 研 究	其他可能用途包括用于过敏、哮喘、充血性心力衰竭、青光眼、高血压、减肥。毛喉鞘蕊花的功效，在美国斯隆－凯特琳癌症中心资料库中有详细的记载。
有 效 成 分	毛喉素（forskolin），分子量410.50。 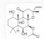

抗癌种类及研究

• 骨肉瘤

2014年6月，首都师范大学以 "*Coleusin factor, a novel anticancer diterpenoid, inhibits osteosarcoma growth by inducing bone morphogenetic protein-2-dependent differentiation*" 为标题在 *Moleular Cancer Therapeutice* 发表论文。毛喉鞘蕊花根分离出的二萜类化合物抑制骨肉瘤细胞生长，是通过诱导细胞分化，而不是通过细胞凋亡。

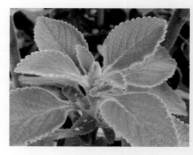

注：图片由阿草伯药用植物园提供

• 胃癌

2006年11月，中国科学院以 "*A forskolin derivative, FSK88, induces apoptosis in human gastric cancer BGC823 cells through caspase activation involving regulation of Bcl-2 family gene expression, dissipation of mitochondrial membrane potential and cytochrome c release*" 为标题在 *Cell Biology International* 发表论文。以剂量和时间依赖性方式，诱导人胃癌细胞凋亡。

其他补充

未发现中药典籍记载毛喉鞘蕊花有抗癌作用。毛喉素有被开发成抗癌药物的潜力。

毛喉鞘蕊花 *Coleus forskohlii*

C

二蕊紫苏
Collinsonia canadensis

乳腺癌

科　　　别	唇形科，二蕊紫苏属，多年生草本植物。
外 观 特 征	香味强烈，叶卵形，花黄色，总状花序。
药材及产地	以叶入药。原产于北美洲东部。
相 关 研 究	德国曾对它的成分及结构分析做了研究，但除了美国佛罗里达农工大学所做的抗乳腺癌天然产物筛选外，目前并无太多的研究报道出现。
有 效 成 分	萃取物。

抗癌种类及研究

• 乳腺癌

2014 年 6 月，美国佛罗里达农工大学药学院（College of Pharmacy and Pharmaceutical Sciences, Florida A&M University）以 "*High throughput screening of natural products for anti-mitotic effects in MDA-MB-231 human breast carcinoma cells*" 为标题在 *Phytotherapy Research* 发表论文。二蕊紫苏抗乳腺癌细胞有丝分裂很有效。

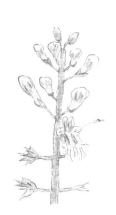

其他补充
希望从萃取物中分离出活性化合物。

没药

Commiphora myrrha

 乳腺癌　 前列腺癌

科　　　别	橄榄科，没药树属，常绿乔木。
外 观 特 征	树枝带刺，羽状复叶，互生，花小，核果。
药材及产地	没药以其树脂入药。原产于古代阿拉伯及东非一带。
相 关 研 究	具平稳血糖的效果，高剂量时对山羊会造成毒害。
有 效 成 分	树脂。

抗癌种类及研究

• 前列腺癌

2015年3月，哈尔滨医科大学以 "Cycloartan-24-ene-1α, 2α, 3β-triol, a cycloartane-type triterpenoid from the resinous exudates of Commiphora myrrha, induces apoptosis in human prostatic cancer PC-3 cells" 为标题在 Oncology Reports 发表论文。可作为潜在的抗前列腺癌药物。

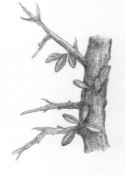

• 乳腺癌

2001年11月，美国罗格斯大学（Rutgers University）以 "Furanosesquiterpenoids of Commiphora myrrha" 为标题在 Journal of Natural Products 发表论文。一种化合物对乳腺癌细胞表现出弱的细胞毒性，而其他五种化合物在该试验中无活性。

其他补充

应更深入探讨没药的抗癌成分。在《圣经》中，没药是东方三哲人带给初生基督的礼物之一，其余两样为黄金和乳香。

黄连
Coptis chinensis

肝癌

乳腺癌

白血病

科　　　别	毛茛科，黄连属，多年生草本植物。
外 观 特 征	根茎黄色，密生须根，叶基生，花单朵。根茎色黄呈连珠状，所以称为黄连。
药材及产地	以根茎入药。主产于中国四川、云南、湖北等地。
相 关 研 究	治疗腹泻、耳部感染、高血压、微生物感染。黄连素和它的类似化合物是黄连的主要活性成分。
有 效 成 分	黄连素（berberine）， 分子量336.36。

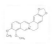

抗癌种类及研究

• 肝癌

2013年9月，香港中文大学以"*Berberine induces apoptosis via the mitochondrial pathway in liver cancer cells*"为标题在*Oncology Reports*发表论文。研究结果表明，黄连可诱导肝癌细胞凋亡。

• 乳腺癌

2010年5月，韩国首尔大学医学院（Seoul National University College of Medicine）以"*The alkaloid Berberine inhibits the growth of Anoikis-resistant MCF-7 and MDA-MB-231 breast cancer cell lines by inducing cell cycle arrest*"为标题在*Phytomedicine*发表论文。黄连素能有效抑制乳腺癌细胞生长。

• 白血病

2008年8月，台湾北部科学技术学院以"*Growth inhibition and induction of apoptosis in U937 cells by Coptis chinensis extract*"为标题在*Journal of Food Science*发表论文。表现抗白血病增生效应和诱导细胞凋亡。

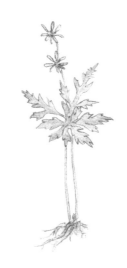

其他补充

1. 俗语说"哑巴吃黄连，有苦说不出"，黄连味极苦。黄连素具很强的染色力，传统被用作染料，特别是在羊毛及其他纤维上。黄连素有被开发成抗癌药物的潜力。

2. 黄连与黄连木不同。黄连是毛茛科黄连属多年生草本植物，根茎极苦。黄连木为漆树科黄连木属落叶乔木，又名楷树，树高20～30米，嫩叶有独特香气，秋天则变成美丽的红叶，有人会把它跟当成中药使用的黄连搞混。

格林兰黄连
Coptis groenlandica

肝癌

科　　　别	毛茛科，黄连属，常绿多年生草本植物。
外 观 特 征	根茎细长，有三片常绿叶子从根长出，花白色，果实卵形。
药 材 及 产 地	以根或全草入药。广泛分布于北半球寒带与亚寒带地区。在日本，生长于高寒地带针叶林中。
相 关 研 究	目前为止国际期刊只有三篇报道，其中两篇没有摘要。
有 效 成 分	萃取物。

抗癌种类及研究

• 肝癌

2002年8月，加拿大麦吉尔大学（McGill University）以
"*In vitro anti-hepatoma activity of fifteen natural medicines from Canada*"为标题在 *Phytotherapy Research* 发表论文。对5个人类肝癌细胞株，三叶黄连最有效。

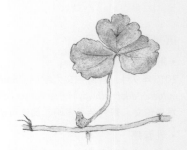

> **其他补充**
>
> 有很好的抗肝癌活性，对肝癌患者是个好消息，很好奇为何亚洲国家没有进一步研究。又名 Coptis trifolia，其中 trifolia 是三叶的意思。它的名称来自长的金黄色地下茎，美国土著咀嚼此部分用来缓解口腔溃疡，因此俗称"溃疡根"。

蛹虫草
Cordyceps sinensis

肝癌　　肺癌　　结肠癌

乳腺癌　黑色素瘤　白血病

科　　　　别	麦角菌科，虫草属，又名冬虫夏草，简称虫草。
外 观 特 征	冬虫夏草菌寄生在高山草地中的蝙蛾幼虫，夏季由虫体头端长出棒状的子座而形成。幼虫的躯壳与真菌菌丝共同组成了"冬虫夏草"。虫体似蚕，长3~5厘米，外表黄棕色，头部长有子座。
药材及产地	以子座及幼虫尸体的复合体入药。主产于西藏、青海、四川、云南等地。
相 关 研 究	潜在用途包括用于慢性阻塞性肺疾病、咳嗽、疲劳、肾病、糖尿病、免疫刺激、性功能障碍等。
有 效 成 分	虫草素（cordycepin），分子量251.24。

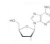

抗癌种类及研究

• 结肠癌

2013年10月，韩国建国大学（Konkuk University）以"*Anti-cancer effect and apoptosis induction of cordycepin through DR3 pathway in the human colonic cancer cell HT-29*"为标题在*Food and Chemical Toxicology*发表论文。虫草素诱导结肠癌细胞凋亡，未来可进一步研发成结肠癌治疗剂。

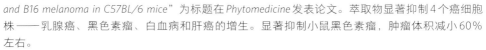

• 乳腺癌、黑色素瘤、白血病、肝癌

2007年1月，香港理工大学以"*Inhibitory effects of ethyl acetate extract of Cordyceps sinensis mycelium on various cancer cells in culture and B16 melanoma in C57BL/6 mice*"为标题在*Phytomedicine*发表论文。萃取物显著抑制4个癌细胞株——乳腺癌、黑色素瘤、白血病和肝癌的增生。显著抑制小鼠黑色素瘤，肿瘤体积减小60%左右。

• 肺癌

2011年10月，西安交通大学以"*Pro-apoptotic effects of Paecilomyces hepiali, a Cordyceps sinensis extract on human lung adenocarcinoma A549 cells in vitro*"为标题在*Journal of Cancer Research and Therapeutics*发表论文。对肺癌细胞可诱导细胞凋亡及细胞周期阻滞，可作为肺癌的治疗方法。

其他补充

虫草素有被开发成抗癌药物的潜力。此药材也被列入美国斯隆－凯特琳癌症中心资料库中。

云芝
Coriolus versicolor

 食管癌　 肝癌　肺癌

 乳腺癌　 胃癌
大肠癌　 前列腺癌

科　　　别	多孔菌科，栓菌属。
外 观 特 征	菌盖半圆形或贝壳状，体积小，无柄，呈莲座状。
药材及产地	以子实体入药。源自中国原始森林，全国皆有分布，寄生于高海拔的阔叶树和朽木上。
相 关 研 究	用于肝炎、疱疹、免疫刺激、感染、放射治疗的不良反应，提高力量和耐力。
有 效 成 分	萃取物。

抗癌种类及研究

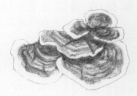

- **乳腺癌、胃癌、大肠癌**

2012年1月，香港中文大学以 "*Efficacy of Yun Zhi (Coriolus versicolor) on survival in cancer patients: systematic review and meta-analysis*" 为标题在 *Recent Patents on Inflammation & Allergy Drug Discovery* 发表论文。对癌症患者的生存提供了有力的证据，特别是乳腺癌、胃癌、大肠癌。

- **前列腺癌**

2011年，香港大学以 "*Chemopreventive effect of PSP through targeting of prostate cancer stem cell-like population*" 为标题在 *PLoS One* 发表论文。可以完全抑制老鼠前列腺癌的形成。

- **食管癌**

2012年9月，华南肿瘤学国家重点实验室以 "*Effect of coriolus versicolor polysaccharide-B on the biological characteristics of human esophageal carcinoma cell line eca109*" 为标题在 *Cancer Biology & Medicine* 发表论文。可以促进食管癌细胞凋亡，抑制细胞增生。

- **肝癌**

1996年5月，香港大学以 "*Antitumor effects of a refined polysaccharide peptide fraction isolated from Coriolus versicolor: in vitro and in vivo studies*" 为标题在 *Research Communications in Molecular Pathology and pharmacology* 发表论文。在体外和体内直接抑制肝癌细胞生长，也可通过免疫调节起作用。

- **肺癌**

2003年6月，香港大学以 "*Coriolus versicolor polysaccharide peptide slows progression of advanced non-small cell lung cancer*" 为标题在 *Respiratory Medicine* 发表论文。减缓晚期非小细胞肺癌患者病情恶化。

 其他补充

多糖主要通过增强免疫力来对抗癌症。云芝具有增强免疫和抗肿瘤特性，在日本，云芝衍生的多糖是专利产品，被用来治疗癌症。

延胡索
Corydalis yanhusuo

乳腺癌

科　　　别	罂粟科，紫堇属，多年生草本植物，又名元胡。
外 观 特 征	高10～20厘米，叶互生，花瓣边缘粉红，中间青紫，蒴果条形。
药 材 及 产 地	以块茎入药。分布于河北、山东、江苏等地。
相 关 研 究	对三叉神经痛有止痛作用，此效果在老鼠试验中被证实。也发现具有解除焦虑的功效。
有 效 成 分	萃取物。

抗癌种类及研究

• 乳腺癌

2011年，澳门大学中医药研究所以"*Corydalis yanhusuo W.T. Wang extract inhibits MCF-7 cell proliferation by inducing cell cycle G2/M arrest*"为标题在 *The American Journal of Chinese Medicine* 发表论文。显著抑制乳腺癌细胞增生。

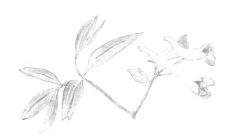

其他补充

应进一步从萃取物中找出活性化合物，帮助乳腺癌患者。

山楂
Crataegus pinnatifida

 脑瘤　 结肠癌　 白血病

 肺癌　 卵巢癌　黑色素瘤

科　　　别	蔷薇科，山楂属，常绿乔木。
外 观 特 征	高可达数米，枝上有刺，一般开白花，少数则开红花，花味浓，果实多为红色。
药材及产地	以成熟果实、叶入药。分布于中国东北、华北等地。
相 关 研 究	山楂能抗氧化，抗炎，预防动脉粥样硬化，改善血脂异常及肥胖。
有 效 成 分	科罗索酸（corosolic acid），分子量472.70。

抗癌种类及研究

• 白血病

1998年，韩国生物科学与生技研究所（Korea Research Institute of Bioscience and Biotechnology）以 "*Corosolic acid isolated from the fruit of Crataegus pinnatifida var. psilosa is a protein kinase C inhibitor as well as a cytotoxic agent*" 为标题在 *Planta Medica* 发表论文。科罗索酸的细胞毒性，能抗白血病细胞。

• 肺癌、卵巢癌、黑色素瘤、脑瘤、结肠癌

2000年4月，韩国忠南大学（Chungnam National University）以 "*Cytotoxic triterpenes from Crataegus pinnatifida*" 为标题在 *Archives of Pharmacal Reseach* 发表论文。在小鼠和人肿瘤细胞株，肺癌、卵巢癌、黑色素瘤、脑瘤和结肠癌，显示出强效的细胞毒性。

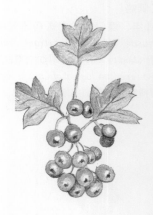

其他补充

科罗索酸有被开发成抗癌药物的潜力。山楂树生长在农田边缘、灌木或阔叶林中，山楂果用于制造糖葫芦、山楂饼、山楂糕等。

厚壳桂
Cryptocarya chinensis

 白血病　 肺癌　 大肠癌

科　　　别	樟科，厚壳桂属，乔木。
外 观 特 征	高可达20米，叶互生或对生，长椭圆形，花淡黄色，果实球形，成熟后紫黑色。
药材及产地	以叶入药。产于四川、广西、福建、台湾等地。
相 关 研 究	厚壳桂叶分离出的化合物，在体外有抗结核杆菌活性。
有 效 成 分	生物碱。

抗癌种类及研究

• 白血病、肺癌、大肠癌

2012年6月，成功大学以"*Cytotoxic and anti-HIV phenanthroindolizidine alkaloids from Cryptocarya chinensis*"为标题在*Natural Product Communications*发表论文。对白血病、肺癌、大肠癌表现出细胞毒性。

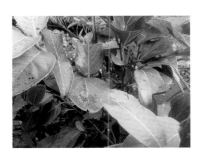

其他补充

1. 未发现中药典籍记载厚壳桂有抗癌作用。值得深入研究抗癌成分及机制。

2. 生物碱是一类包含碱性氮原子的天然化合物。它们可以通过酸碱萃取方法，从生物体粗萃取物中纯化而得。它的命名一般在属名或种小名后添加-ine而形成。例如，阿托品（atropine）源自颠茄（Atropa belladonna），马钱子碱（strychnine）源自马钱子（Strychnos nux-vomica），古柯碱（cocaine）源自古柯（Erythroxylum coca）。

补骨脂
Cullen corylifolium

口腔癌　　白血病

科　　　别	豆科，补骨脂属，一年生草本植物。
外 观 特 征	高60~150厘米，叶为单叶，花白色或淡紫色，荚果卵形，种子扁平。
药 材 及 产 地	以果实及种子入药。产于中国，印度、缅甸也有分布。
相 关 研 究	可减轻糖尿病，也有抗氧化作用。
有 效 成 分	补骨脂素（psoralen）， 分子量186.16。 
	异补骨脂素（isopsoralen）， 分子量186.16。 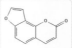

抗癌种类及研究

• 口腔癌、白血病

2011年，浙江大学以 "*Screening Antitumor Compounds Psoralen and Isopsoralen from Psoralea corylifolia L. Seeds*" 为标题在 *Evidence-based Complementary and Alternative Medicine* 发表论文。补骨脂素和异补骨脂素，在口腔癌、白血病细胞株呈现抗肿瘤活性。

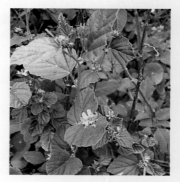

注：图片由阿草伯药用植物园提供

其他
补充

含多种香豆素类化合物，在印度阿育吠陀医学和中国医学中是重要的药草。补骨脂素和异补骨脂素是潜在的抗癌药物。

台湾杉木
Cunninghamia Lanceolate

肺癌　　肝癌　　口腔癌

科　　　别	杉科，杉木属，常绿大乔木。
外 观 特 征	树高可达50米，树皮淡红褐色，线形叶，球果圆形，果鳞三角形，内含具薄翅扁圆种子，黑褐色。
药材及产地	心材精油入药。台湾特有物种，分布地除南投县峦大山外，还有宜兰县太平山、栖兰山等地。
相 关 研 究	具有杀虫、抗炎、抗微生物、防真菌等用途。
有 效 成 分	精油。

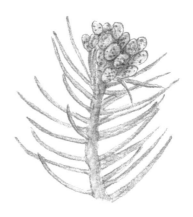

抗癌种类及研究

• 肺癌、肝癌、口腔癌

2012年9月，中兴大学以"Composition, anticancer, and antimicrobial activities in vitro of the heartwood essential oil of Cunninghamia lanceolata var. konishii from Taiwan"为标题在Natural Product Communications发表论文。对人肺癌、肝癌和口腔癌细胞具有细胞毒性。

其他补充

1. 目前仅有一篇抗癌报道，值得进一步探索台湾杉木抗癌活性化合物。

2. 此树种于1907年由日本学者小西成章（Nariaki Konishi）在南投县信义乡峦大山发现，因此也叫峦大杉，学名中的种小名即采用他的姓"小西"。为台湾特有物种，主要分布于台湾中部、北部及东北部海拔1300～2800米山区。

地中海柏木
Cupressus sempervirens

黑色素瘤

科　　　别	柏科，柏木属，常绿乔木，又名丝柏。
外 观 特 征	高可达25米，树皮灰褐色，鳞叶交叉对生，呈四列状，球果椭圆形，种子具窄翅。
药材及产地	以叶、果实入药。原产于地中海东部地区。
相 关 研 究	地中海柏木球果萃取物，对大鼠有降血脂作用。它也具有保肝活性。
有 效 成 分	精油。

抗癌种类及研究

- **黑色素瘤**

2008年12月，意大利卡拉布里亚大学（University of Calabria）以 "*Antiproliferative effects of essential oils and their major constituents in human renal adenocarcinoma and amelanotic melanoma cells*" 为标题在 *Cell Proliferation* 发表论文。其叶子精油对黑色素瘤有最高的细胞毒性。

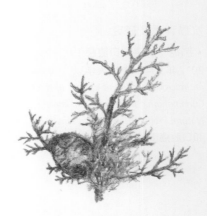

其他补充

需进一步探讨地中海柏木抗癌活性分子。南京及庐山等地引种栽培，生长良好。其种小名 sempervirens 是"常绿"的意思。

仙茅
Curculigo orchioides

 白血病　 黑色素瘤

科　　　　别	石蒜科，仙茅属，多年生草本植物。
外 观 特 征	高15～40厘米，叶根生，花黄色。
药材及产地	以根茎入药。分布于东南亚及中国、日本等地，为中国原产植物。
相 关 研 究	所含的仙茅苷对高龄大鼠学习记忆有改善作用，未来可用于治疗阿尔茨海默病。
有 效 成 分	仙茅苷（curculigoside）， 分子量466.43。

抗癌种类及研究

• 黑色素瘤

2016年8月，印度阿玛拉癌症研究中心（Amala Cancer Research Centre）以 "*Curculigoside augments cell-mediated immune responses in metastatic tumor-bearing animals*" 为标题在 *Immunopharmacology and Immunotoxicology* 发表论文。仙茅苷增强NK细胞活性，对黑色素瘤有细胞毒性，且能延长小鼠寿命。

• 白血病

2010年6月25日，日本东京药科大学（Tokyo University of Pharmacy and Life Sciences）以 "*Triterpene glycosides from Curculigo orchioides and their cytotoxic activity*" 为标题在 *Journal of Natural Products* 发表论文。对白血病细胞有细胞毒性。

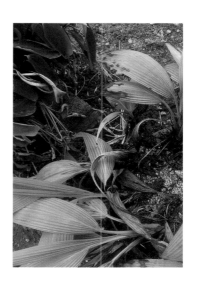

其他补充

1 仙茅苷有被开发成抗癌药物的潜力。

2 美国药物化学家利平斯基博士在辉瑞药厂工作超过34年。他提出"5的法则"，能预测药物化合物的口服活性。他曾表示，人需要有时间来胡思乱想。他发明的法则正是此情况下的产物。其中一项法则是分子量要小于500。仙茅苷分子量符合此要求。

郁金
Curcuma aromatica

 肝癌　 结肠癌　 食管癌

科　　　别	姜科，姜黄属，多年生草本植物。
外 观 特 征	根茎肥大，黄色，叶基生，花冠白色带粉红，蒴果。
药材及产地	以干燥块根入药。分布于南亚地区，主要在喜马拉雅山脉东部和印度森林。
相 关 研 究	具抗菌活性。
有 效 成 分	β-榄香烯（β-elemene）， 分子量204.35。

抗癌种类及研究

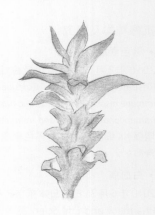

• 肝癌

2013年3月，西安交通大学以"*Antiproliferative and apoptotic effects of β-elemene on human hepatoma HepG2 cells*"为标题在 *Cancer Cell International* 发表论文。榄香烯能有效抑制细胞增生，诱导肝癌细胞凋亡。

• 结肠癌

2011年2月，上海中医药大学以"*Aqueous extract of Curcuma aromatica induces apoptosis and G2/M arrest in human colon carcinoma LS-174-T cells independent of p53*"为标题在 *Cancer Biotherapy & Radiopharmaceuticals* 发表论文。可有效对抗结肠癌增殖，抗肿瘤活性可能同时涉及外在和内在的凋亡途径。

• 食管癌

2009年2月，美国路易斯维尔大学（University of Louisville）以"*Chemoprotective effects of Curcuma aromatica on esophageal carcinogenesis*"为标题在 *Annals of Surgical Oncolgy* 发表论文。对食管上皮癌化具潜在的保护作用。

 其他补充

榄香烯是挥发性萜烯，在芹菜、薄荷等植物，以及传统医学所使用的许多药草中可发现。纯化的榄香烯一般不作为膳食补充剂，因为人体对它吸收不好。榄香烯可开发成抗癌药物。

郁金
Curcuma aromatica

姜黄
Curcuma longa

 乳腺癌　 肝癌　 结肠癌　 胰腺癌　 白血病

科　　　别	姜科，姜黄属，多年生草本植物。
外 观 特 征	高可达1.5米，根茎圆柱形，橙黄色，具香味，花淡黄色。
药材及产地	以根茎入药。原产于印度，分布在中国及东南亚等地。
相 关 研 究	临床用途包括感染、发炎、肾结石、胃和肠胀气等。日本研究发现，阿尔茨海默病患者服用姜黄1年以上，症状有所改善。
有 效 成 分	姜黄素（curcumin）， 分子量368.38。

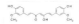

抗癌种类及研究

• 乳腺癌

2013年6月，山东大学以 "*The effect of curcumin on breast cancer cells*" 为标题在 *Journal of Breast Cancer* 发表论文。能抗乳腺癌细胞。

• 肝癌

2013年7月，中国科学院大学以 "*Curcumin induces apoptosis of HepG2 cells via inhibiting fatty acid synthase*" 为标题在 *Targeted Oncology* 发表论文。可用于预防或治疗肝癌。

• 结肠癌

2007年10月，美国威斯康星大学（University of Wisconsin）以 "*Curcumin for chemoprevention of colon cancer*" 为标题在 *Cancer Letters* 发表论文。临床试验显示姜黄素在结肠癌治疗上具安全性和有效性。

• 胰腺癌

2013年12月，德国癌症研究中心（German Cancer Research Center）以 "*Upregulation of extrinsic apoptotic pathway in curcumin-mediated antiproliferative effect on human pancreatic carcinogenesis*" 为标题在 *Journal of Cellular Biochemistry* 发表论文。对胰腺癌细胞诱导凋亡。

• 白血病

2008年2月，中兴大学以 "*Curcumin induces apoptosis through an ornithine decarboxylase-dependent pathway in human promyelocytic leukemia HL-60 cells*" 为标题在 *Life Sciences* 发表论文。诱导白血病细胞凋亡。

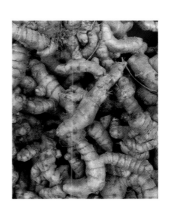

其他补充

姜黄在印度已使用数千年，是阿育吠陀医学的重要成分。根茎磨成的深黄色粉末为咖喱主要香料之一。起初用作染料，后来发现它的药用价值。姜黄素可开发成抗癌药物。

莪术
Curcuma phaeocaulis

乳腺癌

肺癌

科 别	姜科，姜黄属，多年生草本植物。
外 观 特 征	有粗厚的根状茎，根端膨大为纺锤状，叶片呈长椭圆形，通常成对，春季开花，花萼白色，花冠裂片为黄色。
药 材 及 产 地	以干燥根入药。源自印度和印度尼西亚，主产于中国四川、福建、广东、广西等地。
相 关 研 究	具有抗炎、止痛、改善关节炎、抗微生物作用。
有 效 成 分	呋喃二烯酮（furanodienone），分子量230.30。
	β-榄香烯（β-elemene），分子量204.35。 
	莪术醇（curcumol），分子量236.34。 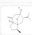

抗癌种类及研究

• 乳腺癌

2011年11月，香港浸会大学以"*Furanodienone induces cell cycle arrest and apoptosis by suppressing EGFR/HER2 signaling in HER2-overexpressing human breast cancer cells*"为标题在 *Cancer Chemotherapy and pharmacology* 发表论文。抑制乳腺癌细胞生长。

• 肺癌

2011年3月，华南师范大学以"*Curcumol induces apoptosis via caspases-independent mitochondrial pathway in human lung adenocarcinoma ASTC-a-1 cells*"为标题在 *Medical Oncology* 发表论文。证实莪术醇的抗肺癌细胞作用。

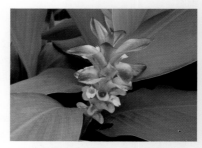
注：图片由阿草伯药用植物园提供

其他补充

所含活性化合物皆可能开发成抗癌药物。

莪术
Curcuma phaeocaulis

C

川牛膝
Cyathula officinalis

肺癌

科　　　别	苋科，杯苋属，多年生草本植物。
外 观 特 征	高 0.5～1 米，茎多分枝，叶对生，夏季开花，淡绿色，果实椭圆形，种子卵形。
药材及产地	以根入药。分布于中国四川、云南、贵州等地。
相 关 研 究	能增强免疫反应，其中所含的多糖，可针对小鼠口蹄疫病毒做出免疫强化反应。
有 效 成 分	果聚糖。

抗癌种类及研究

• 肺癌

2003 年 5 月，中国科学院上海有机化学研究所以 "*Structural elucidation and antitumor activity of a fructan from Cyathula officinalis Kuan*" 为标题在 *Carbohydrate Research* 发表论文。在体内可抑制小鼠的肺癌生长。

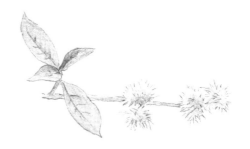

其他补充

有成为肺癌治疗药物的希望。目前只有这篇抗癌研究报道。中药典籍未发现川牛膝有抗癌作用的记载。

曲序香茅
Cymbopogon flexuosus

结肠癌　神经母细胞瘤　肉瘤

科　　　　别	禾本科，香茅属，多年生草本植物。因有柠檬香气，又称为柠檬草。
外 观 特 征	高可达2米，叶无毛，总状花序。
药材及产地	以全草入药。原产于印度及亚洲热带地区。
相 关 研 究	纽约斯隆－凯特琳癌症中心认为曲序香茅可能有许多用途，包括食品调味、香水、芳疗、驱蚊、血管舒张、镇静、抗真菌、消炎、镇痛等。
有 效 成 分	精油。

抗癌种类及研究

• 结肠癌、神经母细胞瘤、肉瘤

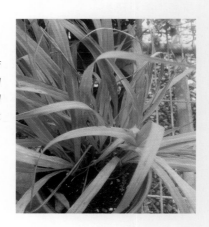

2009年5月，印度综合医学研究院（Indian Institute of Integrative Medicine）以 "*Anticancer activity of an essential oil from Cymbopogon flexuosus*" 为标题在 *Chemico-Biological Interactions* 发表论文。对结肠癌和神经母细胞瘤表现出最高的细胞毒性，能促使肉瘤细胞凋亡。

其他补充

曲序香茅在亚洲料理中广泛作为香料，有柑橘味，可鲜用、干燥或制成粉状，常用于茶、汤和咖喱中，是泰国菜的主要调味香草，尤其是海鲜汤。

牛皮消
Cynanchum auriculatum

 肝癌　 白血病　 胶质瘤　 前列腺癌

 胃癌　大肠癌　肺癌　乳腺癌　卵巢癌

科　　　别	萝藦科，鹅绒藤属，多年生草本植物。
外 观 特 征	株有柔毛，块根肥厚，叶子对生，花序腋生，花黄白色，角状蓇葖果。
药材及产地	以根、全草入药。分布在印度、中国等地。
相 关 研 究	牛皮消的孕烷糖苷对食欲有抑制作用。在小鼠试验中显现抗抑郁效果。
有 效 成 分	耳叶牛皮消苷（auriculoside），分子量450.43。

抗癌种类及研究

• **胃癌**

2013年，浙江中医药大学以 "*A C 21-Steroidal Glycoside Isolated from the Roots of Cynanchum auriculatum Induces Cell Cycle Arrest and Apoptosis in Human Gastric Cancer SGC-7901 Cells*" 为标题在 *Evidence-based Complementary and Alternative Medicine* 发表论文。抑制胃癌细胞生长。

• **肺癌**

2009年6月，江苏省中医药学会以《白首乌中3个C21甾体皂苷类成分对人肺癌A549细胞生长及周期的影响》为标题在《中国中药杂志》发表论文。抑制肺癌细胞生长及增生。

• **乳腺癌、卵巢癌、肝癌**

2007年5月，浙江大学以 "*Cytotoxic and apoptosis-inducing properties of auriculoside A in tumor cells*" 为标题在 *Chemistry & Biodiversity* 发表论文。在体外抑制乳腺癌、卵巢癌、肝癌细胞生长。

• **白血病、胶质瘤、大肠癌、肺癌、前列腺癌**

2005年3月，上海第二军医大学以 "*Antitumor activity of crude extract and fractions from root tuber of Cynanchum auriculatum Royle ex Wight*" 为标题在 *Phytotherapy Research* 发表论文。对人白血病、胶质瘤、大肠癌、肺癌、前列腺癌表现出细胞毒性。

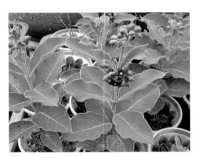

注：图片由阿草伯药用植物园提供

其他补充

未发现中药典籍有牛皮消抗癌作用的记载。耳叶牛皮消苷有被开发成抗癌药物的潜力。

徐长卿
Cynanchum paniculatum

 肺癌　 结肠癌

科　　　别	萝藦科，鹅绒藤属，多年生草本植物。
外 观 特 征	高可达1米。茎圆柱形，叶对生，花淡黄绿色，果实卵形，种子边缘呈翅状，有白毛。
药材及产地	以根及根茎入药。分布于中国大部分地区。
相 关 研 究	含有具神经保护作用的化合物。
有 效 成 分	安托芬（antofine），分子量363.44。

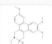

抗癌种类及研究

• 肺癌、结肠癌

2003年1月，韩国梨花女子大学（Ewha Womans University）以 "*Cytotoxic activity and G2/M cell cycle arrest mediated by antofine, a phenanthroindolizidine alkaloid isolated from Cynanchum paniculatum*" 为标题在 *Planta Medica* 发表论文。抑制肺癌、结肠癌细胞生长。

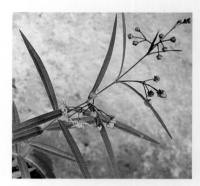

注：图片由阿草伯药用植物园提供

其他补充

1. 安托芬有被开发成抗癌药物的潜力。据报道，台湾成功大学吴天赏教授合成安托芬，对人肺癌、乳腺癌、鼻咽癌及多重抗药性鼻咽癌细胞有极佳的细胞毒性。

2. 韩国梨花女子大学于2010年及2012年又以安托芬的抗肺癌、结肠癌作用机制发表了两篇论文。

C

狗牙根
Cynodon dactylon

 结肠癌　 喉癌

科　　　别	禾本科，狗牙根属，多年生草本植物。
外 观 特 征	匍匐地面上，节易生根，顶生3～6枚穗状花序。
药材及产地	根状茎供药用。分布于中国黄河以南各地的温带地区。
相 关 研 究	狗牙根含有抗糖尿病分子，可降低高血糖的风险。对于金属铝所引起的神经毒性也有保护作用。具有抗炎功效。
有 效 成 分	萃取物。

抗癌种类及研究

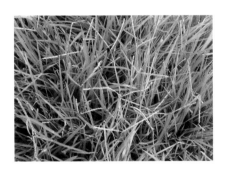

• 喉癌

2016年4月，巴基斯坦生物医学与基因工程研究所（Institute of Biomedical and Genetic Engineering Islamabad Pakistan）以"*Anticancer activity of Cynodon dactylon and Oxalis corniculata on Hep2 cell line*"为标题在 *Cellular and Molecular Biology (Noisy-le-Grand, France)* 发表论文。乙醇萃取物对喉癌有细胞毒性。

• 结肠癌

2010年7月，印度洛约拉学院（Loyola College）以"*Chemopreventive effect of Cynodon dactylon (L.) Pers. extract against DMH-induced colon carcinogenesis in experimental animals*"为标题在 *Experimental and Toxicologic Pathology* 发表论文。诱导结肠癌细胞凋亡，在体内的试验显示其能预防大鼠结肠癌发生。

其他补充

需从萃取物中分离出活性抗癌化合物。伊朗在2015年报道狗牙根有促进血管新生作用，因此须留意。

香附子
Cyperus rotundus

 卵巢癌　 乳腺癌　 白血病

科　　　别	莎草科，莎草属，多年生草本植物，又名香头草。
外 观 特 征	茎三棱形，高40厘米，叶细长，春夏开花抽穗。
药材及产地	以根茎入药。多生于山坡草地或水边湿地，分布于中国。
相 关 研 究	香附子有保护神经、抗糖尿病、抗炎、抗氧化、防止肥胖作用。
有 效 成 分	木犀草素luteolin，分子量286.24。 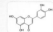

抗癌种类及研究

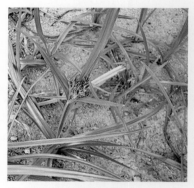

注：图片由阿草伯药用植物园提供

• 卵巢癌

2015年6月，韩国庆熙大学（Kyung Hee University）以 "*6-Acetoxy Cyperene, a Patchoulane-type Sesquiterpene Isolated from Cyperus rotundus Rhizomes Induces Caspase-dependent Apoptosis in Human Ovarian Cancer Cells*" 为标题在 *Phytotherapy Research* 发表论文。此化合物诱导卵巢癌细胞凋亡。

• 乳腺癌

2014年12月，韩国东友大学（Dongeui University）以 "*Induction of apoptosis in MDA-MB-231 human breast carcinoma cells with an ethanol extract of Cyperus rotundus L. by activating caspases*" 为标题在 *Oncology Reports* 发表论文。诱导乳腺癌细胞凋亡。

• 白血病

2009年9月，突尼斯研究单位以 "*Relationship correlation of antioxidant and antiproliferative capacity of Cyperus rotundus products towards K562 erythroleukemia cells*" 为标题在 *Chemico-Biological Interactions* 发表论文。木犀草素显著抑制白血病细胞增生。

其他补充

木犀草素与乙酰氧基香附子烯可开发成抗癌药物。未发现中药典籍有关于香附子抗癌作用的记载。

芫花

Daphne genkwa

肺癌　　白血病　　纤维肉瘤

科　　　别	瑞香科，瑞香属，常绿灌木。
外 观 特 征	高0.3～1米，树皮褐色，叶对生，卵形，花紫色，果椭圆形，具种子1颗。
药材及产地	以干燥花蕾入药，是50种基本中药之一。主产于山东、江苏、安徽等地。
相 关 研 究	具有抗类风湿性关节炎的活性。
有 效 成 分	芫花酯庚（yuanhuagine）， 分子量584.65。

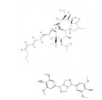

丁香树脂醇（syringaresinol），
分子量418.43。

抗癌种类及研究

• 肺癌

2012年11月，韩国梨花女子大学（Ewha Womans University）
以 "*Anticancer Activity of Novel Daphnane Diterpenoids from
Daphne genkwa through Cell-Cycle Arrest and Suppression of Akt/
STAT/Src Signalings in Human Lung Cancer Cells*" 为标题在
Biomolecules & Therapeutics 发表论文。芫花酯庚对肺癌细胞
有强效的抗增生活性，是肺癌的候选治疗剂。

• 白血病

2008年7月，韩国天然药物研究中心（Natural Medicines
Research Center）以 "*(-)-Syringaresinol inhibits proliferation
of human promyelocytic HL-60 leukemia cells via G1 arrest and
apoptosis*" 为标题在 *International Immunopharmacology* 发表论文。抑制人白血病细胞增生，是潜在
的癌症化学治疗剂。

• 纤维肉瘤

2013年5月，沈阳药科大学以 "*Daphnane-type diterpenes with inhibitory activities against human cancer
cell lines from Daphne genkwa*" 为标题在 *Bioorganic & Medicinal Chemistry Letters* 发表论文。化合物显
示极佳的纤维肉瘤细胞毒性。

其他
补充

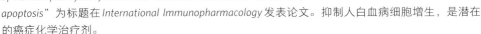
有毒。芫花酯庚与丁香树脂醇可开发成抗癌药物。

石斛
Dendrobium nobile

 前列腺癌 胃癌

科　　　别	兰科，石斛属，又名石斛兰。
外 观 特 征	高10~60厘米，叶革质，长圆形，花大，白色，尖端淡紫色。
药材及产地	全草可入药，为50种基本中药之一。原产于印度和中国，尼泊尔、老挝、泰国等地也有分布。
相 关 研 究	金钗石斛具有抗炎活性。
有 效 成 分	金钗石斛菲醌（denbinobin），分子量284.26。

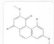

抗癌种类及研究

• **前列腺癌**

2014年，台湾医药大学以 "*Denbinobin, a phenanthrene from Dendrobium nobile, impairs prostate cancer migration by inhibiting Rac1 activity*" 为标题在 *The American Journal of Chinese Medicine* 发表论文。能防止前列腺癌细胞转移。

• **胃癌**

2012年3月，韩国德成女子大学（Duksung Women's University）以 "*Denbinobin, a phenanthrene from dendrobium nobile, inhibits invasion and induces apoptosis in SNU-484 human gastric cancer cells*" 为标题在 *Oncology Reports* 发表论文。可以作为化学预防剂，防止或减轻胃癌转移。

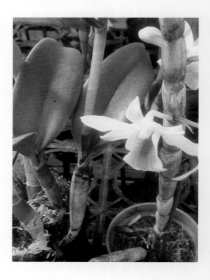

其他补充

金钗石斛菲醌有被开发成抗癌药物的潜力。金钗石斛是最普遍的观赏兰。中国石斛网上介绍，近年四川合江县发展特色农业——金钗石斛中药材生产，增加农民收入。

152

播娘蒿
Descurainia sophia

乳腺癌　子宫颈癌　肺癌

科　　　别	十字花科，播娘蒿属，一年生草本植物。
外 观 特 征	高20～80厘米，全株灰白色，叶羽状深裂，花黄色，匙形，长角果，狭条形，种子黄棕色。
药材及产地	以种子入药，称为葶苈子。亚洲、欧洲、非洲北部及北美洲皆有分布。
相 关 研 究	有抗炎作用。
有 效 成 分	萃取物。

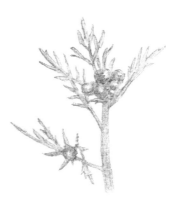

抗癌种类及研究

• 乳腺癌、子宫颈癌

2015年3月，伊朗伊斯法罕医科大学（Isfahan University of Medical Sciences）以 "*Cytotoxic evaluation of volatile oil from Descurainia sophia seeds on MCF-7 and HeLa cell lines*" 为标题在 *Research in Pharmaceutical Sciences* 发表论文。对此两种癌细胞皆有细胞毒性作用。

• 肺癌

2013年6月，韩国韩医学研究院（Korea Institute of Oriental Medicine）以 "*Gene Expression Profile of the A549 Human Non-Small Cell Lung Carcinoma Cell Line following Treatment with the Seeds of Descurainia sophia, a Potential Anticancer Drug*" 为标题在 *Evidence-based Complementary and Alternative Medicine* 发表论文。对肺癌细胞有生长抑制作用。

其他补充

一般认为播娘蒿是杂草，近年发现具有抗癌作用。中药典籍未发现关于播娘蒿有抗癌作用的记载。

播娘蒿 *Descurainia sophia*

石竹
Dianthus chinensis

 口腔癌　 肝癌

科　　　　别	石竹科，石竹属，多年生草本植物。
外 观 特 征	全株绿色，高30~50厘米，线状叶，灰绿色，花淡红或白色，蒴果圆筒形，种子黑色。
药材及产地	以干燥地上部分入药。分布于俄罗斯、中国及朝鲜等地。
相 关 研 究	除抗癌外，未有其他功效报道。
有 效 成 分	萃取物。

抗癌种类及研究

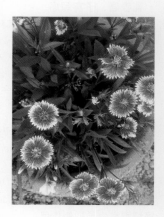

• 口腔癌

2013年7月，韩国全北国立大学（Chonbuk National University）以 "*In vitro apoptotic effects of methanol extracts of Dianthus chinensis and Acalypha australis L. targeting specificity protein 1 in human oral cancer cells*" 为标题在 *Head & Neck* 发表论文。抑制口腔癌细胞生长。

• 肝癌

2012年，韩国韩医学研究院（Korea Institute of Oriental Medicine）以 "*Ethanol Extract of Dianthus chinensis L. Induces Apoptosis in Human Hepatocellular Carcinoma HepG2 Cells In Vitro*" 为标题在 *Evidence-based Complementary and Alternative Medicine* 发表论文。通过线粒体途径和激活半胱天冬酶，诱导肝癌细胞凋亡。

 其他补充

1 台东农业改良场将长得很像康乃馨的石竹花进行育种改良，成功培育出一年四季都能盛开的新品种，命名为台东一号"香粉云"。除了当绿肥外，现在有更高的药用价值。需深入探讨萃取物中的活性抗癌化合物。

2 "草花，以石竹花为佳。唐国的石竹，自是上品，但本国的也不错。"这段话出自一千年前日本女作家清少纳言《枕草子》中的"草花"章节。可见石竹是作家第一个最想赞扬的花，而中国产的石竹在她心目中更属上品。

石竹 *Dianthus chinensis*

D

瞿麦
Dianthus superbus

肝癌

科　　　别	石竹科，石竹属，多年生草本植物。
外 观 特 征	高可达80厘米，叶子绿或灰绿色，细长，花具香味，粉红至淡紫色，簇生于花茎顶端。
药材及产地	以干燥地上部分入药。原产于欧洲和亚洲北部，分布于欧洲、朝鲜、日本、蒙古及中国。
相 关 研 究	萃取物能抑制发炎，抑制抗体IgE产生，并且能抑制花生引起的过敏，所以具有治疗过敏的潜力。
有 效 成 分	萃取物。

抗癌种类及研究

• 肝癌

2012年2月，武汉大学以 "*Activation of apoptosis by ethyl acetate fraction of ethanol extract of Dianthus superbus in HepG2 cell line*" 为标题在 *Cancer Epidemiology* 发表论文。萃取物具有很强的抗氧化和细胞毒性，能诱导肝癌细胞凋亡。

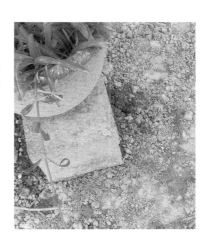

其他补充

1. 中药典籍未发现关于瞿麦有抗癌作用的记载。值得进一步从萃取物分离出活性抗癌化合物。

2. 台湾民间药用植物园位于南投县竹山镇，市区有大智路、建国路，刚好是本书两位作者的名字。桂花飘来香味，但小黑蚊颇多。书中许多植物在此拍摄，包括这张瞿麦照片。园中也有金鸡纳、爪哇古柯。

常山
Dichroa febrifuga

乳腺癌

科　　　别	虎耳草科，常山属，落叶灌木植物。
外 观 特 征	高0.4~2米，叶椭圆形，花蓝色或青紫色，密生，排列成近圆锥状，顶生，披细柔毛。
药材及产地	以干燥根茎入药，为50种基本中药之一。分布于中国、日本等地。
相 关 研 究	水萃取物能抑制发炎，也能抗心律不齐，是传统的抗疟疾中药，有很强的抗疟疾活性。
有 效 成 分	常山酮（halofuginone）， 分子量414.68。 常山碱（febrifugine）， 分子量301.34。

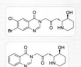

抗癌种类及研究

• 乳腺癌

2014年1月，韩国釜山大学（Pusan University）以 "*Halofuginone induces the apoptosis of breast cancer cells and inhibits migration via downregulation of matrix metalloproteinase-9*" 为标题在 *International Journal of Oncology* 发表论文。抑制乳腺癌细胞生长，诱导细胞凋亡，为潜在的抗癌药物。

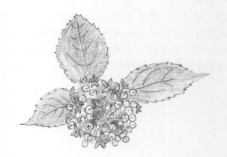

其他补充

全株有毒。其医药用途据传由一位住在常山的和尚发现，故名。常山酮与常山碱有被开发成抗癌药物的潜力。常山与海州常山为不同科属植物。

黄独
Dioscorea bulbifera

肝癌

肉瘤

科　　　别	薯蓣科，薯蓣属，多年生藤本植物。
外 观 特 征	心形叶子互生，夏秋开花，穗状花序，块茎球形。
药材及产地	以块茎及叶腋珠芽入药。分布于中国、朝鲜、日本、缅甸、印度及非洲。
相 关 研 究	有治疗糖尿病的效果，能有效控制糖尿病肾病引发的血压异常、血糖异常、高胆固醇血症和炎症状态。
有 效 成 分	萃取物。

抗癌种类及研究

• 肝癌、肉瘤

2012 年 3 月，上海中医药大学以 "*Antitumor activity of Dioscorea bulbifera L. rhizome in vivo*" 为标题在 *Fitoterapia* 发表论文。结果表明，黄独能减少小鼠肉瘤和肝癌肿瘤的重量。

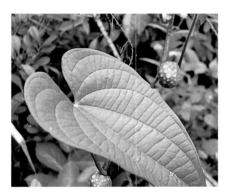

注：图片由阿草伯药用植物园提供

其他补充

需进一步从黄独萃取物中确认抗癌活性化合物，目前发现黄独素是抗癌成分之一。在美国佛罗里达州，它由于增长快速并缠绕其他植物，被认为是有害的物种。

叉蕊薯蓣
Dioscorea collettii

 肾癌　 乳腺癌　 肝癌

 结肠癌　 脑瘤　 黑色素瘤

科　　　别	薯蓣科，薯蓣属，草质藤本植物。
外 观 特 征	根状茎横生，竹节状，单叶互生，三角状心形，花黄色，蒴果三棱形，褐色有光泽，种子2枚，有薄翅。
药材及产地	以根状茎入药。分布于印度、缅甸及中国的云南、四川、贵州等地。
相 关 研 究	除抗癌外，未发现有其他功效报道。
有 效 成 分	甲基原薯蓣皂苷（methyl protodioscin），分子量1063.22。

抗癌种类及研究

• 肝癌

2006年9月，沈阳药科大学以 "*Methyl protodioscin induces G2/M cell cycle arrest and apoptosis in HepG2 liver cancer cells*" 为标题在 *Cancer Letters* 发表论文。对肝癌细胞有抗增生和细胞毒性作用，可能是新的抗有丝分裂剂。

• 结肠癌、脑瘤、黑色素瘤、肾癌、乳腺癌

2001年7月，美国纽约州立大学布法罗分校（State University of New York, Buffalo）以 "*Methyl protogracillin (NSC-698792): the spectrum of cytotoxicity against 60 human cancer cell lines in the National Cancer Institute's anticancer drug screen panel*" 为标题在 *Anti-Cancer Drugs* 发表论文。对结肠癌、脑瘤、黑色素瘤、肾癌、乳腺癌细胞显示出特定的毒性。

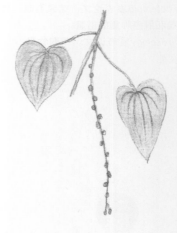

其他补充

根据《中国植物志》记载，其变种称为粉背薯蓣，主要区别在叶为三角形或卵圆形，有些叶片边缘呈半透明干膜状，标本采自福建福州。国际期刊发表的论文多以粉背薯蓣为研究重点。

穿龙薯蓣
Dioscorea nipponica

口腔癌　　黑色素瘤

科　　　别	薯蓣科，薯蓣属，多年生缠绕性草本植物，又名穿山龙。
外 观 特 征	根状茎粗大，圆柱形，茎细，常缠绕其他树木，叶互生，广卵形，边缘浅裂，花小，萌果。
药材及产地	以根茎入药。分布于日本、俄罗斯、朝鲜及中国。中国主产地为东北、山西等。
相 关 研 究	预防肥胖、抗发炎。
有 效 成 分	萃取物。

抗癌种类及研究

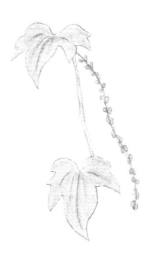

• 口腔癌

2012 年 3 月，台北医学大学以"*Dioscorea nipponica Makino inhibits migration and invasion of human oral cancer HSC-3 cells by transcriptional inhibition of matrix metalloproteinase-2 through modulation of CREB and AP-1 activity*"为标题在 *Food and Chemical Toxicology* 发表论文。萃取物具有抑制口腔癌细胞的转移及浸润能力。

• 黑色素瘤

2011 年,（台湾）中山医学大学以"*Corrigendum to 'Antimetastatic Potentials of Dioscorea nipponica on Melanoma In Vitro and In Vivo'*"为标题在 *Evidence-based Complementary and Alternative Medicine* 发表论文。减少黑色素瘤细胞转移，可作为控制癌细胞转移的辅助治疗。

其他补充

可作为癌细胞转移的化学预防剂。值得深入探讨其抗癌活性化合物。

盾叶薯蓣
Dioscorea zingiberensis

 乳腺癌　 结肠癌

盾叶薯蓣
Dioscorea zingiberensis

科　　　别	薯蓣科，薯蓣属，草质藤本植物。
外 观 特 征	根茎横生，盾形叶互生，花簇生，蒴果干燥后蓝黑色，种子扁圆，有翅。
药材及产地	以根状茎入药。分布于云南、四川、贵州等地。
相 关 研 究	世界卫生组织推荐开发植物性杀螺剂，其中的盾叶薯蓣制剂有良好的杀螺效果。
有 效 成 分	三角叶薯蓣皂苷（deltonin），分子量885.04。

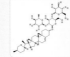

抗癌种类及研究

• 乳腺癌

2013年3月，四川大学以 *"Deltonin induces apoptosis in MDA-MB-231 human breast cancer cells via reactive oxygen species-mediated mitochondrial dysfunction and ERK/AKT signaling pathways"* 为标题在 *Molecular Medicine Reports* 发表论文。可能是乳腺癌的潜在治疗剂。

• 结肠癌

2011年，华西医院以 *"Deltonin, a steroidal saponin, inhibits colon cancer cell growth in vitro and tumor growth in vivo via induction of apoptosis and antiangiogenesis"* 为标题在 *Cellular Physiology and Biochemistry* 发表论文。在结肠癌小鼠模式可抗肿瘤并抑制血管新生。

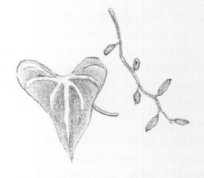

其他补充

三角叶薯蓣皂苷有被开发成抗癌药物的潜力。中国台湾地区田间福寿螺繁殖力强，对农民造成很大的困扰。

柿
Diospyros kaki

 肺癌　 肝癌　 结肠癌　 白血病

科　　　别	柿科，柿属，落叶乔木。
外 观 特 征	树高3～9米，叶椭圆形，果实成熟后呈橘黄色。
药 材 及 产 地	柿叶可入药。东亚地区特有物种，原产于长江流域。
相 关 研 究	日本研究发现，柿子果实中富含单宁的纤维是治疗高胆固醇血症的有用食物原料，也证实有抗病毒作用。
有 效 成 分	皂苷。

抗癌种类及研究

• 肺癌、肝癌、结肠癌

2007年4月，北京化工大学以"*Chemical constituents of the leaves of Diospyros kaki and their cytotoxic effects*"为标题在*Journal of Asian Natural Products Research*发表论文。证实对肺癌、肝癌、结肠癌有细胞毒性。

• 白血病

1997年7月，日本三重大学（Mie University）以"*Inhibitory effects of persimmon (Diospyros kaki) extract and related polyphenol compounds on growth of human lymphoid leukemia cells*"为标题在*Bioscience*，*Biotechnology*，*and Biochemistry*发表论文。证实可诱导白血病细胞凋亡。

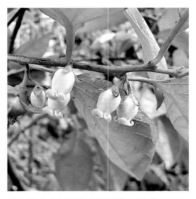

注：图片由阿草伯药用植物园提供

其他补充

柿的成熟果实香甜，树干为制造家具的材料，柿叶加工后可当茶饮用。果实含大量单宁，柿汁能用作防腐剂。

川续断
Dipsacus asper

胃癌　骨肉瘤

科　　　别	川续断科，川续断属，多年生草本植物。
外 观 特 征	高50～100厘米，茎直立，具棱，密披白色柔毛，椭圆形叶对生，瘦果楔状长圆形。
药 材 及 产 地	以根入药。主产于四川、湖北、湖南、贵州等地。
相 关 研 究	萃取物在关节炎小鼠中具有抗发炎和抗关节炎效果。
有 效 成 分	木通皂苷（akebia saponin D），分子量929.09。

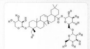

抗癌种类及研究

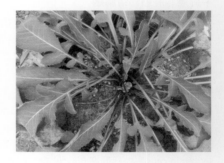

• 胃癌

2013年9月，韩国首尔大学（Seoul National University）以 "*Akebia saponin PA induces autophagic and apoptotic cell death in AGS human gastric cancer cells*" 为标题在 *Food and Chemical Toxicology* 发表论文。能诱导胃癌细胞凋亡。

• 骨肉瘤

2013年6月，第四军医大学以 "*Dipsacus asperoides polysaccharide induces apoptosis in osteosarcoma cells by modulating the PI3K/Akt pathway*" 为标题在 *Carbohydrate Polymers* 发表论文。对人骨肉瘤可能是有效的癌症预防药物。

其他补充

木通皂苷虽然分子量稍大，但仍可研究其抗癌机制及实用性。

D

川续断
Dipsacus asper

粗茎鳞毛蕨
Dryopteris crassirhizoma

前列腺癌

科　　　别	鳞毛蕨科，鳞毛蕨属，多年生草本植物。
外 观 特 征	高50~100厘米，根状茎粗大，叶簇生，叶柄密生鳞片，具光泽，叶长圆形，孢子囊群圆形，生于叶片背面。
药 材 及 产 地	以干燥根茎及叶柄入药。分布于中国东北及华北地区。
相 关 研 究	水萃取物通过抑制破骨细胞分化及功能，能降低骨质流失。也具有抗菌作用。
有 效 成 分	萃取物。

抗癌种类及研究

• 前列腺癌

2010年7月，韩国釜山大学医学院（Pusan National University School of Medicine）以 "*Dryopteris crassirhizoma has anti-cancer effects through both extrinsic and intrinsic apoptotic pathways and G0/G1 phase arrest in human prostate cancer cells*" 为标题在 *Journal of Ethnopharmacology* 发表论文。具有抗前列腺癌作用。

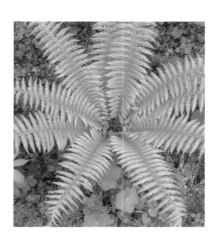

其他补充

1 值得探讨萃取物中的抗癌活性分子。

2 照片在日本长野县轻井泽拍摄。约翰·列侬生前最爱到这个离东京2个小时车程的避暑胜地度假。鹿岛之森旅馆、云场池、林间屋舍院子及溪畔，皆能见到粗茎鳞毛蕨。骑自行车上坡至1905年所建的欧式木造三笠旅馆，窗外青空浮云，初夏的嫩叶在阳光下发亮。"怎么这么远啊？"路上听到一个骑自行车的游客说。夜晚在鹿岛之森道路散步，突闻树林内有动物窜走声，遂加快脚步返回。

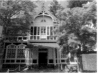

蛇莓
Duchesnea indica

卵巢癌
子宫颈癌

科　　　别	蔷薇科，蛇莓属，多年生匍匐草本植物。
外 观 特 征	有柔毛，三小叶，夏季开黄色花，瘦果暗红色。
药材及产地	以全草、根入药。分布于印度、印度尼西亚、日本、中国以及欧洲、美洲等地。
相 关 研 究	具有抗炎活性。
有 效 成 分	萃取物。

抗癌种类及研究

• **子宫颈癌**

2009年1月，北京协和医学院以 "*Duchesnea phenolic fraction inhibits in vitro and in vivo growth of cervical cancer through induction of apoptosis and cell cycle arrest*" 为标题在 *Experimental Biology and Medicine (May wood，N.J,)* 发表论文。显著延长植入子宫颈癌细胞小鼠的生存期，并降低肿瘤重量。

• **卵巢癌**

2008年1月，北京协和医学院以 "*Suppression of human ovarian SKOV-3 cancer cell growth by Duchesnea phenolic fraction is associated with cell cycle arrest and apoptosis*" 为标题在 *Gynecologic Oncology* 发表论文。发现对人卵巢癌细胞能诱导细胞凋亡。

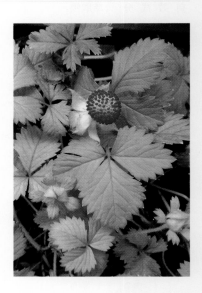

其他补充

值得探讨其抗癌活性化合物，似乎对女性癌症有选择性。
也是具潜力的15种抗乳腺癌中药之一。

八角莲
Dysosma versipellis

前列腺癌　乳腺癌

科　　　别	小檗科，鬼臼属，多年生草本植物。
外 观 特 征	高约30厘米，茎直立，绿色，外覆白粉，地下茎匍匐，叶盾形，有6~8个三角形裂片，花暗红色，有光泽，浆果椭圆形。
药材及产地	以根状茎及根入药。原产于中国、中亚及南亚热带地区。
相 关 研 究	除抗癌外，未发现其他功效的报道。
有 效 成 分	萃取物。

抗癌种类及研究

• 前列腺癌、乳腺癌

2011年6月，贵州大学以"*Antiproliferation and cell apoptosis inducing bioactivities of constituents from Dysosma versipellis in PC3 and Bcap-37 cell lines*"为标题在 *Cell Division* 发表论文。可诱导前列腺癌、乳腺癌细胞凋亡。

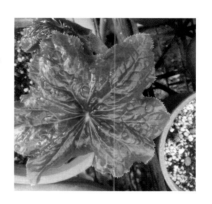

其他补充

有毒。大鼠急性八角莲中毒可引起多器官病理变化，主要为脑、心、肝和肾的病理变化。

D

八角莲 *Dysosma versipellis*

鳢肠
Eclipta prostrata

子宫内膜癌　　肝癌

科　　　别	菊科，鳢肠属，一年生草本植物，别名旱莲草。
外 观 特 征	高15~60厘米，茎匍匐，叶对生，花白色，瘦果三棱状，表面突起，搓揉茎叶有黑色汁液流出。
药 材 及 产 地	以全草入药。分布于辽宁、河北、云南等地。
相 关 研 究	泰国研究支持艾滋病患者使用鳢肠。可用于治疗血液相关疾病。
有 效 成 分	三联噻吩甲醇（alpha-terthienylmethanol），分子量278.41。

抗癌种类及研究

• 子宫内膜癌

2015年7月，韩国庆熙大学（Kyung Hee University）以"*α-Terthienylmethanol, isolated from Eclipta prostrata, induces apoptosis by generating reactive oxygen species via NADPH oxidase in human endometrial cancer cells*"为标题在*Journal of Ethnopharmacology*发表论文。能诱导子宫内膜癌细胞凋亡。

• 肝癌

2012年11月，华南理工大学以"*Eclipta prostrata L. phytochemicals: isolation, structure elucidation, and their antitumor activity*"为标题在*Food and Chemical Toxicology*发表论文。能抑制肝癌细胞。

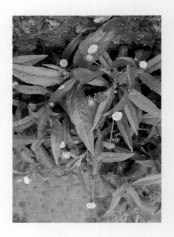

其他补充

1. 三联噻吩甲醇有被开发成抗癌药物的潜力。

2. 鳢肠，别名旱莲草。旱莲木，又称为旱莲或喜树，与鳢肠不同。中国医药大学校园里有两棵高大的旱莲木，由于拍照时仍属初春，只见几片枯叶。喜树在英文里也称为happy tree，应是中文直接翻译。

E
鳢肠
Eclipta prostrata

凤眼蓝

Eichhornia crassipes

 肝癌 白血病 乳腺癌

科　　　别	雨久花科，凤眼莲属，漂浮性水生草本植物，又名水葫芦。
外 观 特 征	须根发达，叶卵圆形，丛生，叶柄有膨大气囊，花蓝色，中央有黄色斑点，蒴果。
药 材 及 产 地	以根或全草入药。分布于中国长江以南地区。
相 关 研 究	有抗氧化作用。
有 效 成 分	萃取物。

抗癌种类及研究

• 肝癌、白血病、乳腺癌

2014年10月，埃及开罗大学（Cairo University）以 "*Cytotoxic and antioxidant properties of active principals isolated from water hyacinth against four cancer cells lines*" 为标题在 *BMC Complementary and Alternative Medicine* 发表论文。所含特定化合物对肝癌及白血病细胞显示最佳抗癌活性，萃取物对乳腺癌细胞有抗癌功效。

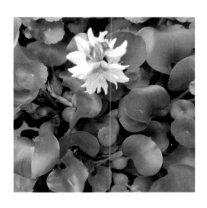

其他补充

1. 中药典籍未发现关于凤眼蓝有抗癌作用的记载。有成为天然抗癌化合物来源的潜力。

2. 照片中的凤眼蓝摄于台中勤美术馆。可能因为天气太热，花就开了。乡下水塘一般都会被凤眼蓝入侵，越长越多，如果不清除的话，最后全是凤眼蓝。自然界里的植物充满了野性与生命力，或许这也是电脑时代我们人类应该学习的，不断进取，而且要带着科学上所说的原生野蛮特质（wild type）。

E

凤眼蓝 *Eichhornia crassipes*

167

福建胡颓子
Elaeagnus oldhamii

肺癌

科　　　别	胡颓子科，胡颓子属，常绿灌木，也写成榗梧。
外 观 特 征	高1~4米，具棘刺，单叶互生，近革质，叶背银白，花淡白，果橙红色，卵圆形。
药材及产地	根、叶、茎、果实可入药，榗梧叶为中药名。分布于福建、台湾、广东等地。
相 关 研 究	具止痛、抗炎活性。
有 效 成 分	香豆熊果酸（coumaroyl ursolic acid），分子量602.84。 银椴苷（tiliroside），分子量594.51。

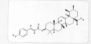

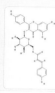

抗癌种类及研究

• 肺癌

2014年7月，台湾医药大学以"*Studies on cytotoxic constituents from the leaves of Elaeagnus oldhamii Maxim. in non-small cell lung cancer A549 cells*"为标题在*Molecules*发表论文。所含的几个化合物比化疗药物顺铂具有更好的肺癌细胞毒性。

其他补充

中药典籍未发现关于福建胡颓子有抗癌作用的记载。所含化合物香豆熊果酸与银椴苷，未来临床上或许可作为抗肺癌药物。

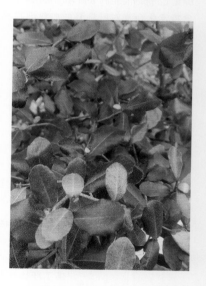

地胆草
Elephantopus scaber

肺癌　　鼻咽癌　　白血病　　肝癌

科　　　别	菊科，地胆草属，多年生草本植物。
外 观 特 征	高30～60厘米，茎有二分枝，具白色硬毛，单叶，花淡紫色，瘦果有棱，有白色柔毛。
药材及产地	以全草入药。分布于非洲、美洲及中国的贵州、湖南、江西、台湾等地。
相 关 研 究	具有护肝、护肾、降血脂、抗菌作用。印度传统上使用地胆草的叶子治病，最新研究发现确实有抗气喘的作用。
有 效 成 分	去氧地胆草素（deoxyelephantopin），分子量344.35。

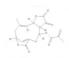

抗癌种类及研究

• 肺癌

2013年7月，印度喀拉拉邦地区癌症中心（Division of Cancer Research, Regional Cancer Centre, Thiruvananthapuram）以 "*Antineoplastic effects of deoxyelephantopin, a sesquiterpene lactone from Elephantopus scaber, on lung adenocarcinoma (A549) cells*" 为标题在 *Journal of Integrative Medicine* 发表论文。可以开发成新的化学治疗剂用于肺癌治疗。

• 鼻咽癌

2011年7月，香港中文大学以 "*Deoxyelephantopin from Elephantopus scaber L. induces cell-cycle arrest and apoptosis in the human nasopharyngeal cancer CNE cells*" 为标题在 *Biochemical and Biophycical Research Communications* 发表论文。可能是鼻咽癌潜在的化学治疗剂。

• 鼻咽癌、白血病

2009年8月，香港中文大学以 "*Antiproliferative activities of five Chinese medicinal herbs and active compounds in Elephantopus scaber*" 为标题在 *Natural Product Communications* 发表论文。对鼻咽癌、白血病细胞具有抗增生作用。

• 肝癌

2008年5月，南京大学以 "*A new elemanolide sesquiterpene lactone from Elephantopus scaber*" 为标题在 *Journal of Asian Natural Products Research* 发表论文。能抑制人肝癌细胞。

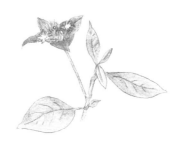

其他补充

去氧地胆草素有被开发成抗癌药物的潜力。

细柱五加
Eleutherococcus nodiflorus

 淋巴瘤
白血病

 胃癌

 舌癌

细柱五加
Eleutherococcus nodiflorus

科　　　别	五加科，五加属，落叶小灌木。
外 观 特 征	小叶一般为5片，花黄绿色，结黑色球形核果。
药材及产地	以根皮入药，称为五加皮。广泛分布于中国各地。
相 关 研 究	日本报道，其萃取物对人淋巴细胞有免疫调节活性，临床上可用于治疗自体免疫疾病和过敏性疾病。
有 效 成 分	萃取物。

抗癌种类及研究

• 淋巴瘤、白血病、胃癌、舌癌

2000年4月，日本职业与环境健康大学（University of Occupational and Environmental Health）以 *"Chinese medicinal herb, Acanthopanax gracilistylus, extract induces cell cycle arrest of human tumor cells in vitro"* 为标题在 *Japanese Journal of Cancer Research* 发表论文。显著抑制淋巴瘤、白血病、胃癌、舌癌的细胞增生。

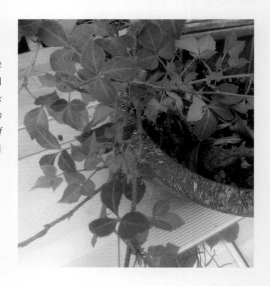

其他补充

在标题为"五加皮有望成为抗癌药物"的网络文章中，河北医科大学研究发现，中药五加皮对癌细胞有非常强的抑制作用。但得找出萃取物中的抗癌化合物。

刺五加
Eleutherococcus senticosus

肝癌

胃癌

科　　　别	五加科，五加属，落叶灌木。
外 观 特 征	高可达2米，茎密生细刺，掌状复叶互生，伞形花序，顶生，黄紫色花，核果紫黑，近球形，种子扁平，新月状。
药 材 及 产 地	以根、根茎或茎入药。分布于黑龙江、辽宁、河北等地。
相 关 研 究	刺五加萃取物具抗氧化及美白效果。
有 效 成 分	异嗪皮啶（isofraxidin），分子量222.19。 芝麻素（sesamin），分子量354.35。

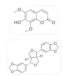

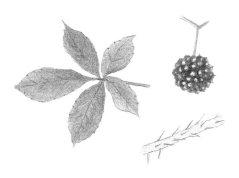

抗癌种类及研究

• 肝癌

2010年，日本河野临床医学研究所（Kohno Clinical Medicine Research Institute）以 "*Isofraxidin, a coumarin component from Acanthopanax senticosus, inhibits matrix metalloproteinase-7 expression and cell invasion of human hepatoma cells*" 为标题在 *Biologicak and pharmaceutical Bulletin* 发表论文。异嗪皮啶可成为有效的药剂，用于抑制肝癌细胞的侵入。

• 胃癌

2000年11月，日本三重大学（Mie university）以 "*Induction of apoptosis by Acanthopanax senticosus HARMS and its component, sesamin in human stomach cancer KATO III cells*" 为标题在 *Oncology Reports* 发表论文。芝麻素抑制胃癌细胞生长和诱导细胞凋亡。

其他补充

异嗪皮啶和芝麻素有被开发成抗癌药物的潜力。

无梗五加
Eleutherococcus sessiliflorus

白血病

科　　　别	五加科，五加属，灌木或小乔木。
外 观 特 征	高2～5米，树皮暗灰色，有纵裂，掌状复叶，花深紫色，核果椭圆形，成熟时黑色。
药材及产地	根皮药用。分布于朝鲜及中国的吉林、黑龙江、辽宁等地。
相 关 研 究	除抗癌外，未发现其他功效的报道。
有 效 成 分	萃取物。

抗癌种类及研究

• 白血病

2012年11月，波兰雅盖隆大学（Jagiellonian University）以 "*Bioactive compounds and antioxidative, antileukemic and anti-MMPs activity of Eleutherococcus species cultivated in Poland*" 为标题在 *Natural Product Communications* 发表论文。对白血病细胞造成凋亡。

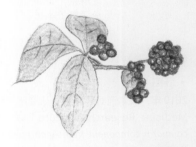

其他补充

需更深入探讨其抗癌作用。辽宁省丹东有家专业从事无梗五加全方位研究开发的高科技企业，目前有五加果茶、五加果汁、五加果酒上市。厂房外写着："发展五加，造福人类"，宣称无梗五加应用领域宽广，前景无限。

一点红

Emilia sonchifolia

 结肠癌　 黑色素瘤

科　　别	菊科，一点红属，一年或多年生草本植物，又名叶下红。
外 观 特 征	高10～40厘米。茎紫红或绿色，光滑无毛，枝柔软，绿色。叶互生，花紫红色，瘦果有棱，具白色冠毛。
药 材 及 产 地	以全草入药。分布于四川、湖南、广东、台湾等地。
相 关 研 究	巴西传统上使用一点红来治疗许多疾病，包括治疗炎性疼痛。
有 效 成 分	萃取物。

抗癌种类及研究

• 黑色素瘤

2016年5月，印度阿玛拉癌症研究中心（Amala Cancer Research Centre）以 "*Evaluation of Antiangiogenic Efficacy of Emilia sonchifolia (L.) DC on Tumor-Specific Neovessel Formation by Regulating MMPs, VEGF, and Proinflammatory Cytokines*" 为标题在 *Intergrative Cancer Therapies* 发表论文。对黑色素瘤特异性血管新生有抑制作用。

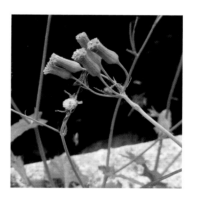

• 结肠癌

2012年，台湾医药大学以 "*Activations of Both Extrinsic and Intrinsic Pathways in HCT 116 Human Colorectal Cancer Cells Contribute to Apoptosis through p53-Mediated ATM/Fas Signaling by Emilia sonchifolia Extract, a Folklore Medicinal Plant*" 为标题在 *Evidence-based Complementary and Alternative Medicine* 发表论文。能使结肠癌细胞凋亡。

其他补充

一点红是具有潜力的大肠癌治疗药物。需从萃取物中找出活性抗癌分子。

草麻黄
Ephedra sinica

黑色素瘤

科　　　别	麻黄科，麻黄属，草本小灌木。
外 观 特 征	茎高20~40厘米，分枝少，小枝对生或轮生，叶鞘状，花苞片红色，种子通常2粒。
药材及产地	以草质茎入药。产地为河北、山西、陕西等地。
相 关 研 究	纽约斯隆-凯特琳癌症中心资料库收录草麻黄，宣称其可能用于气喘、支气管炎、普通感冒、咳嗽、感染，促进排尿，增加力量和耐力，减肥。
有 效 成 分	萃取物。

抗癌种类及研究

• 黑色素瘤

2003年1月，韩国忠南大学（Chungnam National University）以 "*Antiinvasive, antiangiogenic and antitumour activity of Ephedra sinica extract*" 为标题在 *Phytotherapy Research* 发表论文。抑制小鼠黑色素瘤生长。

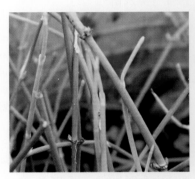

注：图片由阿草伯药用植物园提供

其他补充

未发现中药典籍有关于草麻黄抗癌作用的记载。从萃取物中可进一步探讨其抗癌活性成分。

三枝九叶草
Epimedium sagittatum

肝癌　　前列腺癌　　白血病

科　　　别	小檗科，淫羊藿属，多年生植物，又名淫羊藿。
外 观 特 征	茎细圆柱形，叶对生，复叶，叶片近革质，春季开蜘蛛状花。
药材及产地	以全草入药。大约有50个品种，大部分为中国所特有。分布于中国江西、陕西、湖南及日本等地。
相 关 研 究	美国斯隆－凯特琳癌症中心资料库里，宣称三枝九叶草或许可用于治疗疲劳、骨质疏松、性功能障碍。
有 效 成 分	淫羊藿苷（icariin）， 分子量676.66。

淫羊藿素（icaritin），
分子量368.37。

抗癌种类及研究

• 肝癌

2010年12月，上海交通大学以 "*Icariin, a natural flavonol glycoside, induces apoptosis in human hepatoma SMMC-7721 cells via a ROS/JNK-dependent mitochondrial pathway*" 为标题在 *Cancer Letters* 发表论文。证明了淫羊藿苷的抗肝癌作用。

• 前列腺癌

2007年6月，浙江大学以 "*Antitumoral action of icaritin in LNCaP prostate cancer cells by regulating PEA3/HER2/AR signaling*" 为标题在 *Anti-Cancer Drugs* 发表论文。淫羊藿素具有抗癌功效。

• 肝癌、白血病

2004年1月，高雄医学大学以 "*Cytotoxic effects of Coptis chinensis and Epimedium sagittatum extracts and their major constituents (berberine, coptisine and icariin) on hepatoma and leukaemia cell growth*" 为标题在 *Clinical and Experimental Pharmacology and Physiology* 发表论文。萃取物抑制肝癌和白血病细胞增生。

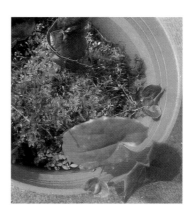

其他补充

一般认为萃取物有壮阳效果。据传牧羊人发现羊群吃了此植物后性活动增加。在大连举办的一场国际会议上，有一家公司发表淫羊藿苷的抗癌功效，动物试验结果明显。

木贼

Equisetum hyemale

白血病

科　　　别	木贼科，木贼属，多年生草本植物。
外 观 特 征	高40～100厘米，根茎粗，节和根有黄棕色长毛。孢子囊穗卵状，盾状孢子叶。
药材及产地	以全草入药。分布于中国东北、华北、西南等地区。
相 关 研 究	能降低甘油三酯和胆固醇，可以拮抗大鼠的高脂血症，而急毒性试验则证明其有低毒性。
有 效 成 分	萃取物。

抗癌种类及研究

• 白血病

2012年11月，陕西师范大学以 "*Cell cycle arrest and cell apoptosis induced by Equisetum hyemale extract in murine leukemia L1210 cells*" 为标题在 *Journal of Ethnopharmacology* 发表论文。抑制白血病细胞增生。

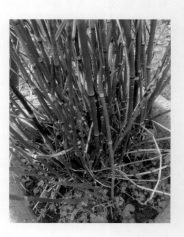

其他补充

1 期望不久能找出萃取物中的有效活性化合物。

2 "木贼，这种草，风吹过时，那声音不知是怎样的，不免发人想象。" 此段是《枕草子》一书中，清少纳言对木贼的音声意象。台中勤美术馆围绕一栋建筑的水沟旁植有木贼。不知风吹过时，是不是真的会发出声音？日本摄影师川岛小鸟曾在此展示他在台湾拍摄的生活影像作品。

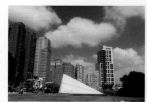
勤美术馆

一年蓬
Erigeron annuus

乳腺癌

科　　　别	菊科，飞蓬属，一年或二年生草本植物。
外 观 特 征	茎有微毛，基生叶呈莲座状，花外层白色，中间黄色。
药材及产地	全草可入药。原产地南美洲，分布于美洲及中国的湖北、河北、吉林等地。
相 关 研 究	从一年蓬叶子分离出的咖啡酸，具有神经保护和抗氧化作用。
有 效 成 分	精油。

抗癌种类及研究

• 乳腺癌

2010年11月，波兰比亚威斯托克医科大学（Medical University of Bialystok）以 "*In vitro antiproliferative and antifungal activity of essential oils from Erigeron acris L. and Erigeron annuus (L.) Pers*" 为标题在 *Zeitschrift fur Naturforschung C, Journal of Biosciences* 发表论文。对乳腺癌细胞具抗增生作用。

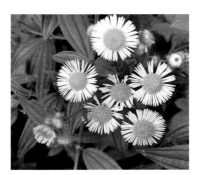

注：图片由阿草伯药用植物园提供

其他补充

需更深入探讨一年蓬的抗癌活性分子。北京园林植保网有篇短文《草坪杂草除草——旋覆花、野胡萝卜、一年蓬》，说明杂草在草坪上时有发生。

短葶飞蓬
Erigeron breviscapus

淋巴瘤

科　　　别	菊科，飞蓬属，多年生草本植物，别名灯盏花。
外 观 特 征	高5～50厘米，根状茎木质，叶集中于基部。花舌状，蓝色或粉紫色。
药材及产地	以全草入药。分布于广西、四川、西藏等地，是中国的特有植物。
相 关 研 究	灯盏花素能抑制饮食诱导的大鼠高胆固醇血症。
有 效 成 分	灯盏花素（scutellarin），分子量462.36。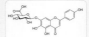

抗癌种类及研究

- 淋巴瘤

2012年12月，苏州大学以 "*Novel function of scutellarin in inhibiting cell proliferation and inducing cell apoptosis of human Burkitt lymphoma Namalwa cells*" 为标题在 *Leukemia & Lymphoma* 发表论文。灯盏花素是潜在的抗淋巴瘤候选药物。

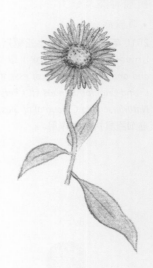

其他补充

灯盏花素有被开发成抗癌药物的潜力。

枇杷

Eriobotrya japonica

 白血病   乳腺癌   口腔癌

科　　　别	蔷薇科，枇杷属，常绿小乔木。
外 观 特 征	高3～4米，叶厚，深绿色，背面有绒毛。
药 材 及 产 地	以叶、果实入药。主产于广东、江苏、浙江等地。
相 关 研 究	具有降血糖、降血脂作用。可当成抗炎剂和止痛剂。
有 效 成 分	萃取物。

抗癌种类及研究

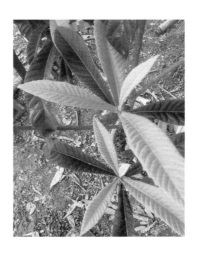

• 白血病

2011年，日本大学（Nihon University）以 "*3-O-(E)-p-coumaroyl tormentic acid from Eriobotrya japonica leaves induces caspase-dependent apoptotic cell death in human leukemia cell line*" 为标题在 *Chemical & Pharmaceutical Bulletin* 发表论文。主要通过线粒体途径，诱导白血病细胞凋亡。

• 乳腺癌

2009年，韩国国立木浦大学（Mokpo National University）以 "*Loquat (Eriobotrya japonica) extracts suppress the adhesion, migration and invasion of human breast cancer cell line*" 为标题在 *Nutrition Research and Practice* 发表论文。能对抗乳腺癌细胞。

• 口腔癌

2000年5月，日本冈山大学（Okayama University）以 "*Polyphenols from Eriobotrya japonica and their cytotoxicity against human oral tumor cell lines*" 为标题在 *Chemical & Pharmaceutical Bulletin* 发表论文。对口腔肿瘤（人体鳞状细胞癌和人唾液腺肿瘤）细胞株具细胞毒性。

其他补充

值得进一步探讨枇杷叶萃取物中的抗癌活性成分。原产于中国，因果子状似琵琶而得名。叶子加上其他成分制成枇杷膏，可祛痰。

刺桐
Erythrina variegata

胃癌

科　　　　别	豆科，刺桐属，落叶乔木。
外 观 特 征	高可达27米，有刺，羽状叶，开红花，黑色荚果串珠状，微弯，种子暗红色。
药材及产地	以干皮、根皮、花、叶入药。原产于亚洲热带及太平洋诸岛。
相 关 研 究	具有抗动脉粥样硬化的活性，可能是由于降血脂和抗炎的影响。也能平稳血糖，降胆固醇，以及防止骨质疏松。
有 效 成 分	美花椒内酯（xanthoxyletin），分子量258.26。

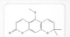

抗癌种类及研究

• 胃癌

2011年，东北师范大学以"*Xanthoxyletin, a coumarin induces S phase arrest and apoptosis in human gastric adenocarcinoma SGC-7901 cells*"为标题在 *Asian Pacific Journal of Cancer Prevention* 发表论文。对胃癌细胞有抗增生作用，值得进一步研究。

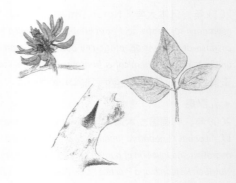

其他补充

是日本宫古岛市的市花，冲绳县的县花。有白花品种，可作为装饰树。美花椒内酯有被开发成抗癌药物的潜力。

刺桐
Erythrina variegata

台湾山豆根
Euchresta formosana

肝癌

科　　　别	豆科，山豆根属，灌木。
外 观 特 征	枝条光滑，羽状复叶，似革质，总状花序，顶生，花萼钟形，花瓣蝶形，荚果含种子一粒。
药材及产地	以根茎及叶入药。分布于中国台湾、印度尼西亚爪哇岛、菲律宾低海拔山区。
相 关 研 究	能抑制血小板凝集以及艾滋病毒复制。
有 效 成 分	萃取物。

抗癌种类及研究

• 肝癌

2007年7月，台湾医药大学以 "Crude extracts of Euchresta formosana radix induce cytotoxicity and apoptosis in human hepatocellular carcinoma cell line (Hep3B)" 为标题在 Anticancer Research 发表论文。证实能抑制肝癌细胞生长。

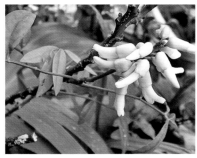

注：图片由阿草伯药用植物园提供

其他补充

有毒。根据阿草伯药用植物园记载，民间服用本植物常发生中毒，皆因服用过量所致。

丁香

Eugenia caryophyllata

白血病

科　　　别	桃金娘科，丁子香属，常绿乔木。
外 观 特 征	高10～20米，叶椭圆形，花蕾起初白色，后转为红色。
药 材 及 产 地	以花蕾入药。原产于印度尼西亚，马达加斯加、印度、巴基斯坦和斯里兰卡也出产。
相 关 研 究	丁香精油可改善记忆、减轻疼痛、抗细菌及抗真菌。
有 效 成 分	丁香酚（eugenol），分子量164.20。

抗癌种类及研究

- 白血病

2005年7月，韩国庆熙大学（Kyung Hee University）以 "*Eugenol isolated from the essential oil of Eugenia caryophyllata induces a reactive oxygen species-mediated apoptosis in HL-60 human promyelocytic leukemia cells*" 为标题在 *Cancer Letters* 发表论文。这是丁香酚抗白血病机制的首次报道。

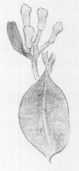

其他补充

丁香酚有被开发成抗癌药物的潜力。花蕾状似钉子，"钉"与"丁"同义，所以称为"丁香"。

丁香 *Eugenia caryophyllata*

卫矛

Euonymus alatus

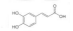
肝癌

科 别	卫矛科，卫矛属，落叶灌木。
外 观 特 征	高1~3米，枝斜出，绿色，叶椭圆形，黄绿色小花，蒴果红紫色，种子褐色。秋天红叶鲜艳。
药 材 及 产 地	以嫩枝入药。分布于中国东北、云南、安徽等地。
相 关 研 究	可减轻糖尿病症状，有糖尿病性肾病保护作用。
有 效 成 分	咖啡酸（caffeic acid），分子量180.16。

E

卫矛
Euonymus alatus

抗癌种类及研究

• 肝癌

2004年11月，韩国东国大学（Dongguk University）以 "*Novel and therapeutic effect of caffeic acid and caffeic acid phenyl ester on hepatocarcinoma cells: complete regression of hepatoma growth and metastasis by dual mechanism*" 为标题在 *FASEB Journal* 发表论文。选择性抑制肝癌细胞。

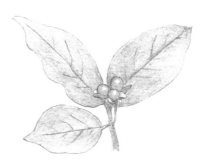

其他补充

1 咖啡酸可开发成抗癌药物。

2 近年发现，最常被使用的抗糖尿病药物二甲双胍（metformin）具有抗癌效果，新发表的抗癌证据急速增加，例如胶质母细胞瘤、肝癌、结肠癌等。此药源自法国紫丁香。动物试验发现它也能延缓老化，2015年美国食品药品监督管理局核准一项临床试验，用来探索此药是否能延长人类寿命。

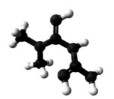
二甲双胍

泽漆
Euphorbia helioscopia

肝癌　　子宫颈癌　　胃癌

科　　　别	大戟科，大戟属，二年生草本植物。
外 观 特 征	高10～30厘米，全株含乳汁，茎紫红色，卵形叶互生，杯状花序，蒴果。
药材及产地	以茎、叶入药。分布于欧亚大陆、北非及中国等地。
相 关 研 究	具有显著的驱虫活性，可用于治疗动物蠕虫感染。
有 效 成 分	大戟苷（euphornin）， 分子量584.69。

抗癌种类及研究

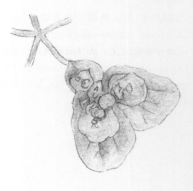

• 肝癌

2012年2月，兰州大学第二医学院以 "*Anticancer potential of Euphorbia helioscopia L extracts against human cancer cells*" 为标题在 *The Anatomial Record: Advances in Integrative Anatomy and Evolutioncory Biology* 发表论文。显著抑制肝癌细胞。

• 肝癌、子宫颈癌、胃癌

1999年2月，中国人民解放军454医院以《泽漆根体外抗肿瘤实验研究》为标题在《中药材》发表论文。对肝癌、子宫颈癌、胃癌细胞抑制率分别为59.8%、66.4%、70.5%，有明显的抗肿瘤活性。

> **其他补充**
>
> 大戟苷是其主要活性成分之一，有被开发成抗癌药物的潜力。

飞扬草
Euphorbia hirta

 乳腺癌   肺癌   结肠癌

科　　　别	大戟科，大戟属，一年生草本植物。
外 观 特 征	高15～50厘米，全株有乳汁，叶对生，花小，淡绿色或紫色，蒴果有短毛，种子四棱形。
药材及产地	以全草入药。分布于中国及东南亚等地。
相 关 研 究	有抗关节炎作用。
有 效 成 分	三萜类。

E

抗癌种类及研究

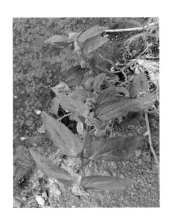

• 乳腺癌

2015年7月，马来西亚理科大学（University Sains Malaysia）以 "*Evaluation of the cytotoxicity, cell-cycle arrest, and apoptotic induction by Euphorbia hirta in MCF-7 breast cancer cells*" 为标题在 *Pharmaceutical Biology* 发表论文。诱导细胞凋亡，可用于治疗乳腺癌。

• 肺癌、结肠癌

2013年9月，菲律宾德拉萨大学（De La Salle University）以 "*Triterpenes from Euphorbia hirta and their cytotoxicity*" 为标题在 *Chinese Journal of Natural Medicines* 发表论文。对非小细胞肺癌和结肠癌细胞具有细胞毒性。

其他补充

飞扬草是东南亚常用的民间植物药。需继续研究，以找出其抗癌活性分子。

甘肃大戟
Euphorbia kansuensis

结肠癌　肝癌

科　　　别	大戟科，大戟属，多年生草本植物。
外 观 特 征	高30～60厘米，根肥厚，圆锥形，有黄色乳汁。茎绿色，叶互生，蒴果三角状，种子圆卵形。
药材及产地	以根入药。产于中国安徽、河南、江苏等地。
相 关 研 究	有抗炎作用。
有 效 成 分	甘肃大戟素。

抗癌种类及研究

• 结肠癌、肝癌

2006年1月，中国药科大学以"*Yuexiandajisu D, a novel 18-nor-rosane-type dimeric diterpenoid from Euphorbia ebracteolata Hayata*"为标题在*Journal of Asian Natural Products Research*发表论文。对结肠癌和肝癌细胞株显示中度的细胞毒性。

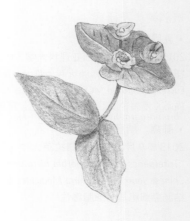

甘遂
Euphorbia kansui

胃癌　　肝癌　　白血病　　肺癌

科　　　别	大戟科，大戟属，多年生草本植物。
外 观 特 征	高25～40厘米，全株含乳汁，叶互生，杯状花序，蒴果圆形。
药材及产地	以根入药。分布于甘肃、山西、陕西、宁夏、河南等地。
相 关 研 究	所含的化合物具有杀日本白蚁及抗线虫活性作用。
有 效 成 分	油酸（oleic acid），分子量282.46。

抗癌种类及研究

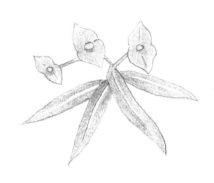

• 肺癌、肝癌

2016年，天津大学以 "*Bioassay-guided Separation of Anti-tumor Components from Euphorbia kansui by Means of Two-dimensional Preparative High Performance Liquid Chromatography and Real-time Cell Analysis*" 为标题在 *Analytical Sciences* 发表论文。所含的4个化合物几乎完全抑制肺癌细胞增生，其中一个对肝癌细胞抑制活性最高。

• 胃癌、肝癌、白血病

2008年2月，甘肃政法学院以 "*Cytotoxic activity of an octadecenoic acid extract from Euphorbia kansui (Euphorbiaceae) on human tumour cell strains*" 为标题在 *The Journal of Pharmacy and Pharmacology* 发表论文。所含油酸显著抑制细胞增生，诱导细胞凋亡和细胞周期阻滞。

其他补充

有毒，是中国香港政府管制的剧毒中药。所含的甘遂素D和甘遂素G对肺癌、肝癌细胞抑制能力很强，可开发成新药。

大戟
Euphorbia pekinensis

子宫颈癌　神经胶质瘤

科　　　别	大戟科，大戟属，多年生草本植物，在日本称为高灯台。
外 观 特 征	高30～90厘米，花黄色，蒴果三棱状球形，茎和叶受损会流出白色汁液。
药材及产地	以根入药，是50种基本中药之一。分布于中国、朝鲜及日本。
相 关 研 究	可抑制艾滋病毒整合酶。
有 效 成 分	二萜类。

抗癌种类及研究

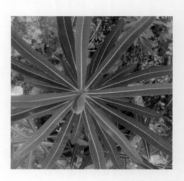

• 子宫颈癌、神经胶质瘤

2011年9月，沈阳药科大学以 "*Two new casbane diterpenoids from the roots of Euphorbia pekinensis*" 为标题在 *Journal of Asian Natural Products Research* 发表论文。显示对子宫颈癌和神经胶质瘤具有中度的细胞毒性。

其他补充

有毒。毒性成分主要为二萜类。未发现中药典籍有大戟抗癌作用的记载。目前南京中医药大学及沈阳药科大学对大戟有较深入的研究。

E

大戟 *Euphorbia pekinensis*

东革阿里
Eurycoma longifolia

 肝癌　 乳腺癌

科　　　别	苦木科，东革阿里属，常绿小乔木。
外 观 特 征	高4~6米，羽状叶，花淡紫红色，果实成熟后为暗红色。
药材及产地	以根、根皮、果实和叶入药。分布于马来西亚和印度尼西亚等地。
相 关 研 究	传统上用于抗疟、壮阳、抗糖尿病、抗微生物和解热，但安全性需进一步确认。
有 效 成 分	宽缨酮（eurycomanone），分子量408.39。

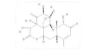

抗癌种类及研究

• 肝癌

2009年6月，马来西亚博特拉大学（University Putra Malaysia）以 "*Eurycomanone induce apoptosis in HepG2 cells via up-regulation of p53*" 为标题在 *Cancer Cell International* 发表论文。对肝癌细胞有细胞毒性，诱导细胞凋亡。

• 乳腺癌

2007年9月，马来西亚国立大学（National University of Malaysia）以 "*F16, a fraction from Eurycoma longifolia jack extract, induces apoptosis via a caspase-9-independent manner in MCF-7 cells*" 为标题在 *Anticancer Research* 发表论文。经由诱导细胞凋亡和抗增生作用，抑制乳腺癌细胞生长。

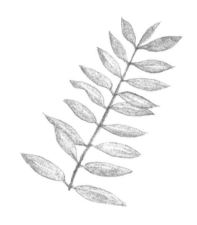

其他补充

宽缨酮有被开发成抗癌药物的潜力。东革阿里与燕窝、锡器并称为马来西亚三大国宝。

东革阿里 *Eurycoma longifolia*

苦荞麦
Fagopyrum tataricum

子宫颈癌

科　　　别	蓼科，荞麦属，一年生草本植物。
外 观 特 征	高30~60厘米，叶三角状，花白色或淡红色，坚果圆锥状。
药材及产地	以根入药。分布于中国东北、四川、云南、欧洲和北美洲等地。
相 关 研 究	抗炎，防止肝炎，也抗高血糖和抗胰岛素抵抗，可治疗糖尿病。
有 效 成 分	tatariside G。

抗癌种类及研究

• 子宫颈癌

2014年7月，福建中医药大学以 "*Effects of tatariside G isolated from Fagopyrum tataricum roots on apoptosis in human cervical cancer HeLa cells*" 为标题在 *Molecules* 发表论文。是对抗子宫颈癌的化疗候选药物。

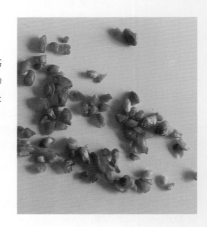

其他补充

重庆人喝的苦荞茶，多由产于四川大凉山的苦荞麦制成。重庆的烤鱼极好吃，为传统名菜。取万州草鱼一条，剖开洗净后平放在铁夹中，置于炉上用木炭烧烤，再盛到专用铁盘中，浇上花椒、辣椒等调味底料，采用先烤后炖的独特烹饪工艺。搭配冰啤，是理想的夜宵。

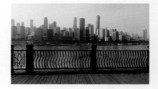

重庆长江边上

何首乌
Fallopia multiflora

乳腺癌　结肠癌

科　　　　别	蓼科，何首乌属，多年生缠绕性草本植物。
外 观 特 征	块状根茎粗壮，叶心形，花黄白色，圆锥花序，瘦果。
药材及产地	以块根、藤茎入药。主产于河南、广西、湖北等地。
相 关 研 究	能促进毛发生长。长期食用会造成肝脏损伤。
有 效 成 分	大黄素（emodin）， 分子量270.24。

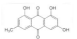

抗癌种类及研究

• 乳腺癌

2011年11月，哈尔滨医科大学第四附属医院以 "Anti-proliferative effect of an extract of the root of Polygonum multiflorum Thunb. on MCF-7 human breast cancer cells and the possible mechanisms" 为标题在 *Molecular Medicine Reports* 发表论文。调节参与细胞周期和凋亡的蛋白表达水平，抑制癌细胞增生，预防乳腺癌。

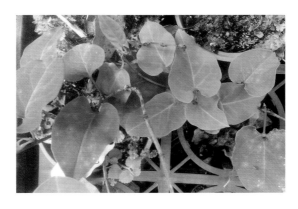

• 结肠癌

2007年5月，韩国科技大学（University of Science and Technology in Korea）以 "Anthraquinones, Cdc25B phosphatase inhibitors, isolated from the roots of Polygonum multiflorum Thunb" 为标题在 *Natural Product Research* 发表论文。所含的大黄素和其他化合物，强烈抑制人结肠癌细胞。

其他补充

未发现中药典籍有关于何首乌抗癌作用的记载，活性成分大黄素有被开发成抗癌药物的潜力。

阿魏
Ferula resina

 前列腺癌　 肺癌

科　　　　别	伞形科，阿魏属，多年生草本植物。
外 观 特 征	花茎粗大，复叶，开黄色小花，复伞形花序。切断根和茎，有乳汁流出，汁干后，称为"阿魏"。
药材及产地	树脂用作草药和辛香料。原产于北非，现在印度和中东地区也有种植。
相 关 研 究	能显著降血糖，并且增加血清中的胰岛素。
有 效 成 分	加蓬酸（galbanic acid），分子量398.49。 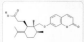

抗癌种类及研究

• 前列腺癌

2012年1月，美国明尼苏达大学（University of Minnesota）以 "*Galbanic acid decreases androgen receptor abundance and signaling and induces G1 arrest in prostate cancer cells*" 为标题在 *International Journal of Cancer* 发表论文。作为前列腺癌预防和治疗的候选药物。

• 肺癌

2011年3月，韩国庆熙大学（Kyung Hee University）以 "*Galbanic acid isolated from Ferula assafoetida exerts in vivo anti-tumor activity in association with anti-angiogenesis and anti-proliferation*" 为标题在 *Pharmaceutical Research* 发表论文。在小鼠中发挥了抗血管生成和抗肺癌活性。

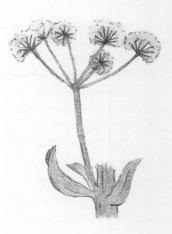

其他补充

有浓烈蒜味，属佛教徒禁食的五辛之一。加蓬酸有被开发成抗癌药物的潜力。

无花果
Ficus carica

黑色素瘤　　胃癌

科　　　别	桑科，榕属，落叶小乔木。
外 观 特 征	外观因见果不见花而得名。花生长于果内，称之为隐头果。
药材及产地	以叶、树脂入药。原产于中东和西亚地区，栽培历史已有五千多年。
相 关 研 究	无花果叶萃取物，对糖尿病大鼠具有明确的降血糖作用，也能降低甘油三酯，增加高密度脂蛋白胆固醇。
有 效 成 分	萃取物。

抗癌种类及研究

• 黑色素瘤

2012年6月，意大利卡拉布里亚大学（University of Calabria）以 "*Evaluation of phototoxic potential of aerial components of the fig tree against human melanoma*" 为标题在 *Cell Proliferation* 发表论文。叶子具有最高的抗增生活性。

• 胃癌

2011年4月，伊朗马赞达拉医科大学（Mazandaran University of Medical Sciences）以 "*The Effect of Fig Tree Latex (Ficus carica) on Stomach Cancer Line*" 为标题在 *Iranian Red Crescent Medical Journal* 发表论文。抑制胃癌细胞增生，对人体正常细胞没有任何细胞毒性作用。

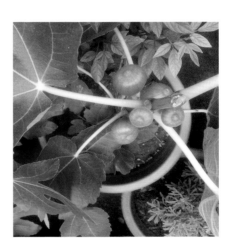

其他补充

可当癌症辅助治疗剂。需进一步从无花果萃取物中确认抗癌活性成分。

榕树
Ficus microcarpa

口腔癌
鼻咽癌　结肠癌　前列腺癌

科　　　别	桑科，榕属，常绿乔木。
外 观 特 征	树干生气根，多且下垂，如长入土中，粗似支柱，卵形叶深绿色，革质，扁球形隐花果，生于叶腋。
药材及产地	气根及叶可入药。分布于印度、菲律宾、马来西亚、中国等地。
相 关 研 究	在南亚，细叶榕被广泛用于治疗2型糖尿病。
有效成分	五环三萜。

抗癌种类及研究

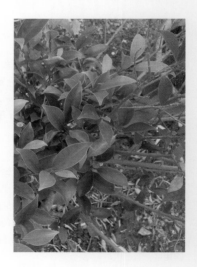

• 前列腺癌

2015年12月，美国威斯康星大学（University of Wisconsin）以"*The pentacyclic triterpenoid, plectranthoic acid, a novel activator of AMPK induces apoptotic death in prostate cancer cells*"为标题在 *Oncotarget* 发表论文。其活性化合物诱导细胞周期停滞，抑制前列腺癌细胞增生。

• 鼻咽癌、口腔癌、结肠癌

2005年2月，台湾"中央研究院"以"*Cytotoxic triterpenes from the aerial roots of Ficus microcarpa*"为标题在 *Phytochemistry* 发表论文。五环三萜化合物对鼻咽癌、口腔癌、结肠癌细胞具显著细胞毒性。

其他补充

未发现中药典籍关于榕树有抗癌作用的记载，所含的五环三萜有被开发成抗癌药物的潜力。流行病学研究表明，二甲双胍治疗的糖尿病患者，癌症发生率低于那些服用其他抗糖尿病药物的患者。榕树含类二甲双胍化合物。

薜荔
Ficus pumila

白血病

科　　　别	桑科，榕属，常绿攀缘或匍匐灌木。
外 观 特 征	茎灰褐色，多分枝，叶椭圆，互生，小花多数，瘦果棕褐色。
药材及产地	以茎、叶入药。分布于中国、日本、印度等地。
相 关 研 究	甲醇萃取物具有镇痛作用和抗炎活性。
有 效 成 分	萃取物。

抗癌种类及研究

• 白血病

2010年12月，西印度大学（The University of the West Indies）以 "*Cytotoxic activity of selected West Indian medicinal plants against a human leukaemia cell line*" 为标题在 *The West Indian Medical Journal* 发表论文。薜荔叶子萃取物对白血病细胞具细胞毒性。

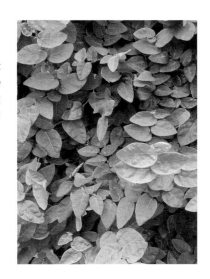

其他补充

爱玉子是薜荔的变种，在中国台湾，它的果实干燥后，种子刮下，加水萃取其凝胶，称为爱玉冻或爱玉子。在新加坡做成冰果冻，称为文头雪。薜荔叶子萃取物应进一步分离出活性化合物。

棱果榕
Ficus septica

乳腺癌

科　　　别	桑科，榕属，常绿乔木，又名大叶榕。
外 观 特 征	大型叶，叶互生，厚纸质，叶表光滑，椭圆形，榕果单生或成对，腋生，扁球形，表面散生白色球形体，表有棱，故称为棱果榕。
药材及产地	以叶、树皮、根入药。产于中国，日本、菲律宾、印度尼西亚也有分布。
相 关 研 究	有免疫调节效果。
有 效 成 分	生物碱。

抗癌种类及研究

• 乳腺癌

2015 年，印度尼西亚加札马达大学（Universitas Gadjah Mada）以 "*Cytotoxic Effect and Constituent Profile of Alkaloid Fractions from Ethanolic Extract of Ficus septica Burm. f. Leaves on T47D Breast Cancer Cells*" 为标题在 *Asian Pacific Journal of Cancer Prevention* 发表论文。生物碱对乳腺癌显示细胞毒性，因此有抗癌活性。

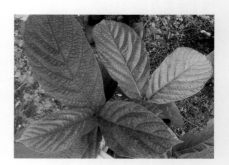

其他补充

中药典籍未发现关于棱果榕有抗癌作用的记载。生物碱可深入研究，开发成抗癌药物。

千斤拔
Flemingia philippinensis

白血病

科　　　　别	豆科，千斤拔属，蔓性半灌木。
外 观 特 征	高1～2米，根锥形，枝有短毛，三出复叶互生，红紫色蝶形花，荚果矩圆形，浅黄色，黑色球形种子。
药 材 及 产 地	以根入药。分布于广东、海南、广西、台湾等地。
相 关 研 究	可降血糖。
有 效 成 分	萃取物。

抗癌种类及研究

• 白血病

1991年，上海医药工业研究院以《蔓性千斤拔化学成分的研究》为标题在《药学学报》发表论文。对白血病细胞有显著细胞毒性。

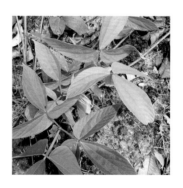

其他补充

1 应确认抗癌活性化合物。抗白血病研究仅此一篇，且年代久远。

2 基立克（Gleevec）为小分子标靶药物，分子量493.60，用于治疗慢性骨髓性白血病、胃肠道基质瘤等癌症。在中国称为"格列卫"。药理机制为抑制引起此症的BCR-ABL蛋白激酶活性，使癌细胞停止生长，并诱导细胞凋亡。

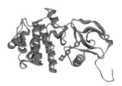
格列卫（红色）抑制
BCR-ABL蛋白激酶（绿色）

球穗千斤拔

Flemingia strobilifera

白血病

科　　　别	豆科，千斤拔属，开花植物。
外 观 特 征	花白色，荚果长椭圆形，种子2粒。
药材及产地	以叶入药。原产于东亚，常见于中国、不丹、印度、尼泊尔等地。
相 关 研 究	乙醇萃取物具有抑制中枢神经系统作用，为潜在的抗痉挛药。
有 效 成 分	萃取物。

抗癌种类及研究

● 白血病

2010年12月，西印度大学（The University of the West Indies）以"*Cytotoxic activity of selected West Indian medicinal plants against a human leukaemia cell line*"为标题在 *The West Indian Medical Journal* 发表论文。球穗千斤拔叶子萃取物对白血病具有细胞毒性，可能是由于植物中的抗氧化成分。

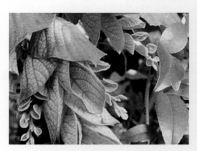

注：图片由阿草伯药用植物园提供

其他补充

应确认萃取物中的抗癌活性化合物。关于球穗千斤拔的抗癌报道仅此一篇。维基百科资料不多。网络"福星花园"提供特写照片，并提到中国台湾有4种千斤拔属植物。百度百科则称为球花千金拔。

一叶萩
Flueggea suffruticosa

 胃癌　 卵巢癌　 乳腺癌

 结肠癌　 肺癌　肝癌

科　　　别	大戟科，白饭树属，落叶灌木，又名叶底珠。
外 观 特 征	高1～3米，茎分枝密，单叶互生，淡黄色小花，蒴果扁球状，熟时红褐色，种子卵形。
药材及产地	以枝叶、花或根入药，是50种基本中药之一。分布在中国、蒙古、俄罗斯、朝鲜、日本。
相 关 研 究	未发现有其他功效的报道。
有 效 成 分	一叶萩碱（securinine），分子量217.26。

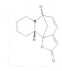

抗癌种类及研究

• 乳腺癌

2014年3月，皖南医学院以 "*Antiproliferative activity and apoptosis-inducing mechanism of L-securinine on human breast cancer MCF-7 cells*" 为标题在 *Die Pharmazie* 发表论文。抗乳腺癌细胞，可开发为抗肿瘤药物。

• 结肠癌

2012年5月，皖南医学院以 "*Virosecurinine induces apoptosis by affecting Bcl-2 and Bax expression in human colon cancer SW480 cells*" 为标题在 *Die Pharmazie* 发表论文。以细胞凋亡模式，导致结肠癌细胞死亡。

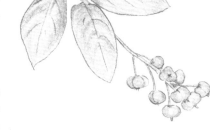

• 肺癌、肝癌、胃癌、结肠癌、卵巢癌

2005年12月，北京协和医学院以 "*Three new podocarpane-type diterpenoids from callus of Securinega suffruticosa*" 为标题在 *Chemical and Pharmaceutical Bulletin* 发表论文。化合物显示出对肺癌、肝癌、胃癌、结肠癌、卵巢癌具有细胞毒性。

其他补充

天然产物是抗肿瘤药物的珍贵来源。一叶萩碱是从一叶萩的叶或根中萃取的天然产物，有被开发成抗癌药物的潜力。

F

一叶萩　*Flueggea suffruticosa*

白饭树
Flueggea virosa

乳腺癌

科　　　别	大戟科，白饭树属，落叶灌木。
外 观 特 征	高1~4米，叶互生，花淡黄色，蒴果近球形，成熟后果皮呈白色，像白饭。
药 材 及 产 地	以叶、根入药。分布于福建、贵州、云南、台湾等地。
相 关 研 究	根所分离出的成分能抗丙型肝炎病毒。
有 效 成 分	生物碱。

抗癌种类及研究

• 乳腺癌

2011年8月，暨南大学以 "*Flueggines A and B, two new dimeric indolizidine alkaloids from Flueggea virosa*" 为标题在 *Organic Letters* 发表论文。显示对人乳腺癌细胞的生长抑制活性。

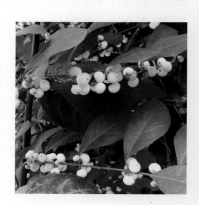

其他补充

1　未找到此生物碱的化学结构。

2　次级代谢物指由生物体产生，不直接涉及生命正常生长、发育或繁殖的有机化合物。不像初级代谢物（如氨基酸、乳酸），缺少次级代谢物不会导致立即死亡。人类利用次级代谢物作为药物、调味品等。它们包括生物碱、萜类（如皂苷）、酚类、抗生素等。

川贝母

Fritillaria cirrhosa

卵巢癌
子宫内膜癌

科　　　别	百合科，贝母属，多年生草本植物。
外 观 特 征	鳞茎由肥厚鳞茎瓣组成，茎高20～45厘米，叶对生，钟状花绿黄色至黄色，具紫色斑纹。
药材及产地	以鳞茎入药。主产于四川、西藏、云南等地。
相 关 研 究	可防气喘，抗呼吸道发炎。
有 效 成 分	萃取物。

抗癌种类及研究

● 卵巢癌、子宫内膜癌

2013年11月，美国马里兰健康科学统一服务大学（Uniformed Services University of the Health Sciences）以"*The Chinese herbs Scutellaria baicalensis and Fritillaria cirrhosa target NFκB to inhibit proliferation of ovarian and endometrial cancer cells*"为标题在 *Molecular Carcinogenesis* 发表论文。显著降低卵巢癌和子宫内膜癌细胞生长。

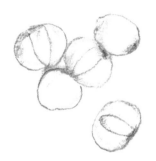

其他补充

川贝枇杷膏含川贝母、枇杷叶、茯苓、薄荷脑、蜂蜜、麦芽糖等十多种成分。至于川贝母是否有止咳作用，尚不清楚。

F

川贝母 *Fritillaria cirrhosa*

平贝母
Fritillaria ussuriensis

 口腔癌 白血病

科　　　别	百合科，贝母属，多年生草本植物。
外 观 特 征	高可达1米，鳞茎扁圆形，具肥厚鳞片，白色，叶对生或互生，花钟形，外面紫色，内面有黄色斑点，葫果卵圆形，具棱线，种子有翅。
药材及产地	以鳞茎入药。主产于中国东北地区。
相 关 研 究	能降血压，有效成分为贝母素。
有 效 成 分	贝母素（verticinone），分子量429.63。

抗癌种类及研究

• 口腔癌

2008年3月，韩国圆光大学（Wonkwang University）以 "*Verticinone induces cell cycle arrest and apoptosis in immortalized and malignant human oral keratinocytes*" 为标题在 *Phytotherapy Research* 发表论文。诱导口腔癌细胞凋亡。

• 白血病

2002年11月，韩国圆光大学（Wonkwang University）以 "*Differentiation-inducing effects of verticinone, an isosteroidal alkaloid isolated from the bulbus of Fritillaria ussuriensis, on human promyelocytic leukemia HL-60 cells*" 为标题在 *Biological & Pharmaceutical Bulletin* 发表论文。能抑制白血病细胞生长。

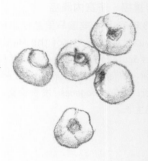

其他补充

贝母素有被开发成抗癌药物的潜力。

蓬子菜
Galium verum

喉癌

科　　　别	茜草科，拉拉藤属，多年生草本植物。
外 观 特 征	高15～40厘米，茎有短柔毛，叶轮生，花小，淡黄色，果小，近球状。
药 材 及 产 地	以全草入药。产于中国黑龙江、吉林、辽宁等地，也分布于日本、朝鲜、欧洲以及美洲北部等地。
相 关 研 究	有抗氧化作用。
有 效 成 分	萃取物。

抗癌种类及研究

• 喉癌

2014年3月，德国维尔茨堡大学（University of Wuerzburg）以
"*Effect of Galium verum aqueous extract on growth, motility and gene expression in drug-sensitive and-resistant laryngeal carcinoma cell lines*"
为标题在 *International Journal of Oncology* 发表论文。对喉癌细胞具细胞毒性。

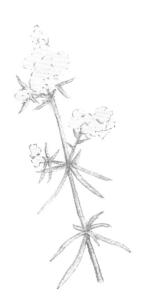

其他补充

未发现中药典籍有关于蓬子菜抗癌作用的记载。有项申请中的专利，首次从茜草科植物蓬子菜的全草中大量制备高含量蓬子菜总黄酮，并证明蓬子菜总黄酮在制备降血糖药物中的应用。然而，目前并无期刊论文报道其抗糖尿病效果。

莽吉柿
Garcinia mangostana

结肠癌　皮肤癌　肝癌

胰腺癌　乳腺癌　前列腺癌
膀胱癌

科　　　别	藤黄科，藤黄属，热带常绿乔木，又名山竹、倒捻子。
外 观 特 征	高7~25米，树冠圆锥形，花为肉质黄色、杂红色和淡粉色，果实球形，粉红或黑紫色果皮厚且硬，果肉为白色瓣状。
药材及产地	以果皮入药。产于马来西亚、新加坡、泰国等热带地区。
相 关 研 究	斯隆-凯特琳癌症中心记载其可能的用途，包括细菌感染、腹泻、真菌感染、发炎、皮肤感染、伤口愈合。
有 效 成 分	倒捻子素（mangostin），分子量410.45。 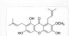

抗癌种类及研究

• 肝癌

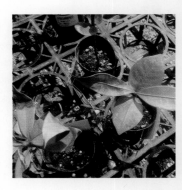

2013年9月，台北医学大学以 "*Antitumour and free radical scavenging effects of γ-mangostin isolated from Garcinia mangostana pericarps against hepatocellular carcinoma cell*" 为标题在 *The Journal of Pharmacy & Pharmacology* 发表论文。倒捻子素是先导化合物，为肝癌候选药物。

• 胰腺癌

2013年6月，延安大学附属医院以 "*α-Mangostin suppresses lipopolysaccharide-induced invasion by inhibiting matrix metalloproteinase-2/9 and increasing E-cadherin expression through extracellular signal-regulated kinase signaling in pancreatic cancer cells*" 为标题在 *Oncology Letters* 发表论文。抑制胰腺癌细胞的侵入和转移。

• 乳腺癌、前列腺癌

2013年6月，美国伊利诺伊大学芝加哥分校（University of Illinois，Chicago）以 "*Polyphenols from the mangosteen (Garcinia mangostana) fruit for breast and prostate cancer*" 为标题在 *Frontiers in Pharmacology* 发表论文。在体外和体内抑制癌细胞增生。

- 膀胱癌

2013 年，美国加利福尼亚大学（University of California）以 "*The effect of gartanin, a naturally occurring xanthone in mangosteen juice, on the mTOR pathway, autophagy, apoptosis, and the growth of human urinary bladder cancer cell lines*" 为标题在 *Nutrition and Cancer* 发表论文。莽吉柿果的倒捻子素是一个多靶向药剂，对膀胱癌具有化学预防特性。

- 结肠癌

2012 年 7 月，马来西亚理科大学（Universiti Sains Malaysia）以 "*In vitro and in vivo anti-colon cancer effects of Garcinia mangostana xanthones extract*" 为标题在 *BMC Complementary and Alternative Medicine* 发表论文。可作为潜在的抗结肠癌候选药物。

- 皮肤癌

2012 年 9 月，澳大利亚弗林德斯大学（Flinders University）以 "*Significant anti-invasive activities of α-mangostin from the mangosteen pericarp on two human skin cancer cell lines*" 为标题在 *Anticancer Research* 发表论文。对人鳞状细胞癌和黑色素瘤表现出抗癌效果，有潜力作为抗皮肤癌药物。

其他补充

榴莲和莽吉柿被视为"夫妻果"，榴莲为"果王"，莽吉柿是"果后"。莽吉柿的抗癌成分主要来自果皮，并非果肉。倒捻子素有被开发成抗癌药物的潜力。

岭南山竹子
Garcinia oblongifolia

肺癌

肝癌

科　　　别	藤黄科，藤黄属，乔木或灌木。
外 观 特 征	高5～15米，叶长圆形，花小，橙黄色或淡黄色，浆果圆球形。
药 材 及 产 地	以树皮入药。分布在越南及中国的广东、广西等地。
相 关 研 究	未发现其他功效的报道。
有 效 成 分	Griffipavixanthone。

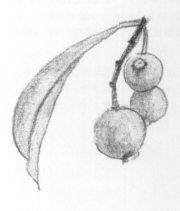

抗癌种类及研究

• 肺癌

2014年1月，华南师范大学以"*Griffipavixanthone from Garcinia oblongifolia champ induces cell apoptosis in human non-small-cell lung cancer H520 cells in vitro*"为标题在*Molecules*发表论文。有潜力成为抗非小细胞肺癌药物。

• 肝癌

2012年8月，香港中文大学以"*Heat shock protein 27 mediates the effect of 1,3,5-trihydroxy-13,13-dimethyl-2H-pyran [7,6-b] xanthone on mitochondrial apoptosis in hepatocellular carcinoma*"为标题在*Journal of Proteomics*发表论文。有效抑制肝癌细胞生长并诱导细胞凋亡。

G

岭南山竹子
Garcinia oblongifolia

大叶藤黄
Garcinia xanthochymus

前列腺癌　　乳腺癌　　肺癌　　结肠癌

科　　　别	藤黄科，藤黄属，又名岭南倒捻子、人面果。
外 观 特 征	高8～20米，树皮灰褐色，叶椭圆形，革质，具光泽，浆果圆球形。
药材及产地	以茎叶入药。原生于印度，分布在中国、喜马拉雅山东部、泰国及缅甸等地。
相 关 研 究	有抗疟原虫作用。
有 效 成 分	藤黄酮E（guttiferone E），分子量602.8。

抗癌种类及研究

• 前列腺癌

2012年1月，沈阳药科大学以"*Xanthones with antiproliferative effects on prostate cancer cells from the stem bark of Garcinia xanthochymus*"为标题在 *Natural Product Communications* 发表论文。藤黄茎皮成分对前列腺癌表现出显著抑制作用。

• 乳腺癌、肺癌

2007年5月，香港赛马会中医药研究院以"*Cytotoxic prenylated phenolic compounds from the twig bark of Garcinia xanthochymus*"为标题在 *Chemistry & Biodiversity* 发表论文。所有化合物呈中度抗乳腺癌和肺癌细胞毒性。

• 结肠癌

2008年8月，美国康涅狄克大学（University of Connecticut）以"*Growth inhibition of colon cancer cells by polyisoprenylated benzophenones is associated with induction of the endoplasmic reticulum response*"为标题在 *International Journal of Cancer* 发表论文。在体外和体内具有抗肿瘤活性，抑制人结肠癌细胞生长。

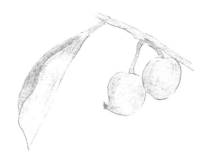

其他补充

藤黄酮E可开发成抗癌药物。

栀子
Gardenia jasminoides

 乳腺癌 口腔癌

科　　　别	茜草科，栀子属，常绿灌木。
外 观 特 征	叶子对生或轮生，叶片翠绿有光泽，春夏开白色花，极芳香，果实椭圆形，红棕色或红黄色，有纵棱。
药材及产地	花、果实、叶和根可入药。产于浙江、江西、福建、台湾等地。
相 关 研 究	栀子果实可萃取出栀子苷，具有降血糖作用。在糖尿病小鼠试验中，被证实是有效的降血糖剂。果实中的藏红花素也有抗高脂血症效果。
有 效 成 分	京尼平（genipin），分子量226.22。

抗癌种类及研究

• 乳腺癌

2012年2月，韩国德成女子大学（Duksung Women's University）以 "*Genipin, a constituent of Gardenia jasminoides Ellis, induces apoptosis and inhibits invasion in MDA-MB-231 breast cancer cells*" 为标题在 *Oncology Reports* 发表论文。能防止乳腺癌转移。

• 口腔癌

2010年12月，韩国全南大学（Chonnam National University）以 "*Dichloromethane fraction from Gardenia jasminoides: DNA topoisomerase 1 inhibition and oral cancer cell death induction*" 为标题在 *Pharmaceutical Biology* 发表论文。抑制口腔癌细胞，诱导细胞凋亡。

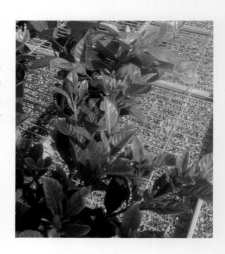

 其他补充

京尼平可作为癌症化学预防剂。重瓣变种大花栀子，枝叶繁茂，花香诱人，是主要的庭院观赏植物。

钩吻
Gelsemium elegans

 肝癌　 卵巢癌　 乳腺癌

科　　　别	马钱科，钩吻属，一年生缠绕性藤本植物，又名断肠草。
外 观 特 征	枝干光滑，叶对生，小花漏斗状，芳香，花冠黄或橙色，有淡红色斑点，蒴果卵形。
药 材 及 产 地	全株可入药。分布于中国、东南亚、印度等地。
相 关 研 究	钩吻含钩吻碱及钩吻素，具有治疗焦虑的效果。
有 效 成 分	钩吻素子（koumine），分子量306.40。

抗癌种类及研究

• 肝癌

2012年3月，暨南大学以《钩吻生物碱单体对肝癌细胞体外抑制作用机制的初步研究》为标题在《中药材》发表论文。钩吻素子明显抑制肝癌细胞增生，通过细胞周期阻滞和激活半胱天冬酶。

• 卵巢癌、乳腺癌

2004年12月，马来西亚国立大学（National University of Malaysia）以 "*A Study of the in vitro cytotoxic activity of Gelsemium elegans using human ovarian and breast cancer cell lines*" 为标题在 *Tropical Biomedicine* 发表论文。对卵巢癌和乳腺癌细胞具强力的细胞毒性。

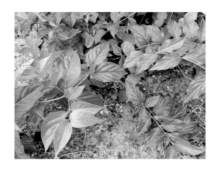

其他补充

有剧毒。为香港"四大毒草"之一，其他三种为洋金花、马钱子和羊角拗。请勿自行购买使用。

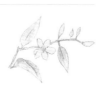

G

钩吻
Gelsemium elegans

银杏
Ginkgo biloba

 肝癌 乳腺癌 前列腺癌

 胰腺癌　卵巢癌　胃癌

科　　　别	银杏科，银杏属，落叶乔木，种子称为白果，又名白果树。
外 观 特 征	高可达40米，叶扇形，淡绿色，秋天变黄，种子卵圆形，因为含有丁酸，闻起来像是腐败的奶油。
药材及产地	以种子、叶入药。原产于中国，现广泛种植于全世界。
相 关 研 究	其他用途包括哮喘、支气管炎、心血管疾病、循环系统疾病、听力损失、记忆力减退、雷诺综合征、性功能障碍、精神压力、耳鸣等。
有 效 成 分	银杏黄素（ginkgetin），分子量566.51。 山奈酚（kaempferol），分子量286.23。 银杏内酯（ginkgolide），分子量424.39。

抗癌种类及研究

• 肝癌

2004年1月，台北医学大学以 "*Effects of Ginkgo biloba extract on cell proliferation and cytotoxicity in human hepatocellular carcinoma cells*" 为标题在 *World Journal of Gastroenterology* 发表论文。银杏黄酮苷、银杏内酯显著抑制肝癌细胞增生，具细胞毒性。

• 乳腺癌

2013年1月，韩国成均馆大学（Sungkyunkwan University）以 "*Chemopreventive effects of Ginkgo biloba extract in estrogen-negative human breast cancer cells*" 为标题在 *Archives of Pharmacal Research* 发表论文。对乳腺癌有预防作用。

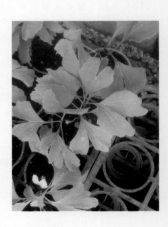

• 前列腺癌

2013年5月，韩国庆熙大学（Kyung Hee University）以 "*Ginkgetin induces apoptosis via activation of caspase and inhibition of survival genes in PC-3 prostate cancer cells*" 为标题在 *Bioorganic & Medicinal Chemistry Letters* 发表论文。是治疗前列腺癌的有效化疗药物。

- 胰腺癌

2008年7月，美国贝勒医学院（Baylor College of Medicine）以"*Ginkgo biloba extract kaempferol inhibits cell proliferation and induces apoptosis in pancreatic cancer cells*"为标题在 *The Journal of Surgical Research* 发表论文。有效抑制胰腺癌细胞增生，诱导细胞凋亡，可作为辅助治疗。

- 卵巢癌

2012年4月，复旦大学以"*Ginkgo May Sensitize Ovarian Cancer Cells to Cisplatin: Antiproliferative and Apoptosis-Inducing Effects of Ginkgolide B on Ovarian Cancer Cells*"为标题在 *Integrative Cancer Therapies* 发表论文。银杏叶萃取物的主要活性成分银杏内酯B，具有抗卵巢癌特性，但对正常卵巢上皮细胞的细胞毒性小。

- 胃癌

2003年11月，扬州大学以"*Therapeutic mechanism of ginkgo biloba exocarp polysaccharides on gastric cancer*"为标题在 *World Journal of Gastroenterology* 发表论文。抑制胃癌细胞增生，诱导肿瘤细胞凋亡。

其他补充

1. 种子有毒，叶则有小毒。因种子繁殖需20～30年才会结果，故称"公孙树"，是说祖父种的树，到孙子辈才能收获。所含有效成分可开发成抗癌药物。

2. 锻冶屋文藏居酒屋位于东京银座五丁目，路两旁种植数层楼高的银杏树，叶子嫩绿，在初夏微风中摆动。

3. 《三峡晚报》2013年报道母女三人吃白果中毒。白果为银杏果实，内含氢氰酸毒素，毒性很强，主要集中在果芯中，医生建议食用时要炒熟并去芯。成人一天食用不能超过15颗，小孩不能超过5颗，5岁以下幼儿禁止食用。

欧活血丹
Glechoma hederacea

 喉癌　 乳腺癌　 结肠癌　 前列腺癌

科　　　别	唇形科，活血丹属，多年生草本植物。
外 观 特 征	高10～20厘米，茎匍匐，节上生根，叶圆肾形，边缘浅裂，花白色。
药材及产地	以全草入药。主要分布于温带和亚热带地区。
相 关 研 究	抗氧化、抗炎作用。
有 效 成 分	萃取物。

抗癌种类及研究

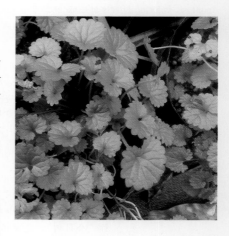

• 喉癌

2014年2月，克罗地亚萨格勒布大学（University of Zagreb）以"*Phytochemical attributes of four conventionally extracted medicinal plants and cytotoxic evaluation of their extracts on human laryngeal carcinoma (HEp2) cells*"为标题在*Journal of Medicinal Food*发表论文。欧活血丹以剂量和时间依赖性方式，降低喉癌细胞生存率。

• 乳腺癌、结肠癌、前列腺癌

2011年6月，韩国忠南大学（Chungnam National University）以"*New sesquiterpene lactones from Glechoma hederacea L. and their cytotoxic effects on human cancer cell lines*"为标题在*Planta Medica*发表论文。对乳腺癌、结肠癌、前列腺癌细胞株有不同程度的细胞毒性。

其他补充

1 中药典籍未发现关于欧活血丹有抗癌作用的记载。抗癌活性化合物需进一步研究其在动物活体内的效果。

2 最初拍摄欧活血丹是在彰化二林的阿草伯药用植物园。"这是什么？"园主那天指着它考了我一下。

皂荚
Gleditsia sinensis

 乳腺癌　 肝癌　 胃癌 结肠癌

 食管癌　子宫颈癌

科　　　别	豆科，皂荚属，落叶乔木或小乔木，又名皂角。
外 观 特 征	高10～30米，树干具分枝棘刺，羽状复叶互生，花冠淡绿或黄白色，木质荚果镰刀形。
药材及产地	以茎皮或根皮、叶、果实、种子、棘刺入药，50种基本草药之一。原产于亚洲，是中国特有植物，分布于中国东北、华南及四川、贵州等地。
相 关 研 究	皂荚中的香树素能刺激葡萄糖摄取，改善胰岛素抵抗，抗高脂血症，减轻动脉粥样硬化。
有 效 成 分	萃取物。

抗癌种类及研究

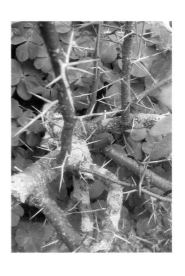

• 胃癌

2013年4月，韩国忠州大学（Chungju National University）以 "*Suppressive effects of an ethanol extract of Gleditsia sinensis thorns on human SNU-5 gastric cancer cells*" 为标题在 *Oncology Reports* 发表论文。抑制胃癌细胞生长，提供治疗胃癌的潜在机制。

• 结肠癌

2010年12月，韩国忠州大学（Chungju National University）以 "*Gleditsia sinensis thorn extract inhibits human colon cancer cells: the role of ERK1/2, G2/M-phase cell cycle arrest and p53 expression*" 为标题在 *Phytotherapy Research* 发表论文。抑制结肠癌细胞增生，可作为潜在的抗癌剂。

• 食管癌

2009年1月，香港理工大学以 "*The inhibitory effect of Gleditsia sinensis on cyclooxygenase-2 expression in human esophageal squamous cell carcinoma*" 为标题在 *International Journal of Molecular Medicine* 发表论文。可作为新型的食管癌防癌剂，辅助传统癌症治疗。

• 子宫颈癌

2006年1月，西北农林科技大学以《皂角刺对小鼠子宫颈癌U14的生长抑制及对增殖细胞核抗原和p53表达的影响》为标题在《中国中药杂志》发表论文。显著降低小鼠子宫颈癌肿瘤的重量，延长寿命。

• 乳腺癌、肝癌、食管癌

2002年，香港理工大学以 "*Antiproliferative activity of the extract of Gleditsia sinensis fruit on human solid tumour cell lines*" 为标题在 *Chermotherapy* 发表论文。皂荚果实萃取物具有细胞毒性，并能诱导人实体肿瘤细胞凋亡。

珊瑚菜
Glehnia littoralis

乳腺癌

科　　　别	伞形科，珊瑚菜属，多年生草本植物，又名北沙参。
外 观 特 征	高5～25厘米，全株密披灰白柔毛，根细柱形，茎直立，羽状复叶，卵圆形小叶，花白色，果球形。
药材及产地	以根入药。分布在朝鲜、日本、俄罗斯以及中国的福建、广东、山东、台湾等地。
相 关 研 究	东方医学广泛用在治疗咳嗽、发热、脑卒中等疾病。
有 效 成 分	萃取物。

抗癌种类及研究

● 乳腺癌

2015年，菲律宾洛斯巴诺斯大学（University of the Philippines Los Banos）以 "*Glehnia littoralis Root Extract Induces G0/G1 Phase Cell Cycle Arrest in the MCF-7 Human Breast Cancer Cell Line*" 为标题在 *Asian Pacific Journal of Cancer Prevention* 发表论文。热水萃取物抑制乳腺癌细胞增生，有潜力成为乳腺癌化疗或预防剂。

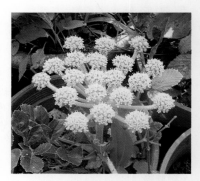

注：图片由阿草伯药用植物园提供

其他补充

根据日本2014年版《生药单》一书，珊瑚菜，又名滨防风，滨防风属名 Glehnia 来自俄罗斯植物学家 Peter von Glehn，由当时与他在桦太进行植物化石探索的另一名植物学家所命名。种小名 littoralis 来自拉丁语 litus "海滨"，作为形容词，因多自生于海滨沙地。

毛果算盘子
Glochidion eriocarpum

 白血病　 结肠癌　 乳腺癌　 卵巢癌

科　　　别	大戟科，算盘子属，常绿灌木植物。
外 观 特 征	高1～5米，小枝有淡黄色柔毛，叶卵形，花淡黄绿色，橘红色蒴果扁球状。
药材及产地	以根及叶入药。分布于江苏、福建、云南、台湾及越南等地。
相 关 研 究	未发现有其他功效的报道。
有 效 成 分	皂苷。

G

抗癌种类及研究

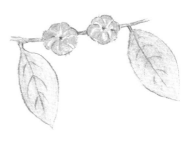

• 白血病、结肠癌

2012年1月，韩国忠南大学（Chungnam National University）以 "*Cytotoxic oleane-type triterpene saponins from Glochidion eriocarpum*" 为标题在 *Archives of Pharmacal Research* 发表论文。对白血病、结肠癌细胞具细胞毒性。

• 白血病、结肠癌、乳腺癌、卵巢癌

2009年1月，越南科学技术研究院（Vietnam Academy of Science and Technology）以 "*New triterpenoid saponins from Glochidion eriocarpum and their cytotoxic activity*" 为标题在 *Chemical & Pharmaceutical Bulletin* 发表论文。对白血病、结肠癌、乳腺癌和卵巢癌细胞表现出显著的细胞毒性。

毛果算盘子 *Glochidion eriocarpum*

鹿角草
Glossocardia bidens

肺癌　　乳腺癌　　肝癌

科　　　别	菊科，鹿角草属，多年生草本植物。
外 观 特 征	高15～30厘米，有纺锤状根，茎自基部分枝，基生叶密集，羽状深裂，舌状花，花冠黄色，瘦果黑色，扁平，线形。
药材及产地	全草入药。分布于广东、福建、台湾以及菲律宾、马来西亚等地。
相 关 研 究	具有护肝、抗氧化、抗微生物、抗炎、抗病毒活性。
有 效 成 分	Glossogin，分子量不详。　木犀草素 luteolin，分子量286.24。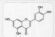

抗癌种类及研究

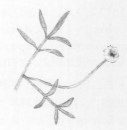

• 肺癌

2008年12月，高雄医学大学以 "*Glossogin, a novel phenylpropanoid from Glossogyne tenuifolia, induced apoptosis in A549 lung cancer cells*" 为标题在 *Food and Chemical Toxicology* 发表论文。通过增殖抑制和诱导细胞凋亡，对肺癌细胞具有潜在的抗癌活性。

• 乳腺癌、肝癌、肺癌

2005年7月，高雄医学大学以 "*Antioxidant activity, cytotoxicity, and DNA information of Glossogyne tenuifolia*" 为标题在 *Journal of Agricultural and Food Chemistry* 发表论文。所含的木犀草素能抑制肝癌细胞生长，其他成分则对乳腺癌、肝癌、肺癌细胞有细胞毒性作用。

其他补充

1 木犀草素可开发成抗癌药物。

2 本书共同作者刘大智教授特别指出，在台湾南部有些癌症患者会使用包括中草药的另类医疗，其中常被推荐的是鹿角草（Glossogyne tenuifolia）。但是台湾有一种有毒植物绿珊瑚（Euphorbia tirucalli）在民间也被称为鹿角草。

甘草
Glycyrrhiza uralensis

 胃癌　 肺癌　 前列腺癌　 乳腺癌　 肝癌

科　　　别	豆科，甘草属，多年生草本植物，又名乌拉尔甘草。
外 观 特 征	高30～70厘米，根茎圆柱状，羽状复叶，夏季开紫色蝶状花，荚果成镰刀状，有黄褐色刺状腺毛，种子扁圆形。
药材及产地	以根及根茎入药，为50种基本中药之一。产于山西、甘肃和新疆地区。
相 关 研 究	可能用于支气管炎、胸闷、便秘、胃肠道疾病、肝炎、发炎、更年期症状、微生物感染、消化性溃疡、原发性肾上腺皮质功能不全、前列腺癌。
有 效 成 分	异甘草素（isoliquiritigenin），分子量256.25。

光甘草定（glabridin），
分子量324.3。

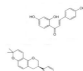

甘草
Glycyrrhiza uralensis

抗癌种类及研究

• 胃癌

2011年3月1日，复旦大学以"*Licochalcone A inhibits growth of gastric cancer cells by arresting cell cycle progression and inducing apoptosis*"为标题在 *Cancer Letters* 发表论文。甘草对胃癌细胞有抗癌作用，甘草查尔酮A可用于治疗胃癌。

• 肺癌

2011年12月，高雄医学大学医院以"*Glabridin inhibits migration, invasion, and angiogenesis of human non-small cell lung cancer A549 cells by inhibiting the FAK/rho signaling pathway*"为标题在 *Integrative Cancer Therapies* 发表论文。降低肺癌细胞的转移和侵入，可成为新的抗癌药物。

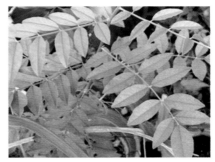

注：图片由阿草伯药用植物园提供

• 前列腺癌

2010年9月，韩国翰林大学（Hallym University）以"*Hexane-ethanol extract of Glycyrrhiza uralensis containing licoricidin inhibits the metastatic capacity of DU145 human prostate cancer cells*"为标题在 *The British Journal of Nutrition* 发表论文。甘草有抗癌作用，诱导前列腺癌细胞凋亡。

• 乳腺癌

2011年2月，高雄医学大学以"*Glabridin, an isoflavan from licorice root, inhibits migration, invasion and angiogenesis of MDA-MB-231 human breast adenocarcinoma cells by inhibiting focal adhesion kinase/Rho signaling pathway*"为标题在*Molecular Nutrition & Food Research*发表论文。甘草黄酮可成为一种新的抗癌药物，以抗转移、抗侵入和抑制血管新生等三种不同方式治疗乳腺癌。

• 肝癌

2001年9月，韩国江原大学（Kangwon National University）以"*Effect of the extracts from Glycyrrhiza uralensis Fisch on the growth characteristics of human cell lines: Anti-tumor and immune activation activities*"为标题在*Cytotechnology*发表论文。甘草调节免疫活性，抑制人肝癌细胞。

其他
补充

1 日本的甘草主要从中国进口，几年前中国政府有出口禁令。异甘草素与甘草黄酮有被开发成抗癌药物的潜力。

2 公元前1600年，埃及莎草纸上首次描述癌症和手术治疗。公元前400年，希腊医师希波克拉底描述数种癌症。公元1世纪，癌症（cancer）一词为罗马学者凯尔苏斯译自希腊文。1775年英国外科医生波特发现烟囱清扫工常患有阴囊癌。1902年德国动物学家勃法瑞提出癌症的遗传基础。美国癌症学会创立于1913年。1968年，EB病毒被确定为人癌症病毒。1971年美国签署"对癌宣战"联邦法案。

胧月

Graptopetalum paraguayense

肝癌

科　　　别	景天科，风车草属，多年生多肉植物，又名宝石花。
外 观 特 征	叶色淡紫或灰绿，叶片厚实似汤匙，外形似莲花，花梗自叶腋中抽出，穗状花序，花冠先端黄色。
药材及产地	以叶入药。原产于墨西哥，现分布于全世界。台湾胧月可能由荷兰人引进。
相 关 研 究	有抗氧化效果。
有 效 成 分	萃取物。

抗癌种类及研究

• 肝癌

2015 年 4 月，阳明大学以 "*Evaluation of the medicinal herb Graptopetalum paraguayense as a treatment for liver cancer*" 为标题在 *PLoS One* 发表论文。胧月萃取物能抑制肝脏肿瘤生长，因此，所含化合物可能可以治疗肝癌。

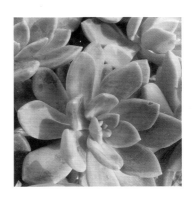

其他补充

中药典籍未发现关于胧月有抗癌作用的记载，需纯化并确认其活性抗癌化合物。

绞股蓝
Gynostemma pentaphyllum

 白血病 肝癌 胶质瘤

 口腔癌 食道癌 结肠癌 前列腺癌

科　　　别	葫芦科，绞股蓝属，草质攀缘植物，又名七叶胆，日文称为甘茶蔓。
外 观 特 征	茎细，叶鸟足状，有5～7小叶，花白色或淡绿色，果实圆球形，含种子2粒。
药材及产地	以全草入药。产于中国、日本、东南亚各国。
相 关 研 究	能改善2型糖尿病患者的胰岛素敏感性。含有强效的抗肥胖成分。
有 效 成 分	绞股蓝皂苷（gypenoside），分子量917.12。

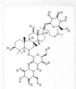

抗癌种类及研究

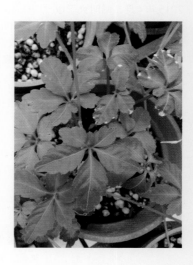

• 结肠癌、食管癌

2013年7月，陕西师范大学以"*Antiproliferation and anti-migration induced by gypenosides in human colon cancer SW620 and esophageal cancer Eca-109 cells*"为标题在 *Human & Experimental Toxicology* 发表论文。临床上可应用于结肠癌和食管癌治疗。

• 口腔癌

2012年6月，台湾医药大学以"*Gypenosides suppress growth of human oral cancer SAS cells in vitro and in a murine xenograft model: the role of apoptosis mediated by caspase-dependent and caspase-independent pathways*"为标题在 *Integrative Cancer Therapies* 发表论文。在体外和体内对人口腔癌细胞诱导凋亡。

• 前列腺癌

2011年10月，奇美医学中心以"*Antiproliferation effect and apoptosis mechanism of prostate cancer cell PC-3 by flavonoids and saponins prepared from Gynostemma pentaphyllum*"为标题在 *Journal of Agricultural and Food Chemistry* 发表论文。可能通过内在的线粒体途径，诱导前列腺癌细胞凋亡。

G

绞股蓝
Gynostemma pentaphyllum

- 白血病

2011年9月，台湾医药大学以"*Molecular evidence of anti-leukemia activity of gypenosides on human myeloid leukemia HL-60 cells in vitro and in vivo using a HL-60 cells murine xenograft model*"为标题在 *Phytomedicine* 发表论文。绞股蓝皂苷诱导白血病细胞周期阻滞和细胞凋亡。

- 肝癌

2010年12月，辅仁大学以"*Preparative chromatography of flavonoids and saponins in Gynostemma pentaphyllum and their antiproliferation effect on hepatoma cell*"为标题在 *Phytomedicine* 发表论文。对肝癌细胞具抗增生作用。

- 胶质瘤

2010年7月，德国马格德堡大学（Otto-von-Guericke University）以"*Selective induction of apoptosis in glioma tumour cells by a Gynostemma pentaphyllum extract*"为标题在 *Phytomedicine* 发表论文。在体外有抗胶质瘤细胞的效果。

其他
补充

绞股蓝皂苷分子量较大，口服后生物可用性也许不佳，或许可开发成注射剂。

黄花风铃木
Handroanthus chrysanthus

 膀胱癌　 肺癌　 结肠癌　 前列腺癌

 黑色素瘤　 口腔癌　 白血病　 肝癌

科　　　　别	紫葳科，风铃木属，乔木。
外 观 特 征	高10～20米，开粉红色花。
药材及产地	根、树皮、叶可入药。原产于南美洲热带雨林，从墨西哥至阿根廷都有分布。
相 关 研 究	有抗炎、抗忧郁、抗溃疡、止痛、减重、防脂肪肝作用。
有 效 成 分	β-拉帕醌 β-lapachone，分子量242.26。

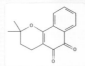

抗癌种类及研究

• 黑色素瘤

2016年2月，韩国全北国立大学（Chonbuk National University）以 "*β-lapachone suppresses the proliferation of human malignant melanoma cells by targeting specificity protein 1*" 为标题在 *Oncology Reports* 发表论文。显著诱导细胞凋亡和抑制黑色素瘤细胞。

• 口腔癌

2015年，韩国全北国立大学（Chonbuk National University）以 "*Downregulation of Sp1 is involved in β-lapachone-induced cell cycle arrest and apoptosis in oral squamous cell carcinoma*" 为标题在 *International Journal of Oncology* 发表论文。β-拉帕醌可成为抗口腔癌的候选药物。

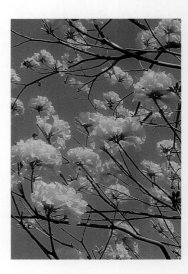

• 白血病

2010年6月，韩国国立济州大学（Jeju National University）以 "*Beta-lapachone (LAPA) decreases cell viability and telomerase activity in leukemia cells: suppression of telomerase activity by LAPA*" 为标题在 *Journal of Medicinal Food* 发表论文。β-拉帕醌有直接的细胞毒性作用，并使白血病细胞丧失端粒酶活性。

• 肝癌

2006年，韩国东义大学（Dong-Eui University）以 "*Beta-lapachone, a quinone isolated from Tabebuia avellanedae, induces apoptosis in HepG2 hepatoma cell line through induction of Bax and activation of caspase*" 为标题在 *Journal of Medicinal Food* 发表论文。β-拉帕醌为肝癌的潜在化学预防剂。

H

黄花风铃木 *Handroanthus chrysanthus*

• 膀胱癌

2006年3月，韩国科学院（Korea Science Academy）以 "*beta-lapachone induces growth inhibition and apoptosis in bladder cancer cells by modulation of Bcl-2 family and activation of caspases*" 为标题在 *Experimental Oncology* 发表论文。诱导膀胱癌细胞凋亡。

• 肺癌

2005年4月，韩国东义大学（Dong-Eui University）以 "*Growth inhibition of A549 human lung carcinoma cells by beta-lapachone through induction of apoptosis and inhibition of telomerase activity*" 为标题在 *International Journal of Oncology* 发表论文。发现β-拉帕醌抗肺癌的可能分子机制。

• 结肠癌

2003年11月，韩国东义大学（Dong-Eui University）以 "*beta-Lapachone-induced apoptosis is associated with activation of caspase-3 and inactivation of NF-kappaB in human colon cancer HCT-116 cells*" 为标题在 *Anti-Cancer Drugs* 发表论文。抗结肠癌细胞。

• 前列腺癌

2003年3月，韩国东义大学（Dong-Eui University）以 "*Suppression of human prostate cancer cell growth by beta-lapachone via down-regulation of pRB phosphorylation and induction of Cdk inhibitor p21 (WAF1/CIP1)*" 为标题在 *Journal of Biochemistry and Molecular Biology* 发表论文。β-拉帕醌对前列腺癌有抗增生作用。

其他补充

树皮经干燥、粉碎，做成带苦味的茶，称为拉帕茶。在"黄色花海"一文中，根据种苗改良场所述，风铃木有黄花、洋红、紫红等种类，其中黄花风铃木最好照顾，病虫害少，是中国台湾空污防治计划树种，可见于台中以南地区。

哈佛大学帕迪教授研究黄花风铃木，发现了抗癌活性成分 β-拉帕醌。美国人最爱草。社区、院子、学校、公路旁，每处能长

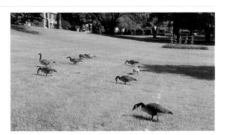

波士顿高中校园

草的地方都洒水施肥割草，细心照顾。草在美国文化中占据了重要的一部分，把草养好或许是一种荣耀。推着割草机，突然闻到熟悉的芥科植物气味，原来不知何时掉落芝麻菜（arugula）种子，长出一小丛。它通常用来做沙拉，配上杏仁，淋上蔓越莓口味酱汁，相当清爽。

螃蟹草（crab grass）于春夏时节入侵草地，迅速蔓延，一直要到天气转凉才干枯消失。但是土里的种子，隔年春天仍会萌芽、生长，跟癌细胞一样。癌症可以化疗，也可以手术。用螺丝刀挖掉是对付螃蟹草的精确外科手术。

姜花
Hedychium coronarium

肺癌　　神经母细胞瘤　　乳腺癌　　子宫颈癌

科　　　别	姜科，姜花属，多年生草本植物。
外 观 特 征	高1～2米，根状茎肥厚，似姜，单叶互生，长椭圆形，花白色，似蝴蝶，芳香，蒴果长椭圆形，橘红色，种子卵形。
药材及产地	以根茎及果实入药。原产于印度，分布于中国及东南亚各国。
相 关 研 究	花有保护肝脏效果。
有 效 成 分	二萜类。

抗癌种类及研究

• 肺癌、神经母细胞瘤、乳腺癌、子宫颈癌
2010年12月，印度化工科技研究院（Indian Institute of Chemical Technology）以 "*Two new cytotoxic labdane diterpenes from the rhizomes of Hedychium coronarium*" 为标题在 *Bioorganic & Medicinal Chemistry Letters* 发表论文。可对抗肺癌、神经母细胞瘤、乳腺癌、子宫颈癌细胞。

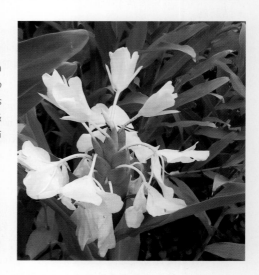

其他补充

1 古巴的国花。中药典籍未发现关于姜花有抗癌作用的记载。值得进一步探讨其抗癌活性化合物。

2 南投微热山丘以生产土凤梨酥闻名，沿着小路到帐篷区，可见到短墙边种满了姜花。期待夏季花开。

白花蛇舌草
Hedyotis diffusa

肝癌

肺癌

白血病

乳腺癌

大肠癌
结肠癌

科　　　别	茜草科，耳草属，一年生草本植物。
外 观 特 征	高15～50厘米，根细长，叶对生，无柄，叶片线形，花单生或成对生于叶腋，花白色，漏斗形，蒴果，种子棕黄色，细小，具3个棱角。
药 材 及 产 地	以带根全草入药。分布于中国、尼泊尔、日本等地。
相 关 研 究	用于肝炎、蛇咬伤、关节炎、高胆固醇血症。
有 效 成 分	熊果酸（ursolic acid），分子量456.7。

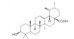

抗癌种类及研究

• 白血病

2013年6月，中国医科大学附属盛京医院以"2-hydroxy-3-methylanthraquinone from Hedyotis diffusa Willd induces apoptosis in human leukemic U937 cells through modulation of MAPK pathways"为标题在 Archives of Pharmacal Research 发表论文。发现水萃取物能诱导癌细胞凋亡。

• 乳腺癌

2010年2月，沈阳药科大学以"Methylanthraquinone from Hedyotis diffusa WILLD induces Ca(2+)-mediated apoptosis in human breast cancer cells"为标题在 Toxicology in Vitro 发表论文。甲基蒽醌表现出强大的抗乳腺癌细胞活性。

• 大肠癌

2013年2月，福建中医药大学以"Hedyotis diffusa Willd extract suppresses Sonic hedgehog signaling leading to the inhibition of colorectal cancer angiogenesis"为标题在 International Journal of Oncology 发表论文。在体内和体外抑制大肠癌细胞生长，在体内抑制肿瘤血管生成。

• 结肠癌、肝癌、肺癌

2011年，台湾医药大学以"Clarification of the phenotypic characteristics and anti-tumor activity of Hedyotis diffusa"为标题在 The American Journal of Chinese Medicine 发表论文。熊果酸对结肠癌、肝癌和肺癌细胞株的生长有显著抑制作用，诱导细胞凋亡。

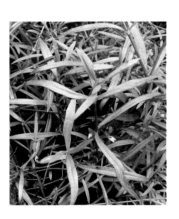

其他补充

网络上可查到搭配的抗癌中药，白花蛇舌草和半枝莲，的确有抗癌效果。有些传统偏方因为没有提供科学证据，令人半信半疑。科学研究证实白花蛇舌草是有效的抗癌中药。

山芝麻
Helicteres angustifolia

胃癌
结肠直肠癌

骨肉瘤

科　　　别	梧桐科，山芝麻属，小灌木。
外 观 特 征	高50～120厘米，全株有灰色短毛，叶互生，花小，淡紫红色，蒴果长圆形。
药材及产地	以根或全株入药。分布于江西、福建、广东及西南地区等。
相 关 研 究	山芝麻分离出的成分，具有抗乙型肝炎病毒活性。
有 效 成 分	三萜类。

抗癌种类及研究

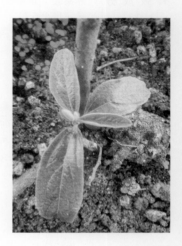

• 骨肉瘤

2016年3月，日本筑波大学（University of Tsukuba）以 "*Functional Characterisation of Anticancer Activity in the Aqueous Extract of Helicteres angustifolia L. Roots*" 为标题在 *PLoS One* 发表论文。引起骨肉瘤细胞生长停滞及凋亡，在异种移植肿瘤裸鼠体内，能抑制肿瘤生长和肺转移，且对动物无毒性。

• 结肠直肠癌、胃癌

2008年4月，高雄海洋科技大学以 "*Cytotoxic triterpenoids from the root bark of Helicteres angustifolia*" 为标题在 *Chemistry & Biodiversity* 发表论文。对人结肠直肠癌和胃癌具细胞毒性。

其他补充

未发现中药典籍有关于山芝麻抗癌作用的记载。期待有更深入的研究。

大尾摇
Heliotropium indicum

黑色素瘤　卵巢癌

科　　　别	紫草科，天芥菜属，一年生草本植物。
外 观 特 征	高15～50厘米，叶对生或互生，卵形，花浅蓝色，5个裂片，核果卵形。
药 材 及 产 地	以全草入药。分布于台湾、云南、广东、福建等地。
相 关 研 究	在印度完成临床一期试验。
有 效 成 分	大尾摇碱–N–氧化物（indicine-N-oxide），分子量315.36。

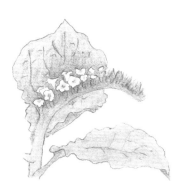

抗癌种类及研究

• 黑色素瘤、卵巢癌

1982年7月，美国西奈山伊坎医学院（Mt. Sinai School of Medicine）以 "*Phase I study of indicine N-oxide in patients with advanced cancer*" 为标题在 *Cancer Treatment Report* 发表论文。大尾摇在阿育吠陀医学（世界上最古老的有记载的综合医学体系）中被广泛使用。患者没有完全反应或部分反应，有一例皮肤黑色素瘤和另一例卵巢癌有持续2个月的改善。

其他补充

有毒。所含的大尾摇碱氧化物对肝细胞和骨髓细胞有严重毒性。最早的一篇大尾摇抗癌报道发表于1976年。

印度菝葜
Hemidesmus indicus

 白血病　 肝癌　 结肠癌　 乳腺癌

H

科　　　别	夹竹桃科，印度菝葜属，匍匐缠绕或半直立灌木。
外 观 特 征	根木质，带有芳香味，叶对生，花外绿内紫。
药材及产地	以根、叶入药。主要做成饮料或药用。分布于印度。
相 关 研 究	萃取物有抗关节炎的作用，此研究结论由印度巴罗达大学提出。
有 效 成 分	萃取物。

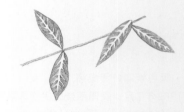

抗癌种类及研究

• 肝癌、乳腺癌、结肠癌、白血病

2015年6月，意大利卡拉布里亚大学（University of Calabria）以 "*Inhibition of Cancer Cell Proliferation and Antiradical Effects of Decoction, Hydroalcoholic Extract, and Principal Constituents of Hemidesmus indicus R. Br*" 为标题在 *Phytotherapy Research* 发表论文。对肝癌、乳腺癌、结肠癌、白血病细胞有抗增生效果。

• 白血病

2013年5月，意大利博洛尼亚大学（Alma Mater Studiorum-University of Bologna）以 "*Hemidesmus indicus induces apoptosis as well as differentiation in a human promyelocytic leukemic cell line*" 为标题在 *Journal of Ethnopharmacology* 发表论文。为强大的抗白血病活性提供了临床证据。

 其他补充

需进一步试验以确定其在动物体内的抗癌潜力。
中药典籍未记载印度菝葜。

木槿
Hibiscus syriacus

肺癌　　乳腺癌

科　　　　别	锦葵科，木槿属，落叶灌木。
外 观 特 征	高3～4米，小枝密生绒毛，叶互生，花钟形，淡紫色，蒴果长椭圆形，种子灰褐色。
药材及产地	以花、叶、茎皮或根皮、果实、根入药。原生地可能在亚洲，分布于中国等地。
相 关 研 究	从木槿中也可萃取得到抗真菌化合物。
有 效 成 分	白桦脂醇（betulin）， 分子量442.73。 白桦脂酸betulinic acid， 分子量456.71。

抗癌种类及研究

• 乳腺癌

2015年3月，台湾医学院以"*The triterpenoids of Hibiscus syriacus induce apoptosis and inhibit cell migration in breast cancer cells*"为标题在 *BMC Complementary and Alternative Medicine* 发表论文。白桦脂醇及白桦脂酸是抗乳腺癌细胞活性化合物。

• 肺癌

2008年，台湾医学院以"*The extract of Hibiscus syriacus inducing apoptosis by activating p53 and AIF in human lung cancer cells*"为标题在 *The American Journal of Chinese Medicine* 发表论文。在体外和体内表现出对肺癌细胞的毒性。

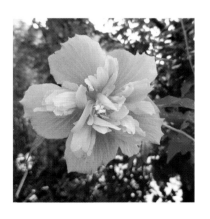

其他补充

木槿花是韩国的国花，在韩国称为无穷花，出现于国徽及国歌里。在美国称为"雪伦玫瑰"。

沙棘
Hippophae rhamnoides

 肝癌　 乳腺癌

科　　　别	胡颓子科，沙棘属，落叶灌木。
外 观 特 征	高1~5米，叶近对生，浆果圆形，黄色或橙色。
药材及产地	以果实入药。分布于中亚干旱地区。
相 关 研 究	含有沙棘黄酮和多种生物活性成分，对心血管疾病有预防作用。
有 效 成 分	异鼠李素（isorhamnetin）， 分子量316.26。

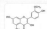

抗癌种类及研究

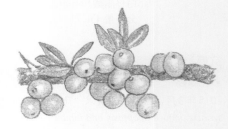

• 肝癌

2006年9月，华东理工大学以"*In vitro anti-tumor activity of isorhamnetin isolated from Hippophae rhamnoides L. against BEL-7402 cells*"为标题在 *Pharmacological Research* 发表论文。这是异鼠李素对人肝癌细胞具毒性的第一篇报道。

• 乳腺癌

2005年4月，华东师范大学以《沙棘籽渣黄酮诱导人乳腺癌细胞凋亡相关基因的表达谱变化》为标题在《癌症》发表论文。引起乳腺癌细胞凋亡。

其他补充

可生长在高盐分和干燥沙地，需要充足日照，中国西北部大量种植沙棘，用于沙漠绿化。新疆维吾尔自治区林业厅刊载《小小沙棘果，绿色大产业》一文。阿勒泰凭借自然地理气候特点，成为大果沙棘的主要产区。阿勒泰地区将被打造成中国的"沙棘之都"。异鼠李素有望开发成抗癌药物。

蕺菜
Houttuynia cordata

 肺癌　 白血病　 乳腺癌　 大肠癌

科　　　别	三白草科，蕺菜属，多年生草本植物。
外 观 特 征	全株有腥臭味，高20～80厘米，伏地蔓生，叶对生，顶端有穗状花序，花小，夏季开，苞片4片，白色花瓣状。
药材及产地	以带根全草入药。原产于日本、韩国、中国和东南亚各国。
相 关 研 究	能抗冠状病毒和登革热病毒，抗炎，抗氧化。
有 效 成 分	鱼腥草素（houttuynin），分子量198.30。

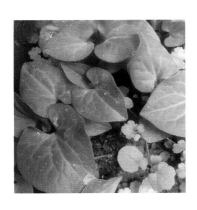

抗癌种类及研究

• 肺癌

2013年3月，台湾医药大学以 "*Houttuynia cordata Thunb extract modulates G0/G1 arrest and Fas/CD95-mediated death receptor apoptotic cell death in human lung cancer A549 cells*" 为标题在*Journal of Biomedical Science*发表论文。证实可对抗人肺癌细胞，并解释了生长抑制机制。

• 白血病

2012年，泰国清迈大学（Chiang Mai University）以 "*Houttuynia cordata Thunb fraction induces human leukemic Molt-4 cell apoptosis through the endoplasmic reticulum stress pathway*" 为标题在*Asian Pacific Journal of Cancer Prevention*发表论文。萃取物对白血病细胞具细胞毒性。

• 乳腺癌

2012年5月，中山大学以 "*Houttuyninum, an active constituent of Chinese herbal medicine, inhibits phosphorylation of HER2/neu receptor tyrosine kinase and the tumor growth of HER2/neu-overexpressing cancer cells*" 为标题在*Life Sciences*发表论文。能抑制乳腺癌细胞信号通路与肿瘤的生长。

• 大肠癌

2010年9月，台湾医药大学以 "*Houttuynia cordata Thunb extract inhibits cell growth and induces apoptosis in human primary colorectal cancer cells*" 为标题在*Anticancer Research*发表论文。通过线粒体依赖性信号通路，诱导大肠癌细胞凋亡。

其他补充

鱼腥草素有望开发成抗癌药物。在日本称为地狱荞麦，可当成野菜，煮后无腥味。台湾医药大学药园里栽种了许多鱼腥草，大学时期曾在药园观察药草，现在呢？"不恋远山，不忆从前。贪得几杯小酒，乐得几支小曲儿。"

啤酒花
Humulus lupulus

肝癌　结肠癌　乳腺癌　卵巢癌

科　　　　别	桑科，葎草属，多年生缠绕草本。
外 观 特 征	叶对生，具有小刺钩，秋季开小花。果期苞片增大变薄，相互重叠，淡黄白色、苞片内藏瘦果，小苞布满香脂腺。
药 材 及 产 地	以雌花序入药。原产于欧洲及亚洲西部。
相 关 研 究	啤酒花含酚类化合物，能抑制酪氨酸酶，降低黑色素生成，具美白作用。
有 效 成 分	黄腐酚（xanthohumol），分子量354.39。 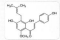

抗癌种类及研究

• 肝癌

2008年11月，（台湾）大同大学以 "*Inhibitory effects of xanthohumol from hops (Humulus lupulus L.) on human hepatocellular carcinoma cell lines*" 为标题在 *Phytotherapy Research* 发表论文。在体外有效抑制人肝癌细胞增生。

• 结肠癌

2009年4月，美国俄勒冈州立大学（Oregon State University）以 "*Hop proanthocyanidins induce apoptosis, protein carbonylation, and cytoskeleton disorganization in human colorectal adenocarcinoma cells via reactive oxygen species*" 为标题在 *Food and Chemical Toxicology* 发表论文。显著降低人结肠癌细胞的存活率。

• 乳腺癌

2005年12月，比利时根特大学医院（Ghent University Hospital）以 "*Antiinvasive effect of xanthohumol, a prenylated chalcone present in hops (Humulus lupulus L.) and beer*" 为标题在 *International Journal of Cancer* 发表论文。对乳腺癌细胞具有抗侵入活性。

• 卵巢癌、乳腺癌、结肠癌

1999年4月，美国俄勒冈州立大学（Oregon State University）以 "*Antiproliferative and cytotoxic effects of prenylated flavonoids from hops (Humulus lupulus) in human cancer cell lines*" 为标题在 *Food and Chemical Toxicology* 发表论文。对人乳腺癌、结肠癌和卵巢癌细胞具有抗增生活性。

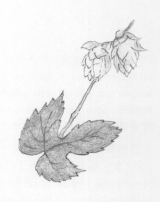

金印草
Hydrastis canadensis

肺癌　　子宫颈癌　　乳腺癌

科　　　别	毛茛科，黄根奎属，多年生植物。
外 观 特 征	叶掌状，有毛，春末会长出单支细小花朵，果实外观像草莓。
药 材 及 产 地	全草可入药。原产于加拿大及美国。
相 关 研 究	有抗炎、抗氧化、抗糖尿病作用。
有 效 成 分	黄连素（berberine）， 分子量336.36。 黄连碱（β-hydrastine）， 分子量383.39。

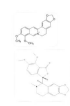

金印草
Hydrastis canadensis

抗癌种类及研究

• 肺癌

2016年1月，原卫生部医学细胞生物学重点实验室以"*(-)-β-hydrastine suppresses the proliferation and invasion of human lung adenocarcinoma cells by inhibiting PAK4 kinase activity*"为标题在 *Oncology Reports* 发表论文。黄连碱抑制肺癌细胞增生。

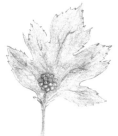

• 子宫颈癌

2013年7月，印度卡利尼亚大学（University of Kalyani）以
"*Ethanolic extract of the Goldenseal, Hydrastis canadensis, has demonstrable chemopreventive effects on HeLa cells in vitro: Drug-DNA interaction with calf thymus DNA as target*"为标题在 *Environmental Toxicology and Pharmacology* 发表论文。证实金印草的抗子宫颈癌潜力，是有前途的化学预防候选药物。

• 乳腺癌

2010年5月，韩国首尔大学医学院（Seoul National University College of Medicine）以"*The alkaloid Berberine inhibits the growth of Anoikis-resistant MCF-7 and MDA-MB-231 breast cancer cell lines by inducing cell cycle arrest*"为标题在 *Phytomedicine* 发表论文。黄连素能诱导乳腺癌细胞周期阻滞，抑制生长。

其他补充

可能有毒。市面上有金印草膳食补充剂贩售。目前没有足够证据确定金印草的功效。美国癌症协会指出："没有证据支持金印草能有效治疗癌症或其他疾病。金印草可能具有毒性不良反应，大剂量可导致死亡。"

天胡荽

Hydrocotyle sibthorpioides

 肝癌　　 肉瘤　　 子宫颈癌

科　　　别	伞形科，天胡荽属，多年生草本植物，又名满天星。
外 观 特 征	茎匍匐于地面，节上长根，全株无毛，花白绿色。
药材及产地	以全草入药。分布于中国、越南、韩国、日本等地。在中国多生长于中低海拔山地及平原。
相 关 研 究	具有抗乙型肝炎病毒、改善认知缺陷作用。所含的染料木素对大鼠慢性酒精性肝损伤和肝纤维化有保护作用。
有 效 成 分	萃取物。

抗癌种类及研究

• 肝癌、肉瘤、子宫颈癌

2007年2月，甘肃政法学院以"*Effects of Hydrocotyle sibthorpioides extract on transplanted tumors and immune function in mice*"为标题在 *Phytomedicine* 发表论文。对小鼠肝癌、肉瘤、子宫颈癌的肿瘤抑制率均显著。

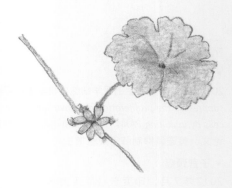

 其他补充

1 需探寻萃取物中的抗癌活性化合物。

2 豪森生于1936年，德国病毒学教授，发现人乳头瘤病毒引起子宫颈癌，2008年获诺贝尔奖。1960年毕业于杜塞道夫大学，曾在美国费城从事病毒研究。1983年通过南方墨点法，在子宫颈肿瘤中发现人乳头瘤病毒16型DNA，隔年又发现18型。此两型病毒共占75%子宫颈癌病因。当时科学界普遍认为是单纯疱疹病毒所引起。人乳头瘤病毒疫苗最终被开发出来。

天胡荽 *Hydrocotyle sibthorpioides*

量天尺

Hylocereus undatus

乳腺癌　　胃癌　　前列腺癌

科　　　　别	仙人掌科，量天尺属植物，又名火龙果。
外 观 特 征	果实呈椭圆形，有红、黄果皮，果肉白色或红色，含黑色种子。
药 材 及 产 地	果皮可入药。原产于墨西哥、加勒比海地区和中美洲热带森林。目前中国也种植。
相 关 研 究	对糖尿病大鼠伤口愈合有帮助。
有 效 成 分	萃取物。

抗癌种类及研究

• 前列腺癌、乳腺癌、胃癌

2014年1月3日，扬子江药业集团有限公司以"Chemical composition and in vitro evaluation of the cytotoxic and antioxidant activities of supercritical carbon dioxide extracts of pitaya (dragon fruit) peel"为标题在*Chemistrly Central Journal*发表论文。香树脂醇及其他成分对前列腺癌、乳腺癌、胃癌细胞有细胞毒性。

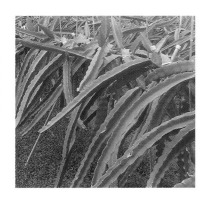

其他补充

彰化二林地区大面积种植量天尺，其果皮可萃取并确认有抗癌活性成分，辅助癌症治疗。住台北晶华饭店时，房间摆了一盘免费的台湾水果，量天尺（火龙果）是其中之一，特别显眼。

天仙子

Hyoscyamus niger

肺癌　　前列腺癌

科　　　别	茄科，天仙子属，一年或二年生草本植物，又名莨菪。
外 观 特 征	全株有特殊臭味，叶互生，花黄色，漏斗形，有紫色网状脉纹，蒴果。
药材及产地	以种子、叶、根入药。产于欧洲、亚洲、美洲等地。
相 关 研 究	有抗帕金森病的效果。
有 效 成 分	木脂素酰胺。

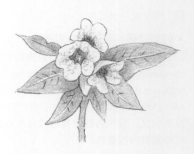

抗癌种类及研究

• 肺癌

2013年，南京药科大学以 "*A new steroidal glycoside from the seeds of Hyoscyamus niger*" 为标题在 *Natural Product Research* 发表论文。显示出对人肺癌细胞的毒性。

• 前列腺癌

2002年2月，香港科技大学以 "*Lignanamides and nonalkaloidal components of Hyoscyamus niger seeds*" 为标题在 *Journal of Natural Products* 发表论文。对人前列腺癌细胞具有中度的细胞毒性。

其他补充

有毒。天仙子为中国香港政府管制的剧毒中药。未发现中药典籍记载天仙子有抗癌作用。

天仙子 *Hyoscyamus niger*

地耳草

Hypericum japonicum

 白血病　 肝癌

科　　　别	金丝桃科，金丝桃属，一年生草本植物，又名田基黄。
外 观 特 征	高15～40厘米，茎细瘦，节明显，叶片卵形，花小，黄色，蒴果长圆形。
药材及产地	以全草入药。分布于江苏、四川、云南等地。
相 关 研 究	能抗流感病毒，也含有抗生素化合物。
有 效 成 分	田基黄双呫吨酮。

抗癌种类及研究

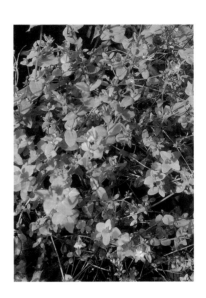

• 肝癌

2015年10月，福建中医药大学以 "*Ethyl acetate extract of Hypericum japonicum induces apoptosis via the mitochondria-dependent pathway in vivo and in vitro*" 为标题在 *Molecular Medicine Reports* 发表论文。显著降低小鼠肝癌肿瘤重量，但对小鼠体重没有影响。

• 白血病

2014年9月，第二军医大学以 "*Jacarelhyperol A induced apoptosis in leukaemia cancer cell through inhibition the activity of Bcl-2 proteins*" 为标题在 *BMC Cancer* 发表论文。在中国被广泛作为治疗肝炎和肿瘤的草药。可诱导白血病细胞凋亡。

其他补充

被广泛使用于治疗肿瘤，研究单位应更深入探索其活性分子及抗癌机制。

贯叶连翘
Hypericum perforatum

乳腺癌

科　　　别	金丝桃科，金丝桃属，多年生草本植物，又名圣约翰草（St John's wort），是欧美常用草药。
外 观 特 征	高可达1米，茎直立，分枝多，单叶对生，椭圆形，花黄色，花瓣5瓣，蒴果长圆形。
药材及产地	以全草入药。原产于欧洲和亚洲部分地区，在中国分布于山东、江苏、江西等地。
相 关 研 究	具有抗抑郁、抗炎作用。
有 效 成 分	金丝桃素（hypericin），分子量504.45。

抗癌种类及研究

• 乳腺癌

2016年2月，伊朗伊斯兰阿扎德大学（Islamic Azad University）以 "Cytotoxic and apoptogenic effect of hypericin, the bioactive component of Hypericum perforatum on the MCF-7 human breast cancer cell line" 为标题在 Cancer Cell International 发表论文。证实金丝桃素对乳腺癌细胞有细胞毒性。

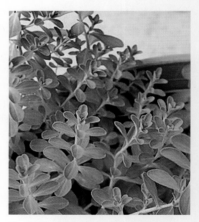

注：图片由阿草伯药用植物园提供

其他补充

中药典籍未发现关于贯叶连翘有抗癌作用的记载。金丝桃素可开发为化学预防剂及抗肿瘤药物。

H

贯叶连翘 *Hypericum perforatum*

元宝草
Hypericum sampsonii

 肺癌　 胃癌　 肝癌　 白血病

科　　　别	金丝桃科，金丝桃属，多年生草本植物。
外 观 特 征	高可达1米，茎圆柱形，叶对生，花小，黄色，蒴果卵圆形，淡褐色。
药 材 及 产 地	以全草入药。分布于中国长江流域以南等地。
相 关 研 究	有抗菌作用。
有 效 成 分	萃取物。

抗癌种类及研究

- 白血病

2015年10月，华中科技大学以"*Hyperisampsins H-M, Cytotoxic Polycyclic Polyprenylated Acylphloroglucinols from Hypericum sampsonii*"为标题在 *Scientific Reports* 发表论文。所含化合物诱导白血病细胞凋亡。

- 肺癌、胃癌、肝癌

2006年10月，中国科学院上海生命科学研究院以"*Hypericum sampsonii induces apoptosis and nuclear export of retinoid X receptor-alpha*"为标题在 *Carcinogenesis* 发表论文。有效抑制肺癌、胃癌和肝癌细胞生长。

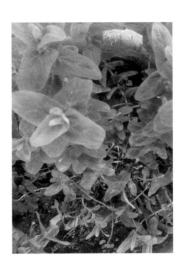

其他补充

台北国际花卉博览会植栽资料介绍：元宝草又称大还魂草，常见于中国台湾北部海边至低海拔山区的路边及草地等开阔地方。值得深入研究其抗癌机制。

H

元宝草 *Hypericum sampsonii*

欧洲冬青
Ilex aquifolium

结肠癌　前列腺癌　胶质母细胞瘤

科　　　别	冬青科，冬青属，常绿小乔木。
外 观 特 征	高可达10米，但通常为1米左右，叶有尖刺，花白色，果实红色，果实含冬青素，味苦。
药 材 及 产 地	以根、叶入药。原产于西欧、南欧、北非及南亚。
相 关 研 究	欧洲冬青的浆果含有生物碱、咖啡因和可可碱，有催吐作用。
有 效 成 分	萃取物。

抗癌种类及研究

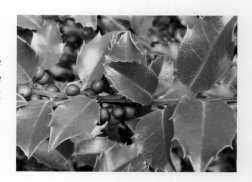

• 结肠癌、前列腺癌、胶质母细胞瘤

2009年12月，比利时列日大学（Université de Liège）以 "*In vitro anticancer potential of tree extracts from the Walloon Region forest*" 为标题在 *Planta Medica* 发表论文。在体外对人结肠癌、前列腺癌和胶质母细胞瘤有生长抑制活性，为新的抗癌药物来源。

其他补充

广泛种植于温带地区公园和花园。红色浆果颜色鲜艳，容易吸引小孩或宠物摄食，一般认为对人体有毒，但毒性被夸大。美国东北冬季漫长，树叶掉落后，白雪覆盖，景色颇为单调。为了增添色彩，于是在后院栽种冬青，与右邻隔开的一排，称为美国冬青，与左邻相隔的称为中国女孩冬青，颜色较浅。

秤星树
Ilex asprella

 肺癌　 黑色素瘤　 鼻咽癌

科　　　别	冬青科，冬青属，落叶灌木，又名梅叶冬青、岗梅。
外 观 特 征	高可达3米，叶膜质，互生，卵形，边缘具锯齿，花白色，果球形，熟时黑紫色。
药材及产地	以根和叶入药。分布于中国东南部、菲律宾等地。
相 关 研 究	抗病毒、减轻急性呼吸窘迫症状。
有 效 成 分	坡模酸（pomolic acid），分子量472.69。

抗癌种类及研究

• 肺癌

2014年5月，北京大学以"*Triterpene saponins from the roots of Ilex asprella*"为标题在*Chemistry & Biodiversity*发表论文。所含果树酸及其他活性成分，对肺癌细胞有显著的细胞毒性。

• 黑色素瘤、鼻咽癌

1993年12月，美国北卡罗来纳大学（University of North Carolina）以"*Antitumor agents, 145. Cytotoxic asprellic acids A and C and asprellic acid B. new p-coumaroyl triterpenes, from Ilex asprella*"为标题在*Journal of Natural Products*发表论文。所含化合物对黑色素瘤、鼻咽癌细胞显示出显著细胞毒性。

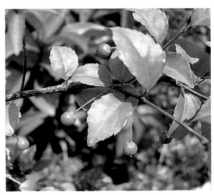

注：图片由阿草伯药用植物园提供

其他补充

中药典籍未发现关于秤星树有抗癌作用的记载。坡模酸有被开发成抗癌药物的潜力。

毛冬青
Ilex pubescens

 乳腺癌　 结肠直肠癌

科　　　别	冬青科，冬青属，常绿灌木或小乔木。
外 观 特 征	高3～4米，叶椭圆形，果实球形，成熟时为红色。
药材及产地	以根入药。分布于中国长江以南地区。
相 关 研 究	从毛冬青的根所纯化出的皂苷，具有抗炎和止痛效果。
有 效 成 分	三萜皂苷。

抗癌种类及研究

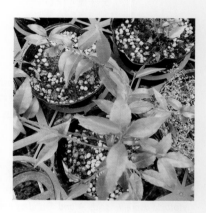

• 结肠直肠癌

2014年，西华大学以"*Cytotoxic triterpenesaponins from Ilex pubescens*"为标题在*Journal of Asian Natural Products Research*发表论文。毛冬青根分离出的皂苷对两种人结肠直肠癌细胞有抑制作用。

• 乳腺癌

2013年1月，北京大学以"*Ilexpublesnins C-M, eleven new triterpene saponins from the roots of Ilex pubescens*"为标题在*Planta Medica*发表论文。对乳腺癌细胞具有毒性。

 其他补充

1 期望北京大学进一步研究其在动物体内的抗癌作用。北京大学也发现毛冬青能抑制肝癌细胞。

2 北京药用植物园地处北京市内百望山下，隶属于中国医学科学院药用植物研究所，是医学科学院唯一专业性药用植物园。土地面积20公顷，年均温度10℃。以收集药典中常用中药、抗衰老中药为重点，药用植物共1300种，已开展了贝母、沙棘、何首乌、芦荟、石刁柏、番红花、唐松草、苍术、小蔓长春花等综合研究。《中国植物之最》一书将其列为中国最大的专业性药用植物园。

凤仙花
Impatiens balsamina

 肺癌　 肝癌　 子宫颈癌　 胃癌

科　　　别	凤仙花科，凤仙花属，一年生草本植物，又名小桃红、急性子。
外 观 特 征	叶子互生，花色有粉红、红、紫、白、黄等。有些品种一株能开不同颜色的花。
药材及产地	以根、茎、花及种子入药，种子中药名为急性子。原产于东南亚，中国各地均有栽培，主产江苏、浙江、山东等地。
相 关 研 究	具有抗氧化和抗菌活性。
有 效 成 分	双萘呋喃酮（balsaminone B），分子量506.45。

抗癌种类及研究

• 肺癌、肝癌、子宫颈癌

2012年3月，江苏省中医药研究院以《一个急性子中分离得到的新的具有细胞毒活性的双萘呋喃-7，12-酮类衍生物》为标题在《中药材》发表论文。对肺癌、肝癌和子宫颈癌细胞株具有细胞毒性。

• 胃癌

2012年12月，中兴大学以"*Anti-gastric adenocarcinoma activity of 2-Methoxy-1,4-naphthoquinone, an anti-Helicobacter pylori compound from Impatiens balsamina L*"为标题在*Fitoterapia*发表论文。诱发胃癌细胞死亡，有潜力成为幽门螺旋杆菌感染的治疗候选药物。

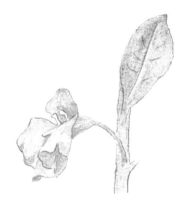

其他补充

双萘呋喃酮有望开发成抗癌药物。

白茅
Imperata cylindrica

 白血病　 胰腺癌　 肝癌

科　　　别	禾本科，白茅属，多年生草本植物。
外观特征	具粗壮根状茎，秆直立，高30~80厘米，具1~3节，节无毛。春季先开花，后生叶，花穗密生白毛。
药材及产地	根茎可入药。分布于中国、土耳其、伊拉克地中海地区以及非洲北部地区。
相关研究	未发现其他功效报道。
有效成分	萃取物。

抗癌种类及研究

• 白血病、胰腺癌、肝癌

2013年8月26日，德国美因茨大学（University of Mainz）以 "*Cytotoxicity and modes of action of four Cameroonian dietary spices ethno-medically used to treat cancers: Echinops giganteus, Xylopia aethiopica, Imperata cylindrica and Piper capense*" 为标题在 *Journal of Ethnopharmacology* 发表论文。白茅能抑制白血病、胰腺癌及肝癌细胞。

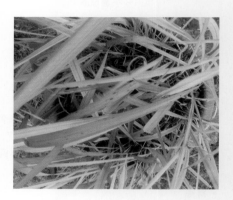

其他补充

中国科学院烟台海岸带研究所描述芦苇湿地：在黄河三角洲的路边、草地、灌丛或村落，可以见到芦竹、白茅、荻等芦苇的"近亲"，它们形态与芦苇相似，却又截然不同。上海崇明岛有一种称为芦穄的植物，上海话叫作"甜芦粟"，形似芦苇，又似高粱，汁甜，崇明岛农户多有种植。

欧亚旋覆花
Inula britannica

 胃癌 结肠癌　 白血病　 口腔癌

科　　　别	菊科，旋覆花属，多年生草本植物。
外 观 特 征	高20~70厘米，茎直立，叶长圆形，开黄色花，瘦果圆柱形。
药材及产地	以花入药。分布于中国、朝鲜、日本及欧洲。
相 关 研 究	具抗氧化和抗炎作用，能保护肝脏。
有 效 成 分	倍半萜内酯。

抗癌种类及研究

• 口腔癌、胃癌、结肠癌

2016年1月，西北农林科技大学以"*Cytotoxic and Pro-apoptotic Activities of Sesquiterpene Lactones from Inula britannica*"为标题在 *Natural Product Communications* 发表论文。从花分离出的化合物，对口腔癌、胃癌、结肠癌有显著的细胞毒性。

• 结肠癌、白血病、胃癌

2006年4月，美国新泽西州立罗格斯大学（*Rutgers University*）以"*Sesquiterpene lactones from Inula britannica and their cytotoxic and apoptotic effects on human cancer cell lines*"为标题在 *Journal of Natural Products* 发表论文。对人结肠癌、白血病、胃癌细胞能诱导凋亡，具中度效果。

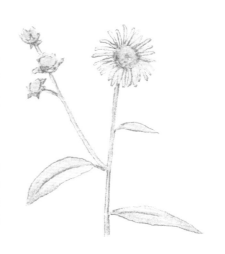

其他补充

期望更多有关欧亚旋覆花的研究报道出现。

羊耳菊

Inula cappa

子宫颈癌

白血病

鼻咽癌

科　　　别	菊科，旋覆花属，亚灌木。
外 观 特 征	高70～200厘米，茎有茸毛，叶互生，黄色小花，瘦果圆柱形，有白色长毛。
药材及产地	以全草入药。分布于四川、浙江、广西、云南等地。
相 关 研 究	未有其他功效的报道。
有 效 成 分	羊耳菊内酯。

抗癌种类及研究

• 子宫颈癌、白血病、鼻咽癌

2007年8月，北京协和医学院以"*Cytotoxic germacranolide sesquiterpene from Inula cappa*"为标题在 *Chemical & Pharmaceutical Bulletin* 发表论文。显示出羊耳菊内酯对人子宫颈癌、白血病和鼻咽癌细胞增生有抑制作用。

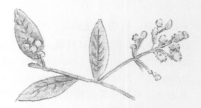

其他补充

1 需进一步探讨抗癌机制。

2 重庆药用植物园创建于1947年，是中国最早建立的药用植物园，隶属于重庆市药物种植研究所，位于重庆市金佛山下，土地面积100余亩（1亩≈666.67平方米）。年均温度16.3 ℃。保存药用植物3000余种，栽培黄常山、益母草、天麻、半夏等野生药草，并将云木香、怀山药、穿心莲等引种成功。科研人员参与编写《四川中药材栽培技术》《四川中药志》等书。参观过重庆南山蒋介石旧邸，也在沙坪坝歌乐山吃辣子鸡。

旋覆花
Inula japonica

 淋巴瘤　 肺癌　 结肠癌　 乳腺癌

科　　　别	菊科，旋覆花属，多年生草本植物。
外 观 特 征	茎直立，高 30～80 厘米，夏秋开黄色花。
药材及产地	以花序、根入药。分布于中国、蒙古、俄罗斯、朝鲜及日本。
相 关 研 究	可预防过敏性发炎症状。
有 效 成 分	双旋覆花内酯（japonicone）， 分子量 536.65。

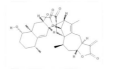

抗癌种类及研究

• 淋巴瘤

2013 年 6 月，中国科学院大学以 "*Japonicone A suppresses growth of Burkitt lymphoma cells through its effect on NF-κB*" 为标题在 *Clinical Cancer Research* 发表论文。双旋覆花内酯能杀死癌细胞，但对正常细胞的毒性低。

• 肺癌、结肠癌、淋巴瘤、乳腺癌

2009 年 2 月，上海交通大学以 "*Japonicones A-D, bioactive dimeric sesquiterpenes from Inula japonica Thunb*" 为标题在 *Bioorganic & Medicinal Chemistry Letter* 发表论文。野鸡尾酮 A 对四种肿瘤细胞株——肺癌、结肠癌、淋巴瘤和乳腺癌细胞表现出最强的杀伤力。

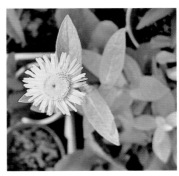

注：图片由阿草伯药用植物园提供

其他补充

双旋覆花内酯对癌细胞有针对性，不太伤害正常细胞，很有被开发成抗癌药物的潜力。

土木香
Inula helenium

 子宫颈癌 黑色素瘤 乳腺癌 胰腺癌 胃癌 结肠癌

科　　　别	菊科，旋覆花属，多年生草本植物，又名青木香。
外 观 特 征	高60～150厘米，根茎块状，花黄色。
药材及产地	以根入药。分布于欧洲、亚洲、北美洲。
相 关 研 究	临床上发现土木香在体外对金黄色葡萄球菌有抗菌活性。
有 效 成 分	土木香内酯（alantolactone），分子量232.31。

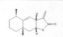

抗癌种类及研究

• 结肠癌、乳腺癌、胰腺癌

2006年11月，美国纽约斯隆–凯特琳癌症中心（Memorial Sloan-Kettering Cancer Center）以 *"Tumor cell specific toxicity of Inula helenium extracts"* 为标题在 *Phytotherapy Research* 发表论文。对结肠癌、乳腺癌、胰腺癌具有高度选择性毒性，但对健康淋巴细胞毒性低。萃取物没有致突变性。

• 胃癌、子宫颈癌、黑色素瘤

2002年10月，日本京都药科大学（Kyoto Pharmaceutical University）以 *"Antiproliferative sesquiterpene lactones from the roots of Inula helenium"* 为标题在 *Biological & Pharmaceutical Bulletin* 发表论文。对胃癌、子宫颈癌、黑色素瘤细胞株的细胞生长抑制活性高。

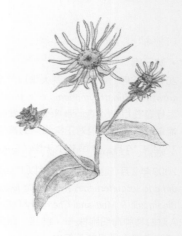

其他补充

土木香内酯对癌细胞有高度选择毒性，但对健康细胞毒性低，极有被开发成不良反应少的抗癌药物的潜力。

牵牛
Ipomoea nil

乳腺癌　胃癌

科　　　别	旋花科，牵牛属，一年或多年生草本植物，又名喇叭花，在日本称为朝颜。
外 观 特 征	全株具短毛，叶基部心形，有深裂，花白色、紫红或紫蓝色，漏斗状花，果实卵球形。
药材及产地	以种子入药，称为牵牛子。原产于热带美洲，在中国分布在广西、云南等地。
相 关 研 究	有抗氧化、抗炎作用。
有 效 成 分	萃取物。

抗癌种类及研究

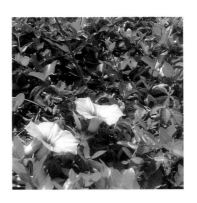

• 乳腺癌

2011年1月，韩国汉阳大学（Hanyang University）以 "*Induction of apoptotic cell death by Pharbitis nil extract in HER2-overexpressing MCF-7 cells*" 为标题在 *Journal of Ethnopharmacology* 发表论文。抑制乳腺癌细胞，诱导细胞凋亡。萃取物抗肿瘤活性特别针对HER-2过度表达的乳腺癌。

• 胃癌

2004年10月，韩国首尔大学（Seoul National University）以 "*Induction of apoptosis by Saussurea lappa and Pharbitis nil on AGS gastric cancer cells*" 为标题在 *Biological & Pharmaceutical Bulletin* 发表论文。诱导胃癌细胞凋亡，抑制生长。

其他补充

中药典籍未发现关于牵牛子有抗癌作用的记载。除了抗癌作用外，缺少其他功效的报道。期望未来可以纯化出活性化合物，对抗乳腺癌及胃癌。此照片摄于高雄澄清湖，牵牛花攀爬在树篱上。

菘蓝
Isatis indigotica

肝癌　白血病

科　　　别	十字花科，菘蓝属，一年或二年生草本植物。
外 观 特 征	高50～100厘米，根肥厚，土黄色，近圆锥形，叶有细锯齿，夏季开黄色小花，长椭圆形扁平角果，有一种子。
药材及产地	根可入药，称为板蓝根。中国各地均产。
相 关 研 究	具有抗病毒、镇痛、消炎和解热作用。板蓝根一般用于预防及治疗流行性感冒。
有 效 成 分	萃取物。

抗癌种类及研究

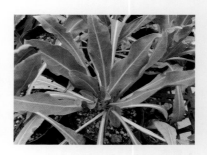

• 肝癌

2011年6月，中兴大学以"*Isatis indigotica induces hepatocellular cancer cell death via caspase-independent apoptosis-inducing factor translocation apoptotic pathway in vitro and in vivo*"为标题在 *Integrative Cancer Therapies* 发表论文。导致肝癌细胞凋亡。

• 白血病

2009年5月，中兴大学以"*The cytotoxicity to leukemia cells and antiviral effects of Isatis indigotica extracts on pseudorabies virus*"为标题在 *Journal of Ethnopharmacology* 发表论文。具有杀病毒的活性，对白血病细胞也有显著的细胞毒性。

其他补充

1 茎、叶可作为蓝色染料。需更深入了解其活性抗癌化合物及作用机制。

2 此张照片拍摄于百草谷药用植物园。

菘蓝 *Isatis indigotica*

毛叶香茶菜
Isodon japonicus

胶质母细胞瘤　白血病　黑色素瘤

科　　　别	唇形科，香茶菜属，多年生草本植物。
外 观 特 征	根茎木质，茎直立，高0.4～1.5米，分枝具花序，花淡紫或紫蓝，具深色斑点，坚果三棱形。
药材及产地	以全草入药。产于中国江苏、河南、四川等地，日本也分布。
相 关 研 究	具有抗氧化活性，能抑制尿酸生成，可防止痛风发作。
有 效 成 分	蓝萼甲素（glaucocalyxin A），分子量332.43。

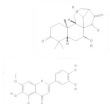

胡麻素（pedalitin），
分子量316.26。

抗癌种类及研究

• 胶质母细胞瘤

2013年11月，第四军医大学以"*Glaucocalyxin A, a negative Akt regulator, specifically induces apoptosis in human brain glioblastoma U87MG cells*"为标题在 *Acta Biochimica et Biophysica Sinica* 发表论文。抑制胶质母细胞瘤增生，促进细胞凋亡，但在正常神经胶质细胞中无此作用。

• 白血病

2011年2月，苏州大学以"*Glaucocalyxin A induces apoptosis in human leukemia HL-60 cells through mitochondria-mediated death pathway*"为标题在 *Toxicology in vitro* 发表论文。诱导白血病细胞凋亡。

• 黑色素瘤

2008年7月，美国加利福尼亚大学（University of California）以"*Effects of phenolic compounds isolated from Rabdosia japonica on B16-F10 melanoma cells*"为标题在 *Phytotherapy Research* 发表论文。胡麻素对小鼠黑色素瘤细胞有细胞毒性。

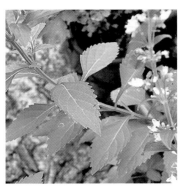

注：图片由阿草伯药用植物园提供

其他补充

未发现中药典籍关于毛叶香茶菜有抗癌作用的记载。蓝萼甲素与胡麻素有被开发成抗癌药物的潜力。

碎米桠
Isodon rubescens

胃癌
结肠癌　卵巢癌
子宫颈癌　乳腺癌

喉癌　白血病　胶质细胞瘤

科　　　别	唇形科，香茶菜属，多年生草本植物，别名冬凌草。
外观特征	高30～130厘米，叶对生，花淡紫红色，坚果卵形。
药材及产地	全株入药。分布于太行山南部地区。
相关研究	能改善脑淀粉样病变，抗炎，抗菌。
有效成分	冬凌草甲素（oridonin），分子量364.43。

抗癌种类及研究

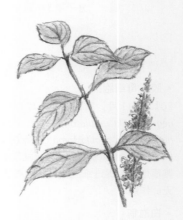

• 胃癌

2016年6月，哈尔滨商业大学以"*Oridonin induces apoptosis through the mitochondrial pathway in human gastric cancer SGC-7901 cells*"为标题在*International Journal of Oncology*发表论文。抑制胃癌细胞增生。

• 卵巢癌

2016年，复旦大学以"*Oridonin Suppresses Proliferation of Human Ovarian Cancer Cells via Blockage of mTOR Signaling*"为标题在*Asian Pacific Journal of Cancer Prevention*发表论文、抑制卵巢癌细胞增生、转移和侵入，以及体内肿瘤生长。

• 胶质细胞瘤

2014年12月，解放军总医院第一附属医院以"*Oridonin inhibits tumor growth in glioma by inducing cell cycle arrest and apoptosis*"为标题在*Cellular and Molecular Biology (Noisy-le-Grand, France)*发表论文。有抗胶质细胞瘤作用。

• 乳腺癌

2013年，澳门大学以"*Oridonin induces apoptosis, inhibits migration and invasion on highly-metastatic human breast cancer cells*"为标题在*The American Journal of Chinese Medicine*发表论文。冬凌草甲素抑制乳腺癌细胞生长和诱导细胞凋亡。

• 结肠癌

2013年2月，香港浸会大学以"*The anticancer effect of oridonin is mediated by fatty acid synthase suppression in human colorectal cancer cells*"为标题在*Journal of Gastroenterology*发表论文。冬凌草甲素对结肠癌有抗癌作用。

- 喉癌

2010年9月，香港浸会大学以"*Oridonin induces G2/M cell cycle arrest and apoptosis through MAPK and p53 signaling pathways in HepG2 cells*"为标题在 *Oncology Reports* 发表论文。冬凌草甲素是治疗喉鳞状细胞癌的潜在有效药物。

- 子宫颈癌

2007年11月，皖南医学院以"*Oridonin induces apoptosis via PI3K/Akt pathway in cervical carcinoma HeLa cell line*"为标题在 *Acta Pharmacologica Sinica* 发表论文。诱导子宫颈癌细胞凋亡，涉及几个分子途径。

- 白血病

2012年3月，上海生物科学研究院以"*Targeting of AML1-ETO in t(8;21) leukemia by oridonin generates a tumor suppressor-like protein*"为标题在 *Science Translational Medicine* 发表论文。冬凌草甲素是治疗白血病的潜在先导化合物。

其他补充

冬凌草甲素能抑制肺癌细胞。冬季温度在0℃以下时，碎米桠全株结满银白色冰片，闪闪发光，故名。上海血液学研究所应用维A酸和三氧化二砷在白血病治疗方面获得了很大成功。近年发现冬凌草甲素可以选择性地杀伤白血病细胞。王振义院士、陈竺院士以及陈赛娟院士研究成果丰硕。冬凌草甲素与维A酸合并使用，能强化白血病细胞的分化。这也是此城市以学术实力给世界留下的印记。

中华苦荬菜
Ixeris chinensis

白血病　肝癌

科　　　别	菊科，小苦荬属，又名兔儿菜，在日本称为高砂草。
外 观 特 征	高20～50厘米，叶从根部长出，羽状浅裂叶片，花黄色，每朵有许多舌状小花瓣。
药材及产地	全草可入药。原产中国南部及中南半岛，日本、韩国也有分布。
相 关 研 究	具有抗乙肝病毒功效。
有 效 成 分	萃取物。

抗癌种类及研究

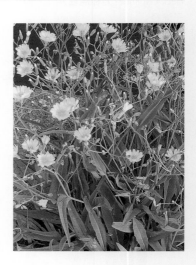

• 白血病

2004年，高雄医学大学以"*In vitro anti-leukemic and antiviral activities of traditionally used medicinal plants in Taiwan*"为标题在 *The American Journal of Chinese Medicine* 发表论文。中华苦荬菜有抑制白血病细胞增生的效果。

• 肝癌

2013年11月，元培医事科技大学以"*Effects of Ixeris Chinensis (Thunb.) Nakai boiling water extract on hepatitis B viral activity and hepatocellular carcinoma*"为标题在 *African Journal of Traditional, Complementary, and Alternative Medicines* 发表论文。抑制肝癌细胞生长，诱导凋亡。

其他补充

1 在台湾又称为小金英，可当成野菜使用，有保肝作用。希望台湾研究单位更深入探讨其抗癌活性成分。

2 骑着电动车，驶入乡间曲折的道路。带着手机出门拍照，肯定有许多收获。苦楝树的细枝随风摇摆，淡紫色小花散出香味，拍了几张。窄沟中发现一丛长得茂密的三白草，数枚叶片已转白。中华苦荬菜整株绽放黄花，而龙葵的小果实仍然青绿，需等几天才变黑。野姜花未开，因季节没到。

茉莉花
Jasminum sambac

 胃癌
结肠癌 乳腺癌 淋巴瘤

科　　　别	木犀科，素馨属，灌木。
外 观 特 征	高1～3米，枝细长，单叶对生，椭圆形，质薄有光泽，花白色，具香气。
药 材 及 产 地	以花、叶、根入药。原产于印度，广泛分布于中国各地。
相 关 研 究	茉莉根萃取物有抗炎、解热、镇痛作用。
有 效 成 分	萃取物。

抗癌种类及研究

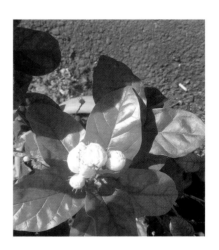

• 胃癌、结肠癌、乳腺癌

2014年1月，澳大利亚格里菲斯大学（Griffith University）以"*Cytotoxic Activity Screening of Bangladeshi Medicinal Plant Extracts*"为标题在 *Journal of Natural Medicines* 发表论文。茉莉叶甲醇萃取物对胃癌、结肠癌、乳腺癌细胞有显著细胞毒性。

• 淋巴瘤

2013年2月，印度孔古纳都艺术与科学院（Kongunadu Arts and Science College）以"*Chemopreventive Effect and HPTLC Fingerprinting Analysis of Jasminum Sambac (L.) Ait. Extract Against DLA-induced Lymphoma in Experimental Animals*"为标题在 *Applied Biochemistry and Biotechnology* 发表论文。乙醇萃取物对淋巴瘤具有显著抗癌活性。

其他补充

香港浸会大学中医药学院药用植物图像数据库提到茉莉的花可抗癌，所以应常喝茉莉花茶。

胡桃楸
Juglans mandshurica

 前列腺癌　 子宫颈癌　 肝癌　 胃癌

科　　　别	胡桃科，胡桃属，落叶乔木，又名核桃楸。
外 观 特 征	高可达25米，树皮灰色，幼枝披有短茸毛，羽状复叶，穗状花序，果实球状，密披短柔毛。
药材及产地	以种子、果实和树皮入药。原产于亚洲东部，包括中国、俄罗斯远东地区、韩国等地。
相 关 研 究	可作为过敏性皮肤炎的有效替代治疗。
有 效 成 分	胡桃醌（juglone），分子量174.15。 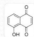

抗癌种类及研究

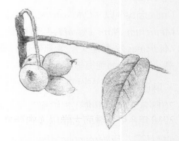

• 前列腺癌

2013年6月，吉林大学以"*Juglone, isolated from Juglans mandshurica Maxim, induces apoptosis via down-regulation of AR expression in human prostate cancer LNCaP cells*"为标题在 *Bioorganic & Medicinal Chemistry Letters* 发表论文。可抗雄激素敏感的前列腺癌。

• 子宫颈癌

2012年11月，吉林医药学院以"*Anticancer activity and mechanism of juglone on human cervical carcinoma HeLa cells*"为标题在 *Canadian Journal of physiology and pharmacology* 发表论文。胡桃醌可用于治疗子宫颈癌。

• 肝癌

2012年8月，东北师范大学以"*Juglanthraquinone C, a novel natural compound derived from Juglans mandshurica Maxim, induces S phase arrest and apoptosis in HepG2 cells*"为标题在 *Apoptosis* 发表论文。在体外表现出强烈的细胞毒性，有效抑制细胞增生，诱导肝癌细胞凋亡。

• 胃癌

2009年4月，大连理工大学以"*Apoptosis of BGC823 cell line induced by p-hydroxymethoxybenzobijuglone, a novel compound from Juglans mandshurica*"为标题在 *Phytotherapy Research* 发表论文。显著诱导胃癌细胞凋亡。

 其他补充

胡桃醌有望开发成抗癌药物。

J

胡桃楸 *Juglans mandshurica*

翼齿六棱菊
Laggera pterodonta

肺癌　　子宫颈癌　　白血病

科　　　别	菊科，六棱菊属，多年生草本植物，又名臭灵丹。
外 观 特 征	高可达1米，有臭味，叶长圆形，大型圆锥花序，花冠管状，瘦果似纺锤形，披白色长柔毛。
药材及产地	全草入药。分布于非洲、中南半岛、印度等地。
相 关 研 究	具有保肝和抗氧化作用。
有 效 成 分	黄酮。

抗癌种类及研究

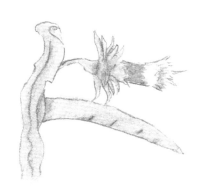

• 白血病

2014年12月，暨南大学以 "*A polymethoxyflavone from Laggera pterodonta induces apoptosis in imatinib-resistant K562R cells via activation of the intrinsic apoptosis pathway*" 为标题在 *Cancer Cell International* 发表论文。抑制标靶药抵抗性白血病细胞增生，诱导细胞凋亡。

• 肺癌、子宫颈癌

2010年8月，暨南大学以《中药臭灵丹中黄酮类化合物的体外抗肿瘤活性研究》为标题在《中国中药杂志》发表论文。对肺癌、子宫颈癌细胞有抗增生作用。

其他补充

需深入探索此黄酮类的活性分子。
暨南大学对此植物研究兴趣浓厚。

马缨丹
Lantana camara

 乳腺癌　 黑色素瘤

科　　　别	马鞭草科，马缨丹属，常绿灌木，又名五色梅。
外 观 特 征	高1~2米，叶对生，卵形，花有橙、红、黄、白、紫及粉红等色，全年开花，果圆球形，成熟时紫黑色，植株有臭味。
药材及产地	以根、叶、花入药。原产于美洲，广泛分布在印度，在中国分布于福建、广东及台湾等地。
相 关 研 究	有抗炎、抗菌、降血糖作用。
有 效 成 分	齐墩果酸（oleanonlic acid），分子量456.71。

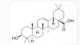

抗癌种类及研究

• 乳腺癌

2015年4月，韩国圆光大学（Wonkwang University）以"*Lantana Camara Induces Apoptosis by Bcl-2 Family and Caspases Activation*"为标题在 *Pathology & Oncology Research* 发表论文。萃取物能诱导乳腺癌细胞凋亡，可作为潜在的抗乳腺癌药物。

• 黑色素瘤

2010年9月，印度贾达普大学（Jadavpur University）以"*Anti-inflammatory and Anticancer Compounds Isolated From Ventilago Madraspatana Gaertn., Rubia Cordifolia Linn. And Lantana Camara Linn*"为标题在 *The Journal of pharmacy and pharmacology* 发表论文。马缨丹含齐墩果酸，对黑色素瘤具有细胞毒性。

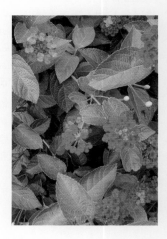

其他补充

有毒。香港浸会大学中医药学院记载，马缨丹能抗肿瘤。台湾新北市小学生因课后玩马缨丹，13人患过敏性哮喘被送医院，消息见于中视新闻。

益母草
Leonurus japonicus

乳腺癌　白血病

科　　　别	唇形科，益母草属，一年或二年生草本植物。
外 观 特 征	高30～120厘米，茎直立，叶卵形或菱形，花序腋生，花冠粉红至淡紫。
药材及产地	以全草入药，是50种基本中药之一。产于中国大部分地区，分布在东亚、东南亚、非洲以及美洲各地。
相 关 研 究	常用于妇女月经不调，但其安全性及有效性需进一步研究。
有 效 成 分	萃取物。

抗癌种类及研究

• 乳腺癌

2009年3月，上海交通大学以 "*Cytotoxicity of Chinese motherwort (YiMuCao) aqueous ethanol extract is non-apoptotic and estrogen receptor independent on human breast cancer cells*" 为标题在 *Journal of Ethnopharmacology* 发表论文。经由细胞毒性和细胞周期阻滞，有效抑制乳腺癌细胞增生。

• 白血病

2009年7月，河南大学以《益母草的化学成分及抗人白血病K562细胞活性研究》为标题在《中国中药杂志》发表论文。抑制白血病细胞。

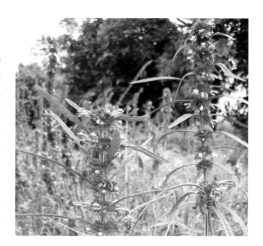

其他补充

需进一步展开动物体内试验。

川芎

Ligusticum chuanxiong

 肝癌   胰腺癌

科　　　别	伞形科，藁本属，多年生草本植物。
外 观 特 征	高5～25厘米，全株有浓烈香气，茎直立，圆柱形，中空，花序顶生或侧生，花白色。
药材及产地	以根茎入药。分布于四川、贵州、云南等地。
相 关 研 究	能改善糖尿病引起的肾病。四物汤可减缓经痛，川芎是其中成分。
有 效 成 分	萃取物。

抗癌种类及研究

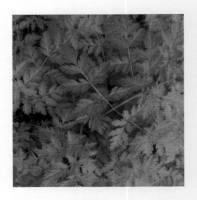

• 肝癌

2015年11月，中国医科大学以 "*Cytotoxic Activities, SAR and Anti-Invasion Effects of Butylphthalide Derivatives on Human Hepatocellular Carcinoma SMMC7721 Cells*" 为标题在 *Molecules* 发表论文。对肝癌细胞有细胞毒性及抗侵入作用。

• 胰腺癌

2013年10月，大连医科大学以 "*Anticancer effects of Ligusticum chuanxiong Hort alcohol extracts on HS766T cell*" 为标题在 *African of Traditional Complementary, and Alternative Medicines* 发表论文。能抑制胰腺癌细胞的增生。

其他补充

1 需探索川芎萃取物中的抗癌活性化合物。

2 四物汤是有八百年历史的中国传统药方，使用当归、川芎、白芍、熟地黄四种中药材，最早出现于宋朝的 "太平惠民和剂局方"，为补气血的基本处方。

女贞
Ligustrum lucidum

 肝癌　 乳腺癌　 肾癌

科　　　别	木犀科，女贞属，常绿乔木，又名白蜡树。
外 观 特 征	高可达25米，叶对生，革质，卵形，花色淡黄，果实成熟时呈紫黑色。
药材及产地	以果实入药，中药名"女贞子"。原产于中国长江流域，在朝鲜、印度也有分布。
相 关 研 究	具有降血糖和抗氧化作用，动物试验也证实其能预防动脉粥样硬化。
有 效 成 分	萃取物。

抗癌种类及研究

• 肝癌

2014年9月，上海中医药大学以 "*Ligustrum lucidum Ait. fruit extract induces apoptosis and cell senescence in human hepatocellular carcinoma cells through upregulation of p21*" 为标题在 *Oncology Reports* 发表论文。证实女贞子在传统肝癌治疗上的用处。

• 乳腺癌

2005年7月，美国加利福尼亚大学旧金山分校（University of California, San Francisco）以 "*In vitro anticancer activity of twelve Chinese medicinal herbs*" 为标题在 *Phytotherapy Research* 发表论文。女贞子对乳腺癌有很好的抗癌活性。

• 肾癌

1994年，美国罗马林达大学（Loma Linda University）以 "*Chinese medicinal herbs inhibit growth of murine renal cell carcinoma*" 为标题在 *Cancer Biotherapy* 发表论文。女贞子植物化学物质有57%～100%的治愈率。

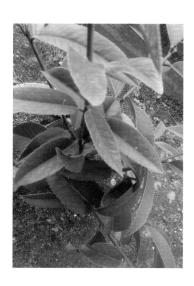

其他补充

需更深入探索女贞子抗癌活性化合物。

香叶树
Lindera communis

 肺癌　 卵巢癌　 前列腺癌　 白血病　 结肠癌

科　　　别	樟科，山胡椒属，常绿灌木或小乔木。
外 观 特 征	高4~10米，叶互生，卵形，花黄色，核果卵形，成熟时红色。
药材及产地	以枝叶或茎皮入药。分布于云南、四川及台湾等地。
相 关 研 究	叶子萃取的精油可以抗霉菌及细菌。
有 效 成 分	丁内酯。

L

香叶树 *Lindera communis*

抗癌种类及研究

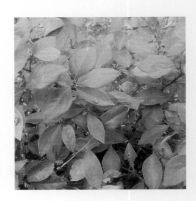

• 肺癌、卵巢癌、前列腺癌

2011年10月，山东省医学科学院以"*Cytotoxic sesquiterpenoids from the fruits of Lindera communis*"为标题在*Fitoterapia*发表论文。对肺癌、卵巢癌和前列腺癌细胞有显著细胞毒性。

• 白血病、结肠癌

2002年2月，高雄医学大学以"*Cytotoxic butanolides and secobutanolides from the stem wood of Formosan Lindera communis*"为标题在*Planta Medica*发表论文。显示对白血病和结肠癌细胞有细胞毒性作用。

其他补充

期待动物体内抗癌试验结果。更早期试验也发现对鼻咽癌细胞有抑制效果。

枫香树
Liquidambar formosana

乳腺癌

科　　　别	金缕梅科，枫香树属，落叶大乔木。
外 观 特 征	高20～40米，树皮淡灰色，树脂棕黑色有光泽，叶互生，心形，花淡黄绿色，顶生，蒴果圆形，密生星芒状刺，种子有翅。
药材及产地	以树脂、叶及果实入药。原产于中国南部，现在老挝、越南、朝鲜等地也分布。
相 关 研 究	叶子精油具有抗炎活性，可能可以用于免疫调节。
有 效 成 分	树脂。

抗癌种类及研究

• 乳腺癌

2011年9月，南京中医药大学以"*Pentacyclic triterpenes from the resin of Liquidambar formosana*"为标题在*Fitoterapia*发表论文。化合物有抗乳腺癌细胞的作用。

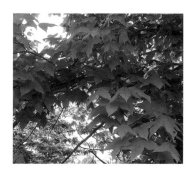

鹅掌楸
Liriodendron chinense

 乳腺癌　 肝癌　 胃癌
结肠癌

科　　　别	木兰科，鹅掌楸属，落叶乔木。
外 观 特 征	高可达40米，树皮纵裂，单叶互生，叶似鹅掌，花淡黄绿色，硕大，坚果有翅。
药 材 及 产 地	以树皮、根入药。产于中国淮河以南。
相 关 研 究	未发现其他功效的报道。
有 效 成 分	萃取物。

抗癌种类及研究

• 乳腺癌、胃癌、肝癌、结肠癌

2013年3月，南京林业大学以"*In vitro tumor cytotoxic activities of extracts from three Liriodendron plants*"为标题在*Pakistan Journal of Pharmaceutical Sciences*发表论文。树皮萃取物对乳腺癌、胃癌、肝癌、结肠癌显示细胞毒性作用。

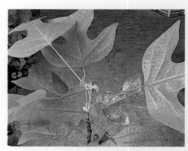

注：图片由阿草伯药用植物园提供

其他补充

中国珍稀树种，抗癌报道仅此一篇。
值得深入研究其抗癌机制。

阔叶山麦冬
Liriope muscari

乳腺癌　　肝癌　　结肠直肠癌

科　　　别	百合科，山麦冬属，多年生草本植物。
外 观 特 征	根细长，分枝多，纺锤形小块根，叶革质，花紫色，种子球形。
药材及产地	以块根入药。原产于中国，见于广东、广西、福建等地，日本也分布。
相 关 研 究	有抗病毒及抗炎作用，对异位性皮肤炎有一定疗效。水萃取物则有轻泻效果。
有 效 成 分	山麦冬皂苷（spicatoside），分子量855.01。

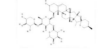

抗癌种类及研究

• 结肠直肠癌

2016年4月，韩国首尔大学（Seoul National University）以 "Antitumor Activity of Spicatoside A by Modulation of Autophagy and Apoptosis in Human Colorectal Cancer Cells" 为标题在 Journal of Natural Products 发表论文。阔叶山麦冬块茎分离出的皂苷，在裸鼠移植肿瘤模式中抑制结肠直肠癌肿瘤生长。

• 乳腺癌、肝癌

2013年，高雄医学大学以 "Active Constituents from Liriope platyphylla Root against Cancer Growth In Vitro" 为标题在 Evidence-based Complementary and Alternative Medicine 发表论文。对乳腺癌和肝癌细胞有显著抑制增生作用。

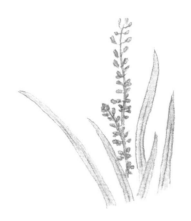

其他补充

期待进一步的动物体内抗癌试验结果。

荔枝
Litchi chinensis

 大肠癌   乳腺癌   肝癌

科　　　别	无患子科，荔枝属，常绿乔木。
外 观 特 征	高8~20米，叶对生，花小，淡黄色，果实球形，果皮有小突起，种子棕色。
药材及产地	以种子入药，中药名为荔枝核。分布于中国、越南、泰国等地。
相 关 研 究	能抗氧化，降血脂。
有 效 成 分	萃取物。

抗癌种类及研究

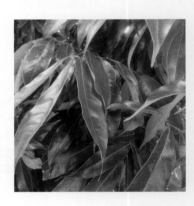

- 大肠癌

2012年，元培医事科技大学以 "*Induction of apoptosis and cell cycle arrest in human colorectal carcinoma by Litchi seed extract*" 为标题在 *Journal of Biomedicine & Biotechnology* 发表论文。显著诱导细胞凋亡，是潜在的大肠癌化学预防剂。

- 乳腺癌

2006年9月，四川大学以 "*Anticancer activity of litchi fruit pericarp extract against human breast cancer in vitro and in vivo*" 为标题在 *Toxicology and Applied Pharmacology* 发表论文。证实能抑制乳腺癌细胞。

- 肝癌

2006年7月，四川大学以 "*Potential anticancer activity of litchi fruit pericarp extract against hepatocellular carcinoma in vitro and in vivo*" 为标题在 *Cancer Letters* 发表论文。通过增殖抑制及诱导细胞凋亡，显示出对肝癌的潜在抗肿瘤活性。

其他补充

荔枝果皮与种子是抗癌成分的来源，值得深入探讨。

荔枝
Litchi chinensis

L

紫草
Lithospermum erythrorhizon

 胃癌   肝癌

 乳腺癌   白血病   黑色素瘤

科　　　别	紫草科，紫草属。
外 观 特 征	高40~90厘米，根圆柱形，叶互生，花白色，小坚果卵圆形，乳白或淡褐色，种子4枚。
药材及产地	以根入药。原产于中国，朝鲜及日本也有分布。
相 关 研 究	抗糖尿病，抑制脂肪形成，可作为预防肥胖的膳食补充剂。
有 效 成 分	紫草素（shikonin），分子量288.29。

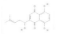

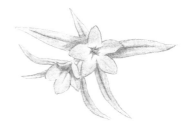

抗癌种类及研究

• 乳腺癌

2006年12月，沈阳军区总医院以"*Effect of shikonin on human breast cancer cells proliferation and apoptosis in vitro*"为标题在 *Yakugaku zasshi* 发表论文。首次发现紫草素对乳腺癌细胞有细胞毒性。

• 白血病

2013年9月，日本富山大学（University of Toyama）以 "*The molecular mechanisms and gene expression profiling for shikonin-induced apoptotic and necroptotic cell death in U937 cells*" 为标题在 *Chemico-biological interactions* 发表论文。紫草素诱导白血病细胞凋亡。

• 黑色素瘤

2012年11月，韩国釜山大学（Pusan National University）以 "*In vitro and in vivo anticancer effects of Lithospermum erythrorhizon extract on B16F10 murine melanoma*" 为标题在 *Journal of Ethnopharmacology* 发表论文。紫草素衍生物在体外和体内具抗癌活性。

• 胃癌

2012年，浙江大学以 "*β, β-Dimethylacrylshikonin induces mitochondria dependent apoptosis through ERK pathway in human gastric cancer SGC-7901 cells.*" 为标题在 *PLoS One* 发表论文。紫草的根萃取物具抗胃癌活性。

• 肝癌

2012年5月，四川大学以"*Inhibitory effects of β, β-dimethylacrylshikonin on hepatocellular carcinoma in vitro and in vivo*"为标题在 *Phytotherapy Research* 发表论文。对肝癌有显著抗肿瘤作用。

 其他补充

紫草素有被开发成抗癌药物的潜力。干燥后称为紫根，是天然紫色染料。

紫草
Lithospermum erythrorhizon

267

山鸡椒
Litsea cubeba

肺癌　　肝癌　　口腔癌

科　　　　别	樟科，木姜子属，小乔木，又名山苍树。
外 观 特 征	高可达10米，叶互生，有香气，伞形花序簇生，果实近球形。
药材及产地	根、茎、叶、果均可入药。产于江苏、福建、台湾等地。
相 关 研 究	其精油具有抗菌、抗霉作用。老挝科学家发现山鸡椒挥发性精油能防蚊。
有 效 成 分	精油。

抗癌种类及研究

• 肺癌

2012年，印度维斯瓦巴拉蒂大学（Visva-Bharati University）
以 "*Vapor of volatile oils from Litsea cubeba seed induces apoptosis and causes cell cycle arrest in lung cancer cells*" 为
标题在 *PLoS One* 发表论文。挥发油能杀死肺癌细胞。

• 肺癌、肝癌、口腔癌

2010年4月，台湾林业试验所以 "*Compositions and in vitro anticancer activities of the leaf and fruit oils of Litsea cubeba from Taiwan*" 为标题在 *Natural Product communications* 发表论文。果实精油对人肺癌、肝癌、
口腔癌细胞表现出细胞毒性。

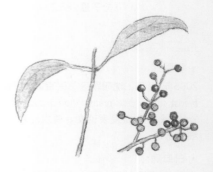

其他补充

山鸡椒精油可应用于癌症辅助治疗。

蒲葵
Livistona chinensis

科　　　别	棕榈科，蒲葵属，常绿乔木，又名扇叶葵。
外 观 特 征	茎直立，粗大，叶簇生于茎顶，呈扇状，腋生肉穗花序黄绿色，椭圆形核果，蓝黑色，似橄榄。
药材及产地	以种子、叶及根入药。原产于中国东南部及日本。
相 关 研 究	果实的水萃取物有溶血作用，需注意。
有 效 成 分	萃取物。

抗癌种类及研究

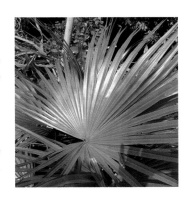

• 肝癌

2013年5月，福建中医药大学以 "*Livistona chinensis seed suppresses hepatocellular carcinoma growth through promotion of mitochondrial-dependent apoptosis*" 为标题在 *Oncology Reports* 发表论文。在体内和体外抑制肝癌细胞。

• 肝癌、白血病、鼻咽癌

2012年1月，武汉大学以 "*Bioactive phenolics from the fruits of Livistona chinensis*" 为标题在 *Fitoterapia* 发表论文。显示出对肝癌、白血病、鼻咽癌细胞的抗增生活性。

• 胃癌、白血病、淋巴瘤、子宫颈癌、肝癌、黑色素瘤、胶质瘤

2007年1月，广西中医药大学以《蒲葵根萃取物的体外抗肿瘤实验研究》为标题在《中药材》发表论文。对胃癌、白血病、淋巴瘤、子宫颈癌、肝癌、黑色素瘤、胶质瘤细胞有生长抑制作用。

• 纤维肉瘤、乳腺癌、结肠癌

2001年11月，美国加利福尼亚大学洛杉矶分校（University of California, Los Angeles）以 "*Livistona extract inhibits angiogenesis and cancer growth*" 为标题在 *Oncology Reports* 发表论文。抑制小鼠纤维肉瘤和人乳腺癌以及结肠癌细胞增生。

其他补充

香港浸会大学中医药学院引述广州部队《常用中草药手册》治各种癌症："蒲葵子，水煎一至二小时服用。"科学试验显示确实可对抗许多不同种类的癌细胞。其叶可制成蒲扇、蓑笠、扫把等。

半边莲
Lobelia chinensis

 肺癌 结肠癌

科　　　别	桔梗科，半边莲属，多年生草本植物。
外 观 特 征	全株光滑，高5～15厘米，叶互生，花瓣5片如莲花，因花瓣均偏一边而得名，蒴果，种子椭圆。
药材及产地	以干燥全草入药，50种基本中药之一。主产于安徽、江苏、浙江等地，亚洲其他各国也有分布。
相 关 研 究	有抗氧化和抗炎作用。
有 效 成 分	萃取物。

抗癌种类及研究

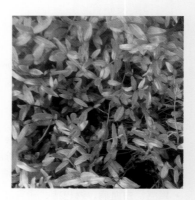

• 肺癌

2014年3月，山东大学以 "*Chemical constituents of Lobelia chinensis*" 为标题在 *Fitoterapia* 发表论文。所含的两种化合物对肺癌细胞株具中等程度细胞毒性。

• 结肠癌

2013年10月，济南军区总医院以 "*A study on the effect of aqueous extract of Lobelia chinensis on colon precancerous lesions in rats*" 为标题在 *African Journal of Traditional, Complementary, and Alternative Medicine* 发表论文。10周后，低剂量、中剂量、高剂量的萃取物对结肠癌癌前病变抑制率分别为8.12%、59.42%和65.44%。

其他补充

半边莲、半枝莲、穿心莲为三种不同科属植物，请勿混淆。这三种中药皆能抗癌。

L
半边莲
Lobelia chinensis

270

忍冬
Lonicera japonica

结肠癌　　肝癌　　肺癌

科　　　别	忍冬科，忍冬属，多年生缠绕木质藤本植物，又名金银花。
外 观 特 征	小枝细长，中空，叶卵形，对生，唇形花有淡香，球形浆果黑色。花初为白色，渐变为黄色，黄白相映，故名金银花。
药材及产地	以花蕾、果实、茎枝入药。产于中国、朝鲜和日本等地。
相 关 研 究	具有抗炎作用，能减轻糖尿病引起的肾炎。
有 效 成 分	黄酮木脂素（hydnocarpin），分子量464.42。

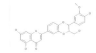

抗癌种类及研究

• 结肠癌

2013年10月，韩国首尔大学（Seoul National University）以 "*Anti-proliferative activity of hydnocarpin, a natural lignan, is associated with the suppression of Wnt/β-catenin signaling pathway in colon cancer cells*" 为标题在 *Bioorganic & Medicinal Chemistry Letters* 发表论文。抑制结肠癌细胞。

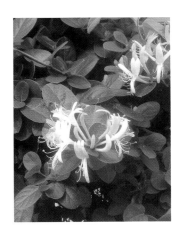

• 肝癌

2012年7月，韩国庆尚大学（Gyeongsang National University）以 "*Polyphenolic extract isolated from Korean Lonicera japonica Thunb. induce G2/M cell cycle arrest and apoptosis in HepG2 cells: involvements of PI3K/Akt and MAPKs*" 为标题在 *Food and Chemical Toxicology* 发表论文。多酚萃取物诱导肝癌细胞凋亡。

• 肺癌

2005年1月，奇美医学中心以 "*Luteolin induced DNA damage leading to human lung squamous carcinoma CH27 cell apoptosis*" 为标题在 *European Journal of Pharmacology* 发表论文。木犀草素诱导肺癌细胞凋亡。

其他补充

黄酮木脂素有被开发成抗癌药物的潜力。忍冬常被当作药材或食物使用。广西药用植物园位于南宁，创建于1959年，目前大面积种植的主要品种有金银花、穿心莲、何首乌、罗汉果、天麻等。

毛草龙
Ludwigia octovalvis

 口腔癌 大肠癌

科　　　别	柳叶菜科，丁香蓼属，一年生草本植物，又名水丁香。
外 观 特 征	高20～50厘米，茎直立，有棱角，单叶互生，花黄色，四瓣，蒴果微弯，似小香蕉。
药材及产地	全草可作为中药。中国长江以南地区都有分布。
相 关 研 究	有抗老化、免疫刺激作用。
有 效 成 分	三萜。

抗癌种类及研究

• 口腔癌、大肠癌

2004年1月，屏东科技大学以"*Three new oleanane-type triterpenes from Ludwigia octovalvis with cytotoxic activity against two human cancer cell lines*"为标题在*Journal of Natural Products*发表论文。所含的三萜化合物对口腔癌与大肠癌有显著的细胞毒性作用。

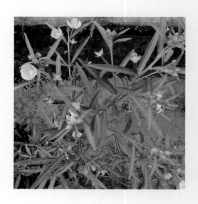

其他补充

中药典籍未发现关于毛草龙抗癌作用的记载，期待有更多更深入的研究。目前仅有台湾屏东科技大学的抗癌研究报道。乡下水沟旁常见毛草龙，此张照片摄于草屯田间。

丝瓜
Luffa aegyptiaca

 黑色素瘤　 结肠癌

科　　　别	葫芦科，丝瓜属，一年生攀缘草本植物。
外 观 特 征	茎柔弱，叶互生，三角形，花黄色，果实长圆柱形，种子椭圆扁平，黑色。
药材及产地	以果实维管束入药，中药名为丝瓜络，种子称为丝瓜子。原产于印度，现在东亚地区广泛种植。
相 关 研 究	丝瓜子中的多肽具有抗艾滋病毒作用。
有 效 成 分	丝瓜素。

抗癌种类及研究

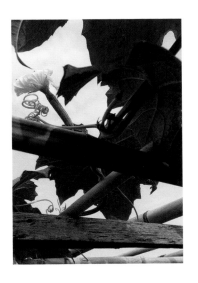

- **结肠癌**

2015年4月，印度核医学与联合科学研究所（Institute of Nuclear Medicine & Allied Sciences）以"*Anticancer and anti-inflammatory activities of some dietary cucurbits*"为标题在 *Indian Journal of Experimental Biology* 发表论文。丝瓜萃取物能抑制结肠癌细胞，有治疗潜力。

- **黑色素瘤**

1998年10月，意大利拉奎拉理工学院（Faculty of Science, L'Aquila）以"*Differential response of human melanoma and Ehrlich ascites cells in vitro to the ribosome-inactivating protein luffin*"为标题在 *Melanoma Research* 发表论文。从丝瓜种子萃取的丝瓜素，能诱导黑色素瘤和艾氏腹水肿瘤细胞凋亡。

其他补充

丝瓜种子可做成抗癌保健产品。丝瓜的花也可以裹面粉油炸，味道很好，是乡下人家的自制零食。

红丝线
Lycianthes biflora

白血病

科　　　别	茄科，红丝线属，多年生草本或亚灌木。
外 观 特 征	高 0.5～1.5 米，小枝，大叶片椭圆状，花淡紫或白色，星形，浆果球形，红色，淡黄种子多数。
药材及产地	以全草入药。分布于中国湖北、云南、广东等地。也见于印度、马来西亚、印度尼西亚、日本。
相 关 研 究	未发现其他功效的研究。
有 效 成 分	萃取物。

抗癌种类及研究

• 白血病

2002 年 6 月，上海中医研究院以《红丝线化学成分的研究》为标题在《药学学报》发表论文。表现出对白血病细胞的抑制作用。

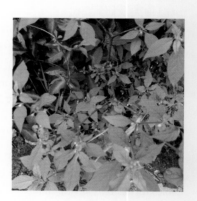

其他补充

在中国台湾多生长于中、低海拔山区，相关科学研究甚少。红丝线应进行更多癌细胞株的抗癌试验。目前只有此篇抗癌研究报道。

宁夏枸杞
Lycium barbarum

前列腺癌　　乳腺癌　　子宫颈癌　　肝癌　　胃癌 结肠癌

科　　　别	茄科，枸杞属，落叶灌木。
外观特征	高1.5～2米，主茎数条，叶互生，淡紫色花腋生，浆果椭圆形，红或橘红色。
药材及产地	以果实、根和叶入药。原产于亚洲和欧洲东南部，在中国种植于辽宁、甘肃、宁夏、西藏等地。
相关研究	枸杞多糖具有平稳血糖、降血脂及抗氧化作用。
有效成分	枸杞多糖。

抗癌种类及研究

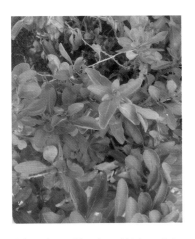

• 前列腺癌

2009年8月，武汉大学以 "*Lycium barbarum polysaccharides induce apoptosis in human prostate cancer cells and inhibits prostate cancer growth in a xenograft mouse model of human prostate cancer*" 为标题在 *Journal of Medicinal Food* 发表论文。系统地研究了宁夏枸杞在体外和体内的抗前列腺癌作用。

• 乳腺癌

2012年9月，同济医学院以 "*Lycium barbarum polysaccharide stimulates proliferation of MCF-7 cells by the ERK pathway*" 为标题在 *Life Sciences* 发表论文。对乳腺癌细胞有明显的抗增生作用。

• 子宫颈癌

2012年6月，陕西师范大学以 "*Lycium barbarum polysaccharide inhibits the proliferation of HeLa cells by inducing apoptosis*" 为标题在 *Jornal of the Science of Food and Agriculture* 发表论文。抑制子宫颈癌细胞增生，可开发为子宫颈癌化学治疗剂。

• 结肠癌

2011年3月，宁波大学医学院以 "*Anticancer effect of Lycium barbarum polysaccharides on colon cancer cells involves G0/G1 phase arrest*" 为标题在 *Medical Oncology* 发表论文。具结肠癌细胞抗增生效果，是潜在的抗癌药物。

- 胃癌

2010年9月，宁波大学医学院以 "*Growth inhibition and cell-cycle arrest of human gastric cancer cells by Lycium barbarum polysaccharide*" 为标题在 *Medical Oncology* 发表论文。对胃癌细胞有抗癌活性。

- 肝癌

2006年7月，台北医学大学以 "*Hot water-extracted Lycium barbarum and Rehmannia glutinosa inhibit proliferation and induce apoptosis of hepatocellular carcinoma cells*" 为标题在 *World Journal of Gastroenterology* 发表论文。枸杞能抑制肝癌细胞增生，诱导凋亡。

其他补充

宁夏回族自治区盛产枸杞。宁夏枸杞已栽种超过600年，被称为"红钻石"。种植枸杞能控制土壤侵蚀，避免土地荒漠化。中国是世界上枸杞的主要供应国。

矮桃
Lysimachia clethroides

白血病

科　　　别	报春花科，珍珠菜属，多年生草本植物。
外 观 特 征	茎高40～100厘米，有毛，叶互生，花白色，蒴果球形。
药材及产地	以全草入药。分布于中国东北、华南、西南。
相 关 研 究	有抗炎作用。通过内皮依赖性机制，促使血管舒张，可能是心血管疾病的候选中草药。
有 效 成 分	黄酮。

抗癌种类及研究

• 白血病

2010年8月，苏州大学以"*Growth inhibitory and apoptosis inducing by effects of total flavonoids from Lysimachia clethroides Duby in human chronic myeloid leukemia K562 cells*"为标题在*Journal of Ethnopharmacology*发表论文。通过生长抑制和凋亡诱导，具有潜在的抗白血病活性。

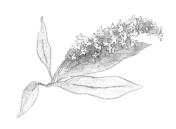

其他补充

可当蔬菜食用。希望更深入探讨其在不同癌细胞株的作用。抗癌研究报道至今仅有此篇。

石蒜
Lycoris radiata

黑色素瘤

科　　　别	石蒜科，石蒜属，多年生草本植物，又名彼岸花。
外 观 特 征	地下球状鳞茎，伞形花序，有花4~7朵，一般为红色。
药材及产地	以鳞茎入药。原产于中国长江中下游及西南地区，越南、马来西亚及东亚各地也有分布。
相 关 研 究	有保护神经、抗疟疾、抗流感病毒、抗霉菌作用。
有 效 成 分	萃取物。

抗癌种类及研究

• 黑色素瘤

2010年8月，韩国庆北大学（Kyungpook National University）以"*Ethanol extract of Lycoris radiata induces cell death in B16F10 melanoma via p38-mediated AP-1 activation*"为标题在 *Oncology Reports* 发表论文。具有抗黑色素瘤和抗炎活性。

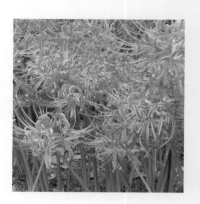

其他补充

整株有毒。花开不见叶，有叶则无花，花叶不相见，因此带有孤独的味道。

石蒜
Lycoris radiata

博落回
Macleaya cordata

肝癌

肺癌

科　　　别	罂粟科，博落回属，多年生草本植物。
外 观 特 征	高1~4米，圆锥花序，无花瓣，卵形蒴果。茎圆柱形，中空，吹气有声，如鲜卑乐器博落回，折断后有黄汁流出。
药 材 及 产 地	以根或全草入药。分布于中国及日本等地。
相 关 研 究	博落回（羽罂粟）是生物活性化合物异喹啉生物碱的来源，具有抗炎和抗微生物作用。
有 效 成 分	生物碱。

抗癌种类及研究

• 肺癌

2013年9月，文化大学以"*In vitro assessment of Macleaya cordata crude extract bioactivity and anticancer properties in normal and cancerous human lung cells*"为标题在 *Urban & Fischer* 发表论文。抑制肺癌细胞增生。

• 肝癌

2005年3月，南方医科大学以《博落回总碱对肝癌细胞的毒性作用和体内抗肿瘤作用》为标题在《第一军医大学学报》发表论文。总生物碱显著抑制人肝癌细胞。

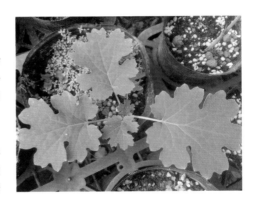

其他补充

剧毒。希望能更深入探讨博落回抗癌活性分子及机制，并开发去除毒性后的化合物。

构棘

Maclura cochinchinensis

结肠癌

科　　　别	桑科，橙桑属，直立或攀缘灌木。
外 观 特 征	枝无毛，具腋生刺，刺长约1厘米，叶革质。
药材及产地	以茎皮、根皮入药。中药穿破石的药材来源。产于中国东南及西南地区，斯里兰卡、印度、日本及澳大利亚也有分布。
相 关 研 究	构棘可能可以辅助治疗阿尔茨海默病。
有 效 成 分	isoalvaxanthone，分子量396.43。

抗癌种类及研究

• 结肠癌

2010年9月，华东师范大学以"*Isoalvaxanthone inhibits colon cancer cell proliferation, migration and invasion through inactivating Rac1 and AP-1*"为标题在 *International Journal of Cancer* 发表论文。构棘萃取物具抗癌作用，有抗转移剂的潜力。

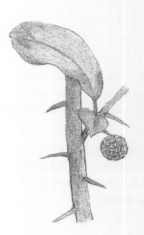

其他补充

未发现中药典籍构棘有抗癌作用的记载，活性成分isoalvaxanthone有被开发成抗癌药物的潜力。

肝癌

脑瘤

肺癌

白血病

子宫颈癌

荷花玉兰
Magnolia grandiflora

科　　　别	木兰科，木兰属，绿乔木，又名广玉兰、洋玉兰。
外 观 特 征	高15～30米，叶子大且深绿，花大，白色带香味，种子外皮红色。
药材及产地	以花和树皮入药，中药名为广玉兰。原产于美国东南部，现在中国也有栽培。
相 关 研 究	花萃取物能减少酪氨酸酶表达，抑制黑色素生成。也显示抗氧化、抗病毒作用。
有 效 成 分	和厚朴酚（honokiol），分子量266.33。

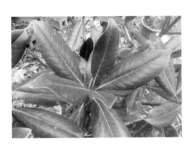

抗癌种类及研究

• 肺癌

2013年1月，美国阿拉巴马大学伯明翰分校（University of Alabama，Birmingham）以"*Inhibition of class I histone deacetylases in non-small cell lung cancer by honokiol leads to suppression of cancer cell growth and induction of cell death in vitro and in vivo*"为标题在 *Epigenetics* 发表论文。对肺癌细胞有化疗效果。

• 白血病

2010年10月，阿根廷拉普拉塔大学（National University of La Plata）以"*Apoptosis induced by Magnolia Grandiflora extract in chlorambucil-resistant B-chronic lymphocytic leukemia cells*"为标题在 *Journal of Cancer Research and Therapeutics* 发表论文。可治疗白血病或其他血液疾病。

• 子宫颈癌、肝癌、脑瘤

2010年9月，埃及国家研究中心（National Research Centre）以"*Cytotoxic and antiviral activities of aporphine alkaloids of Magnolia grandiflora L*"为标题在 *Natural Product Research* 发表论文。萃取物能抑制子宫颈癌、肝癌、脑瘤细胞。

其他补充

密西西比大学校园及白宫都种植。和厚朴酚有被开发成抗癌药物的潜力。

日本厚朴
Magnolia obovata

 结肠癌   前列腺癌   纤维肉瘤

科　　　别	木兰科，厚朴属，落叶乔木。
外 观 特 征	高15～30米，树皮灰白，树径能超过1米，叶大，20厘米长。
药材及产地	树皮称为厚朴，中药之一。分布于日本及中国。
相 关 研 究	厚朴新酚有强效抗血栓形成作用，这可能是由于它的抗血小板活性，可抗心血管疾病。
有 效 成 分	厚朴酚（magnolol），分子量266.33。厚朴新酚（obovatol），分子量282.33。

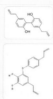

抗癌种类及研究

• 结肠癌

2012年8月，韩国首尔大学（Seoul National University）以"*Wnt/β-catenin signaling mediates the antitumor activity of magnolol in colorectal cancer cells*"为标题在 *Molecular pharmacology* 发表论文。对人结肠癌细胞有生长抑制作用。

• 前列腺癌、结肠癌

2008年3月，韩国忠北大学（Chungbuk National University）以"*Growth inhibitory effects of obovatol through induction of apoptotic cell death in prostate and colon cancer by blocking of NF-kappaB*"为标题在 *European Journal of Pharmacology* 发表论文。抑制前列腺癌和结肠癌细胞生长。

• 纤维肉瘤

2001年11月，日本岐阜药科大学（Gifu Pharmaceutical University）以"*Inhibitory effect of magnolol and honokiol from Magnolia obovata on human fibrosarcoma HT-1080. Invasiveness in vitro*"为标题在 *Planta Medica* 发表论文。厚朴酚抑制纤维肉瘤侵入。

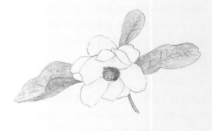

 其他补充

有毒。木头可做成木屐或日本刀鞘。厚朴酚与厚朴新酚可开发成抗癌药物。

阔叶十大功劳

Mahonia bealei

结肠癌

科　　　别	小檗科，十大功劳属，常绿灌木。
外 观 特 征	高达4米，根、茎断面黄色，味苦，羽状复叶互生，花淡黄色，卵圆形浆果，蓝黑色。
药材及产地	以茎、干入药。分布于中国、日本、美国以及欧洲各国。
相 关 研 究	有抗氧化、抗流感病毒作用。其生物碱可开发为药剂，对胃溃疡有治疗潜力。
有 效 成 分	巴马汀（palmatine），分子量352.40。

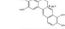

抗癌种类及研究

• 结肠癌

2011年4月，韩国江原大学（Kangwon National University）以 "*Antioxidant and antiproliferative properties of water extract from Mahonia bealei (Fort.) Carr. leaves*" 为标题在 *Food and Chemical Toxicology* 发表论文。显著抑制人结肠癌细胞生长。

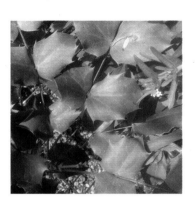

其他补充

萃取物中的抗癌活性化合物为巴马汀。

白背叶
Mallotus apelta

肝癌　横纹肌瘤

科　　　别	大戟科，野桐属，小乔木或灌木。
外 观 特 征	高1~3米，小枝、叶柄均密生白毛，叶互生，穗状花序生枝顶，球形蒴果，种子黑色。
药材及产地	以根、叶入药。在中国分布于广西、贵州、云南，以及越南等地。
相 关 研 究	所含化合物可保护肝脏。
有 效 成 分	苯并吡喃。

抗癌种类及研究

• 肝癌、横纹肌瘤

2005年10月，越南科学技术学院（Vietnamese Academy of Science and Technology）以 "*New cytotoxic benzopyrans from the leaves of Mallotus apelta*" 为标题在 *Archives of Pharmacal Research* 发表论文。对人肝癌细胞及横纹肌瘤具细胞毒性。

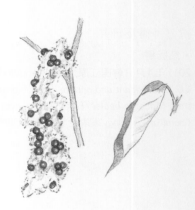

其他补充

1 期待进行动物体内试验。

2 界（kingdom），门（division），纲（class），目（order），科（family），属（genus），种（species）。林奈在其著作《自然系统》中，定下了"纲、目、属、种"四个分类阶层，后来的分类学者追加了"界、门、科"。"目"的语尾-ales，例如虎耳草目Saxifragales；"科"的语尾-aceae，如景天科Crassulaceae。

冬葵
Malva verticillata

肝癌　　胃癌

科　　　　别	锦葵科，锦葵属，二年生草本植物。
外 观 特 征	高40～90厘米，茎直立，不分枝，花白色，种子暗黑。
药 材 及 产 地	以果实、叶、根入药。原产于亚洲东部，中国甘肃、江西、湖南等地均有栽培。
相 关 研 究	未发现其他功效的报道。
有 效 成 分	萃取物。

抗癌种类及研究

• 肝癌、胃癌

1998年12月，华西医科大学以 "*In vivo and in vitro studies on the antitumor activities of MCP (Malva crispa L. Powder)*" 为标题在 *Biomedical and Environmental Science* 发表论文。萃取物对肝癌和胃癌细胞有抑制生长和增生作用。

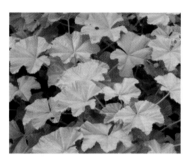

注：图片由阿草伯药用植物园提供

其他补充

冬葵与冬葵子（磨盘草 Abutilon indicum）是不同的植物，一般会以为冬葵子是冬葵的种子。中国在汉代以前即已栽培当蔬菜食用，现在湖南、四川、江西、贵州、云南等省仍栽培以供蔬食。

通光散
Marsdenia tenacissima

食管癌　白血病

科　　　别	萝藦科，牛奶菜属，木质藤本植物，又名乌骨藤。
外 观 特 征	茎披柔毛，叶卵形，花冠黄紫色，种子具白色种毛。
药材及产地	以藤、根、叶入药。分布在印度、缅甸以及中国云南、贵州等地。
相 关 研 究	通光散的多糖能增强细胞免疫和体液免疫。
有 效 成 分	萃取物。

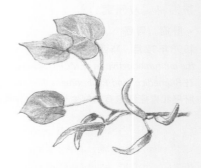

抗癌种类及研究

• 食管癌

2015年6月，中国药科大学以 "*Marsdenia tenacissima extract induces G0/G1 cell cycle arrest in human esophageal carcinoma cells by inhibiting mitogen-activated protein kinase (MAPK) signaling pathway*" 为标题在 *Chinese Journal of Natural Medicines* 发表论文。通过细胞周期调控蛋白和信号传导途径，抑制食管癌细胞增生。

• 白血病

2012年3月，四川大学以《通光藤提取物对血液肿瘤细胞株增殖和凋亡的影响》为标题在《四川大学学报医学版》发表论文。抑制白血病细胞增生，诱导细胞凋亡。

其他补充

《全国中草药汇编》《云南中草药选》皆记载通光散有抗癌作用。应找出萃取物中的抗癌活性化合物。

M

通光散
Marsdenia tenacissima

美登木

Maytenus hookeri

前列腺癌

科　　　别	卫矛科，美登木属，灌木。美登木有许多品种，被子美登木（Maytenus royleanus）为其中之一。
外 观 特 征	高1~4米，单叶，互生，叶椭圆形，花白绿色，蒴果倒卵形，种子棕色。
药材及产地	以叶入药，中药名为云南美登木。分布于印度、缅甸、中国等地，药材主产于云南西双版纳。
相 关 研 究	未发现有其他功效的报道。
有 效 成 分	美登素（maytansine），分子量692.20。

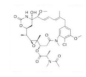

抗癌种类及研究

• 前列腺癌

2015年3月，美国威斯康星大学（University of Wisconsin）以 "*Potent anti-proliferative, pro-apoptotic activity of the Maytenus royleanus extract against prostate cancer cells: evidence in in-vitro and in-vivo models*" 为标题在 *PLoS One* 发表论文。可作为前列腺癌的潜在治疗剂。

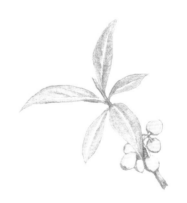

其他补充

美登素有被开发成抗癌药物的潜力。香港浸会大学中医药学院《药用植物图像资料库》及《全国中草药汇编》皆记载美登木有抗癌作用。

互叶白千层
Melaleuca alternifolia

黑色素瘤

科　　　别	桃金娘科，白千层属，小乔木。
外 观 特 征	高可达7米，树冠浓密，树皮白色，纸质，叶线形，具油腺，花白色，蓬松，果杯形。
药材及产地	叶及嫩枝可提炼精油。澳大利亚为原产地，也分布于新西兰、印度尼西亚。
相 关 研 究	具抗炎、抗氧化、抗菌、抗微生物作用。
有 效 成 分	4-松油烯醇（terpinen-4-ol），分子量154.25。

抗癌种类及研究

• 黑色素瘤

2011年1月，意大利萨尼塔高级研究院（Istituto Superiore di Sanità）以 "*Tea tree oil might combat melanoma*" 为标题在 *Planta Medica* 发表论文。能抑制黑色素瘤细胞生长、干扰转移和侵入。

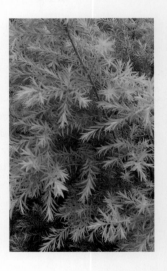

胃癌
结肠癌　　骨肉瘤　　乳腺癌　　肝癌

白血病　　肺癌　　卵巢癌　　皮肤癌

川楝
Melia toosendan

科　　　别	楝科，楝属，落叶乔木。
外 观 特 征	高可达10米，花淡紫色，核果椭圆形，黄棕色。
药 材 及 产 地	以根皮、果实入药，果实称为川楝子。主产于甘肃、贵州、云南等地，也分布在日本、中南半岛。
相 关 研 究	可减少淀粉样蛋白沉积物，有治疗阿尔茨海默病的潜力。
有 效 成 分	川楝素（toosendanin），分子量574.61。

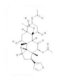

M

川楝
Melia toosendan

抗癌种类及研究

• 白血病

2013年2月，中国药科大学以"*Toosendanin induces apoptosis through suppression of JNK signaling pathway in HL-60 cells*"为标题在 *Toxicology in Vitro* 发表论文。对白血病细胞有促凋亡作用。

• 肺癌、卵巢癌、皮肤癌、结肠癌

2012年11月，第二军医大学以"*Cytotoxic tirucallane triterpenoids from the stem bark of Melia toosendan*"为标题在 *Archives of Pharmacal Research* 发表论文。对肺癌、卵巢癌、皮肤癌和结肠癌细胞有细胞毒性。

• 胃癌

2011年10月，浙江大学以"*Physico-chemical characterization, antioxidant and anticancer activities in vitro of a novel polysaccharide from Melia toosendan Sieb. Et 2ucc frutt*"为标题在 *International Journal of Biology Macromolecules* 发表论文。在体外抑制人胃癌细胞生长。

• 骨肉瘤、乳腺癌

2010年11月，华东师范大学以"*Triterpenoids and steroids from the fruits of Melia toosendan and their cytotoxic effects on two human cancer cell lines*"为标题在 *Journal of Natural Produets* 发表论文。抑制骨肉瘤和乳腺癌细胞。

• 肝癌

2010年9月，重庆医科大学以"*Toosendanin inhibits hepatocellular carcinoma cells by inducing mitochondria-dependent apoptosis*"为标题在 *Planta Medica* 发表论文。抗肝癌细胞。

其他
补充

有毒。川楝素可开发成抗癌药物。

香蜂花
Melissa officinalis

科　　　别	唇形科，蜜蜂花属，多年生草本植物，又名吸毒草，日文为香水薄荷。学名中的Melissa在希腊文中为"蜜蜂"之意。
外 观 特 征	高70～150厘米，茎直立，多分枝，叶卵圆形，花冠乳白色，小坚果卵圆形。
药材及产地	全草及精油应可入药。原产于南欧，后遍及亚洲、欧洲、中亚和北美。
相 关 研 究	具有镇痛、抗高血糖、抗高脂血症作用。
有 效 成 分	迷迭香酸（rosmarinic acid），分子量360.31。 柠檬醛（citral），分子量152.24。

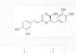

抗癌种类及研究

• 结肠癌

2011年11月，西班牙纳瓦拉大学（University of Navarra）以"*Anti-proliferative effect of Melissa officinalis on human colon cancer cell line*"为标题在 *Plant Foods for Human Nutrition* 发表论文。迷迭香酸对结肠癌细胞有明显的细胞毒性。

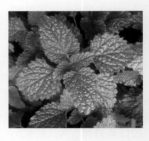

• 乳腺癌

2012年，土耳其共和大学（Cumhuriyet University）以"*Antitumoral effects of Melissa officinalis on breast cancer in vitro and in vivo*"为标题在 *Asian Pacific Journal of Cancer Prevention* 发表论文。体内研究表明，在治疗组平均乳腺癌肿瘤体积抑制率为40%，有预防乳腺癌的潜能。

• 白血病

2013年6月，伊朗设拉子医学大学（Shiraz University of Medical Sciences）以"*Dichloromethane fraction of Melissa officinalis induces apoptosis by activation of intrinsic and extrinsic pathways in human leukemia cell lines*"为标题在 *Immunopharmacology and Immunotoxicology* 发表论文。有诱导细胞凋亡、改变白血病细胞凋亡相关基因表达的能力。

• 肺癌、乳腺癌、结肠癌、白血病

2004年5月，巴西里约热内卢联邦大学（Universidade Federal do Rio de Janeiro）以"*Melissa officinalis L. essential oil: antitumoral and antioxidant activities*"为标题在 *The Journal of Pharmacy and Pharmacology* 发表论文。抑制肺癌、乳腺癌、结肠癌、白血病细胞，为潜在的抗肿瘤剂。

其他补充

迷迭香酸与柠檬醛皆可开发成抗癌药物。

香蜂花
Melissa officinalis

M

蝙蝠葛
Menispermum dauricum

卵巢癌
子宫颈癌

胃癌

胰腺癌

科　　　别	防己科，蝙蝠葛属，多年生缠绕草本。
外 观 特 征	高达数米，全株无毛，叶互生，卵圆形，花小，淡绿色，紫黑色核果近球形。
药材及产地	以干燥根茎入药，中药名为北豆根。主要产于山东、山西、河北等地。
相 关 研 究	有抗炎作用。
有 效 成 分	多糖。

抗癌种类及研究

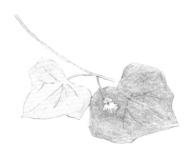

• 胰腺癌

2015年10月，中医药研究所以"*Phenolic alkaloids from Menispermum dauricum inhibits BxPC-3 pancreatic cancer cells by blocking of Hedgehog signaling pathway*"为标题在 *Pharmacognosy Magazine* 发表论文。抑制胰腺癌细胞增生，并抑制肿瘤生长。

• 胃癌

2014年，哈尔滨医科大学附属肿瘤医院以"*Inhibitory effects of phenolic alkaloids of Menispermum dauricum on gastric cancer in vivo*"为标题在 *Asia Pacific Journal of Cancer Prevention* 发表论文。显著抑制胃癌异种移植小鼠模式肿瘤生长。

• 子宫颈癌

2014年2月，延边大学医学院以"*Induction of apoptosis in human cervical carcinoma Hela cells with active components of Menispermum dauricum*"为标题在 *Genetics and Molecular Research* 发表论文。显著抑制子宫颈癌细胞生长。

• 卵巢癌

2013年2月，哈尔滨医科大学附属肿瘤医院以"*Anti-ovarian cancer potential of two acidic polysaccharides from the rhizoma of Menispermum dauricum*"为标题在 *Carbohydrate Polymers* 发表论文。对卵巢癌细胞具抗肿瘤活性，为潜在的天然抗肿瘤药物。

其他补充

有毒。做成抗癌药物，需考虑安全性及有效性。

日本薄荷
Mentha arvensis

乳腺癌　　前列腺癌　　肺癌　　结肠癌　　白血病

科　　　别	唇形科，薄荷属，多年生草本植物。
外 观 特 征	高10～60厘米，叶对生，边缘为齿状，花淡紫色。
药材及产地	以全草入药。分布于欧洲、北美洲等地。
相 关 研 究	薄荷叶和节点间的愈伤组织萃取物具抗菌活性。
有 效 成 分	精油。

抗癌种类及研究

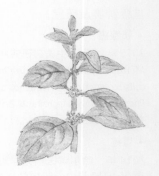

- 乳腺癌、结肠癌、肺癌、白血病、前列腺癌

2014年10月，印度查谟大学（University of Jammu）以 "*In vitro anticancer activity of extracts of Mentha Spp. against human cancer cells*" 为标题在 *Indian Journal of Biochemistry & Biophysics* 发表论文。对乳腺癌、结肠癌、肺癌、白血病、前列腺癌细胞有抗增生作用。

- 乳腺癌、前列腺癌

2010年8月，巴基斯坦GC大学（GC University）以 "*Seasonal variation in content, chemical composition and antimicrobial and cytotoxic activities of essential oils from four Mentha species*" 为标题在 *Journal of the Sciences of Food and Agriculture* 发表论文。对乳腺癌和前列腺癌有显著细胞毒性。

> **其他补充**
>
> 薄荷含25个种，日本薄荷是其中之一。胡椒薄荷（peppermint）及绿薄荷（spearmint）最常见。

厚果崖豆藤

Millettia pachycarpa

 肝癌　 结肠癌　 子宫颈癌

科　　　别	豆科，崖豆藤属，藤本植物，在台湾俗称鱼藤。
外 观 特 征	藤本巨大，高可达15米，革质羽状复叶，花淡紫色，荚果内有种子数颗。
药 材 及 产 地	以根、种子入药。分布于中国、印度等地。
相 关 研 究	具有抗炎作用。
有 效 成 分	查耳酮。

抗癌种类及研究

• 肝癌

2013年，四川大学以 "*Millepachine, a novel chalcone, induces G2/M arrest by inhibiting CDK1 activity and causing apoptosis via ROS-mitochondrial apoptotic pathway in human hepatocarcinoma cells in vitro and in vivo*" 为标题在 *Carcinogenesis* 发表论文。可能是抗癌药物的潜在先导化合物。

• 肝癌、结肠癌、子宫颈癌

2012年12月，四川大学以 "*Cytotoxic and apoptotic effects of constituents from Millettia pachycarpa Benth*" 为标题在 *Fitoterapia* 发表论文。诱导肝癌、结肠癌、子宫颈癌细胞凋亡。

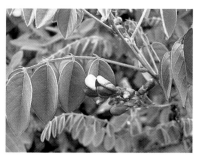

注：图片由阿草伯药用植物园提供

其他补充

有毒。因具毒性，只适合科学研究，常用于毒鱼，将根茎打碎，绞出汁液混入水中，鱼因麻痹而易于捕捉。

木鳖子
Momordica cochinchinensis

子宫颈癌　　肾癌

胃癌　　　肝癌　　肺癌
结肠癌

科　　　别	葫芦科，苦瓜属，草本植物。
外 观 特 征	开黄花，椭圆形果实，表面多软刺，成熟时呈红色，种子扁形，似鳖又似木头。
药材及产地	以种子入药。产于广东、广西、台湾等地，也分布于越南及中国周边其他国家和地区。
相 关 研 究	具有胃保护及伤口愈合作用，所含的皂苷为主要活性成分。
有 效 成 分	萃取物。

抗癌种类及研究

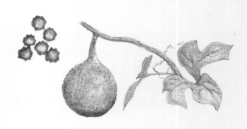

• 胃癌

2012年，复旦大学以"*Cochinchina momordica seed extract induces apoptosis and cell cycle arrest in human gastric cancer cells via PARP and p53 signal pathways*"为标题在 *Nutrition and Cancer* 发表论文。对胃癌细胞有细胞毒性作用。

• 结肠癌、肝癌

2005年4月，日本自治医科大学（Jichi Medical University）以"*Inhibition of tumor growth and angiogenesis by water extract of Gac fruit (Momordica cochinchinensis Spreng)*"为标题在 *International Journal of Oncology* 发表论文。显著抑制结肠癌、肝癌细胞，具有潜在的抗肿瘤活性。

• 子宫颈癌、肾癌、肺癌

2007年3月，泰国玛希隆大学（Mahidol University）以"*Cochinin B, a novel ribosome-inactivating protein from the seeds of Momordica cochinchinensis*"为标题在 *Biological and Pharmaceutical Bulletin* 发表论文。对人子宫颈癌、肾癌、小细胞肺癌细胞有抗肿瘤活性。

其他
补充

有毒。越南人食用木鳖子有悠久的历史，通常做法是将木鳖子外膜做糯米饭。它由木鳖子与煮熟的米饭混合，使其具红色色泽及独特香味。

辣木
Moringa oleifera

胰腺癌　　肺癌　　鼻咽癌

科　　　　别	辣木科，辣木属，常绿落叶乔木，又名鼓槌树。
外 观 特 征	高3～12米，树皮软木质，羽状复叶，小叶3～9片，椭圆形，花白色，芳香，果荚含种子12～35粒。
药材及产地	根、皮、叶、花、果、种子、树胶等均可药用。分布在热带和亚热带地区。
相 关 研 究	有解热、抗癫痫、抗炎、抗溃疡、解痉、利尿、降压、降胆固醇、抗氧化、降血糖的作用，可保肝，具抗菌和抗真菌活性。
有 效 成 分	萃取物。

M

辣木
Moringa oleifera

抗癌种类及研究

• 胰腺癌

2013年8月，以色列特拉维夫医疗中心（Tel-Aviv Sourasky Medical Center）以 "*Moringa Oleifera aqueous leaf extract down-regulates nuclear factor-kappaB and increases cytotoxic effect of chemotherapy in pancreatic cancer cells*" 为标题在 *BMC Complementeary and Alternative Medicine* 发表论文。证实其能抑制胰腺癌细胞生长，并增强化疗功效。

• 肺癌

2013年9月，南非夸祖鲁·纳塔尔大学（University of KwaZulu-Natal）以 "*The antiproliferative effect of Moringa oleifera crude aqueous leaf extract on cancerous human alveolar epithelial cells*" 为标题在 *BMC Complementary and Alternative Medicine* 发表论文。可诱导细胞凋亡，抑制肺癌细胞增生。

• 鼻咽癌

2011年6月，新加坡国立大学（National University of Singapore）以 "*Antiproliferation and induction of apoptosis by Moringa oleifera leaf extract on human cancer cells*" 为标题在 *Food and Chemical Toxicology* 发表论文。对鼻咽癌有抗增生及诱导细胞凋亡作用。

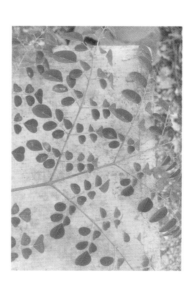

其他补充

辣木是一种高价值的植物。需进一步探索萃取物中的抗癌活性化合物。

桑

Morus alba

 乳腺癌　 结肠癌　 白血病　 肺癌

科　　　别	桑科，桑属，落叶灌木或小乔木。
外 观 特 征	高3～7米，叶卵形，边缘有锯齿，花黄绿色，聚合果长圆形，黑紫色或红色。
药材及产地	以叶、根皮、嫩枝、果穗入药，根皮称为桑白皮，果实称为桑椹。白桑原产于中国，在世界各地都有种植。
相 关 研 究	具有降血糖、降血脂、降血压、抗氧化、抗炎、抗菌及免疫调节作用。
有 效 成 分	阿尔本酚（albanol）， 分子量562.56。

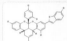

抗癌种类及研究

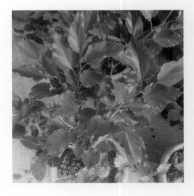

• 乳腺癌、结肠癌

2012年10月，印度VIT大学（VIT University）以 "*Purified mulberry leaf lectin (MLL) induces apoptosis and cell cycle arrest in human breast cancer and colon cancer cells*" 为标题在 *Chemico-Biological Interactions* 发表论文。以半胱天冬酶依赖性方式诱导癌细胞凋亡。

• 白血病

2010年4月，日本大学（Nihon University）以 "*Albanol A from the root bark of Morus alba L. induces apoptotic cell death in HL60 human leukemia cell line*" 为标题在 *Chemical & Pharmaceutical Bulletin* 发表论文。阿尔本酚是治疗白血病很有前途的先导化合物。

• 肺癌

2006年4月，（台湾）中山医学大学以 "*Mulberry anthocyanins, cyanidin 3-rutinoside and cyanidin 3-glucoside, exhibited an inhibitory effect on the migration and invasion of a human lung cancer cell line*" 为标题在 *Cancer Letters* 发表论文。可在体外降低肺癌细胞侵入。

其他补充

中药典籍未发现关于桑有抗癌作用的记载。
阿尔本酚有被开发成抗癌药物的潜力。

莲
Nelumbo nucifera

肺癌　　肝癌

科　　　别	莲科，莲属，多年生草本水生植物，又称莲花、荷花。
外 观 特 征	根茎横生，肥厚，节间膨大，节上生叶，露出水面，叶柄圆柱形，着生于叶背中央，粗壮，叶片圆形，盾状，花芳香，红色、粉红色或白色，果实倒锥形，有小孔 20～30 个，孔内含种子 1 枚。
药材及产地	莲子中心的嫩芽取出，称为莲子心，可入药，在日本当成茶饮用。原产于印度，荷花地下茎为莲藕，果实是莲蓬，种子则称为莲子。莲子心主产于湖南、江苏、浙江、江西等地。
相 关 研 究	有改善记忆和神经保护作用，可用于治疗和预防神经退化疾病。能预防血栓形成。
有 效 成 分	甲基莲心碱（neferine），分子量 624.76。

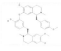

莲 *Nelumbo nucifera*

抗癌种类及研究

• 肺癌

2013年12月，印度巴哈蒂尔大学（Bharathiar University）以 "*Neferine from Nelumbo nucifera induces autophagy through the inhibition of PI3K/Akt/mTOR pathway and ROS hyper generation in A549 cells*" 为标题在 *Food Chemistry* 发表论文。抑制肺癌细胞增生，诱导细胞凋亡。

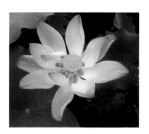

• 肝癌

2013年1月，印度巴哈蒂尔大学（Bharathiar University）以 "*Neferine induces reactive oxygen species mediated intrinsic pathway of apoptosis in HepG2 cells*" 为标题在 *Food Chemistry* 发表论文。可诱导肝癌细胞凋亡。

其他补充

中药典籍未发现关于莲子心有抗癌作用的记载。
甲基莲心碱有被开发成抗癌药物的潜力。

茴香叶黑种草
Nigella sativa

 肝癌　 大肠癌　 子宫颈癌

 乳腺癌　 骨肉瘤　 白血病

科　　　别	毛茛科，黑种草属，一年生草本植物。Nigella sativa 为黑种草品种之一。
外 观 特 征	高30～60厘米，叶线状，花白或蓝，蒴果球形。黑色种子约0.3厘米，三面棱状卵形。
药材及产地	以种子入药。通常生长在中东、西亚和印度气候干燥地区。
相 关 研 究	药理作用包括抗糖尿病、免疫调节、止痛、抗微生物、抗炎、解痉、支气管扩张、保肝、保肾、保胃、抗氧化等，在阿拉伯地区得到了相当高的评价。
有 效 成 分	百里醌（thymoquinone），分子量164.20。

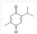

抗癌种类及研究

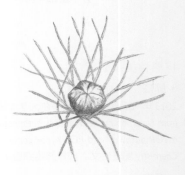

- **子宫颈癌**

2013年2月，沙特阿拉伯国王大学（King Saud University）以 "*Methanolic extract of Nigella sativa seed inhibits SiHa human cervical cancer cell proliferation through apoptosis*" 为标题在 *Natural Product Communications* 发表论文。对子宫颈癌细胞增生表现出88.3%的抑制率，可能是子宫颈癌治疗的替代药物。

- **乳腺癌**

2012年，沙特阿拉伯国王大学（King Saud University）以 "*Antiproliferative properties of methanolic extract of Nigella sativa against the MDA-MB-231 cancer cell line*" 为标题在 *Asian Pacific Journal of Cancer Prevention* 发表论文。通过诱导凋亡，抑制人乳腺癌细胞增生。

- **骨肉瘤**

2013年2月，温州医学院以 "*Antitumor and anti-angiogenesis effects of thymoquinone on osteosarcoma through the NF-κB pathway*" 为标题在 *Oncology Reports* 发表论文。百里醌在体外和体内能有效抑制骨肉瘤的生长和血管新生。

- **白血病**

2013年9月，马来亚大学（University of Malaya）以 "*Thymoquinone induces mitochondria-mediated apoptosis in acute lymphoblastic leukaemia in vitro*" 为标题在 *Molecules* 发表论文。抑制白血病细胞生长。

- 肝癌

2012年12月，埃及艾因·夏姆斯大学（AinShams University）以 "*Antineoplastic effects of bee honey and Nigella sativa on hepatocellular carcinoma cells*" 为标题在 *Integrative Cancer Therapies* 发表论文。能有效减少肝癌细胞的存活率，并诱导其凋亡。

- 大肠癌

2004年10月，黎巴嫩贝鲁特美国大学（American University of Beirut）以 "*Thymoquinone extracted from black seed triggers apoptotic cell death in human colorectal cancer cells via a p53-dependent mechanism*" 为标题在 *International Journal of Oncology* 发表论文。对大肠癌细胞有抗肿瘤和促凋亡作用。

1. 百里醌有成为抗癌药物的潜力。未发现中药典籍关于茴香叶黑种草有抗癌作用的记载。

2. 佛克曼（1933—2008），知名美国医师及科学家，也是哈佛医学院史上最年轻的教授。1971年提出肿瘤血管新生假说，认为肿瘤会吸引血管，以滋养自身，并维持其生存。他和合作者确定纤维母细胞生长因子是促进血管新生的因子。2004年，第一个血管新生抑制剂——阿瓦斯汀，一种重组人源化单株抗体，被食品药物管理局批准，用于治疗结肠癌。

羌活

Notopterygium incisum

 肝癌　 乳腺癌

科　　　别	伞形科，羌活属，多年生草本植物。
外 观 特 征	高60~150厘米，茎直立，中空，淡紫色，花白色，羽状复叶，果长圆形，有翅。
药材及产地	以根茎入药。分布于青海、四川、云南等地。
相 关 研 究	羌活醇具有止痛及抗炎作用。
有 效 成 分	羌活醇（notopterol）， 分子量354.1。

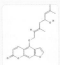

抗癌种类及研究

• 肝癌、乳腺癌

2010年1月，华东师范大学以"*Antiproliferative and apoptotic activities of linear furocoumarins from Notopterygium incisum on cancer cell lines*"为标题在 *Planta Medica* 发表论文。抑制人肝癌和乳腺癌细胞增生。

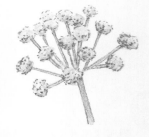

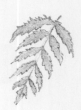

其他补充

未发现中药典籍关于羌活有抗癌作用的记载。羌活醇有成为抗癌药物的潜力。目前羌活的抗癌研究报道只有这一篇，希望未来有更多的探索及发现。

萍蓬草
Nuphar pumila

白血病　黑色素瘤

科　　　别	睡莲科，萍蓬草属，多年生草本植物。
外 观 特 征	根茎横卧，白色，根状茎，叶宽卵形，漂浮，花黄色，浆果卵形，种子多数。
药材及产地	以全草、种子、根茎入药。分布在俄罗斯、欧洲、日本以及中国等地区。
相 关 研 究	有免疫抑制作用。
有 效 成 分	生物碱。

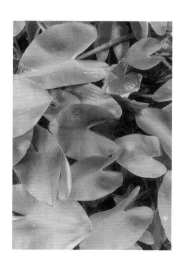

抗癌种类及研究

• 白血病

2006年3月，日本京都药科大学（Kyoto Pharmaceutical University）以 "*Nuphar alkaloids with immediately apoptosis-inducing activity from Nuphar pumilum and their structural requirements for the activity*" 为标题在 *Bioorganic & Medicinal Chemistry Letters* 发表论文。对人白血病细胞具细胞毒性。

• 黑色素瘤

2003年12月，日本京都药科大学（Kyoto Pharmaceutical University）以 "*Potent anti-metastatic activity of dimeric sesquiterpene thioalkaloids from the rhizome of Nuphar pumilum*" 为标题在 *Bioorganic & Medicinal Chemistry Medicinal Letters* 发表论文。根茎甲醇萃取物在小鼠中显著抑制90%黑色素瘤的肺转移。

其他补充

未发现中药典籍关于萍蓬草有抗癌作用的记载。

萍蓬草 *Nuphar pumila*

N

古城玫瑰树
Ochrosia elliptica

肝癌

科 别	夹竹桃科，玫瑰树属，乔木。
外 观 特 征	有乳液，无毛，叶轮生，宽椭圆形，花冠筒细长，核果红色，种子近圆形。
药 材 及 产 地	以叶入药。原产于澳大利亚东北地区，中国的广东、台湾也有分布。
相 关 研 究	未发现有其他功效的报道。
有 效 成 分	椭圆玫瑰树碱（ellipticine），分子量246.30。

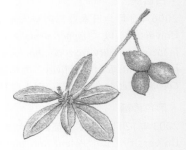

抗癌种类及研究

• 肝癌

2006年4月，高雄医学大学以 "*Ellipticine induces apoptosis through p53-dependent pathway in human hepatocellular carcinoma HepG2 cells*" 为标题在 *Life Sciences* 发表论文。诱导细胞凋亡，抑制肝癌细胞生长。

其他补充

百度百科提到古城玫瑰树有抗癌作用。椭圆玫瑰树碱有潜力被开发成抗癌药物。《国家执业药师手册》如此描述："椭圆玫瑰树碱，主含于夹竹桃科植物古城玫瑰树中，据报道其具有显著的抗癌作用。"红色果实不可食，有白色黏稠果肉。已被引入巴拿马群岛及美国佛罗里达州，且被认为是侵入性植物。

古城玫瑰树 *Ochrosia elliptica*

月见草
Oenothera biennis

肝癌　　结肠癌

科　　　别	柳叶菜科，月见草属，多年生草本植物。
外 观 特 征	茎直立，茎生叶，互生，边缘有锯齿，花黄色，单生于叶腋，夜开晨闭，蒴果圆柱形，具四棱。
药材及产地	全草可入药。原产于美国南部和中美洲地区，中国东北和山东、江苏等地。
相 关 研 究	未发现有其他功效的报道。
有 效 成 分	多酚。

抗癌种类及研究

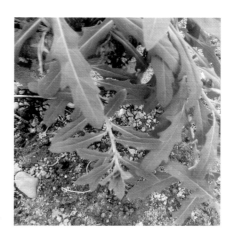

• 肝癌

2013年1月，第四军医大学以 "*Immunopontentiating activities of the purified polysaccharide from evening primrose in H22 tumor-bearing mice*" 为标题在 *International Journal of Biological Macromolecules* 发表论文。调节免疫反应，抑制小鼠肝癌肿瘤生长。

• 结肠癌

2011年7月，波兰罗兹工业大学（Technical University of Lodz）以 "*Polyphenols from evening primrose (Oenothera paradoxa) defatted seeds induce apoptosis in human colon cancer Caco-2 cells*" 为标题在 *Journal of Agricultural & Food Chemistry* 发表论文。可作为结肠癌细胞凋亡诱导剂。

其他补充

中药典籍未发现关于月见草有抗癌作用的记载。花黄色，夜间开放，又名宵待草。生长在荒地和路边，被视为杂草。

牛至
Origanum vulgare

肝癌 结肠癌

科　　　别	唇形科，牛至属，多年生草本植物，又名滇香薷。
外 观 特 征	高可达60厘米，全株有芳香味，卵形叶对生，花紫红或白色，小坚果圆形。
药材及产地	以全草入药。原产于欧洲地中海沿岸地区，中国也有栽培。
相 关 研 究	通过抗氧化、抗炎，可改善糖尿病。其精油也具有抗氧化和抗微生物作用。
有 效 成 分	萃取物。

抗癌种类及研究

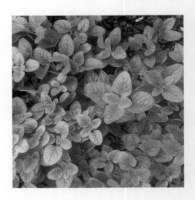

• 肝癌

2015年12月，意大利卡拉布里亚大学（University of Calabria）以 "*Inhibitory effects of wild dietary plants on lipid peroxidation and on the proliferation of human cancer cells*" 为标题在 *Food and Chemical Toxicology* 发表论文。牛至对肝癌有选择性抗增生活性。

• 结肠癌

2009年，意大利罗马第二大学（University of Rome Tor Vergata）以 "*Origanum vulgare induces apoptosis in human colon cancer caco2 cells*" 为标题在 *Nutrition and Cancer* 发表论文。萃取物导致结肠癌细胞生长抑制和细胞死亡。

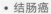

其他补充

未发现中药典籍里关于牛至有抗癌作用的记载。值得深入探索萃取物中的抗癌活性化合物。全草可萃取芳香油，也作药用。牛至与罗勒是意大利菜的两大用料，具独特香味。

花楸木
Ormosia henryi

肺癌　　肝癌

科　　　别	豆科，红豆属，常绿乔木，又名花梨木。
外 观 特 征	高可达10米，白色花小而香，荚果扁平状。
药材及产地	以根、根皮、茎及叶入药。主产地位于东南亚、南美洲、非洲，中国也有栽培。
相 关 研 究	未发现有其他功效的报道。
有 效 成 分	二氢异黄酮、异黄酮。

抗癌种类及研究

• 肺癌、肝癌

2012年1月，中国科学院华南植物园以"*Polyprenylated isoflavanone and isoflavonoids from Ormosia henryi and their cytotoxicity and anti-oxidation activity*"为标题在*Fitoterapia*发表论文。对肺癌和肝癌细胞生长有抑制作用。

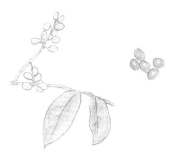

其他补充

有毒。未发现中药典籍里关于花楸木有抗癌作用的记载。唐朝时花楸木就被广泛使用，制成器物。《本草拾遗》记载："楸木出安南及南海，用作床几，似紫檀而色赤，性坚好"。

木蝴蝶
Oroxylum indicum

 乳腺癌　 白血病　 结肠癌

科　　　别	紫葳科，木蝴蝶属，乔木。
外 观 特 征	高7～12米，羽状复叶，对生，花橙红色，木质蒴果扁平状，长约1米，有多数连翅种子。
药材及产地	以干燥成熟种子、树皮入药。产于云南、海南、广东等地。
相 关 研 究	其化学成分具有开发成新型镇痛剂的潜力，可改善关节炎。
有 效 成 分	黄芩素（baicalein），分子量270.24。

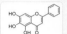

抗癌种类及研究

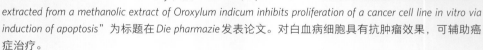

• 乳腺癌

2012年，印度VIT大学（VIT University）以 "*Cytotoxicity, apoptosis induction and anti-metastatic potential of Oroxylum indicum in human breast cancer cells*" 为标题在 *Asian Pacific Journal of Cancer Prevention* 发表论文。对乳腺癌细胞有显著的细胞毒性及抗转移效果。

• 白血病

2007年2月，日本国家食品研究院（National Food Research Institute Food Function Laboratory）以 "*Baicalein, a flavonoid extracted from a methanolic extract of Oroxylum indicum inhibits proliferation of a cancer cell line in vitro via induction of apoptosis*" 为标题在 *Die pharmazie* 发表论文。对白血病细胞具有抗肿瘤效果，可辅助癌症治疗。

• 结肠癌

2013年，法国波尔多大学（University of Bordeaux）以 "*Inhibition of tumor cells proliferation and migration by the flavonoid furin inhibitor isolated from Oroxylum indicum*" 为标题在 *Current Medicinal Chemistry* 发表论文。显示黄芩素能有效抑制结肠癌细胞。

 其他补充

中药典籍里未发现关于木蝴蝶有抗癌作用的记载，仅百度百科提到。黄芩素有被开发成抗癌药物的潜力。

木蝴蝶 *Oroxylum indicum*

木犀
Osmanthus fragrans

卵巢癌

科　　　别	木犀科，木犀属，常绿灌木或乔木，又名月桂、桂花。
外 观 特 征	高可达18米，叶子对生，长椭圆形，边缘有锯齿。秋季开花，花簇生于叶腋，有乳白、黄、橙红等色，芳香。
药材及产地	以花、果实、枝叶、根入药。分布于中国、日本等地。
相 关 研 究	抗炎，抗氧化，能减轻氧化压力与气管炎症。
有 效 成 分	坡模酸（pomolic acid），分子量472.7。

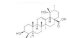

抗癌种类及研究

• 卵巢癌

2013年1月，韩国庆熙大学（Kyung Hee University）以 "*Pomolic acid induces apoptosis in SK-OV-3 human ovarian adenocarcinoma cells through the mitochondrial-mediated intrinsic and death receptor-induced extrinsic pathways*" 为标题在 *Oncology Letters* 发表论文。花朵萃取物能诱导卵巢细胞凋亡。

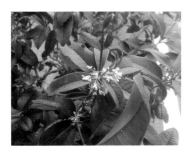

其他补充

中药典籍里未发现关于木犀有抗癌作用的记载，有被开发成抗癌药物的潜力。

芍药
Paeonia lactiflora

 卵巢癌 子宫颈癌　 肺癌　 乳腺癌

 膀胱癌　 肝癌　 大肠癌

科　　　别	芍药科，芍药属，多年生草本植物。
外 观 特 征	高60～80厘米，地下有圆柱形块根，复叶，初夏开白、红、粉红色大型花，有单瓣和重瓣等多种花型。
药材及产地	以根入药，剥去外皮的称为白芍。原产于中国、西伯利亚等地。
相 关 研 究	芍药苷具有降血糖活性，可降低血脂和抑制炎性细胞因子的表达，减少动脉粥样硬化。
有 效 成 分	芍药苷（paeoniflorin），分子量480.46。

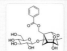

抗癌种类及研究

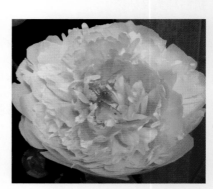

• 乳腺癌、卵巢癌

2014年10月，暨南大学以"*Monoterpene derivatives from the roots of Paeonia lactiflora and their anti-proliferative activity*"为标题在 *Fitoterapia* 发表论文。对人乳腺癌和卵巢癌细胞有抗增生活性。

• 膀胱癌

2011年4月，（台湾）中山医学大学以"*Paeonia lactiflora Pall inhibits bladder cancer growth involving phosphorylation of Chk2 in vitro and in vivo*"为标题在 *Journal of Ethnopharmacology* 发表论文。萃取物可诱导膀胱癌细胞凋亡，具抗癌效果。

• 肝癌

2002年9月，香港中文大学以"*Paeoniae Radix, a Chinese herbal extract, inhibit hepatoma cells growth by inducing apoptosis in a p53 independent pathway*"为标题在 *Life Science* 发表论文。抑制肿瘤细胞生长，可进一步将其开发为肝癌治疗药物。

• 大肠癌

2012年5月，广州医科大学以"*Paeoniflorin inhibits growth of human colorectal carcinoma HT 29 cells in vitro and in vivo*"为标题在 *Food and Chemical Toxicology* 发表论文。对大肠癌有抗癌作用，是有效的化学预防剂。

芍药
Paeonia lactiflora

• 子宫颈癌

2010年12月，中国医科大学以《芍药苷诱导子宫颈癌HeLa细胞凋亡的相关性分析》为标题在《中华医学杂志》发表论文。芍药苷可通过下调抗凋亡基因，诱导子宫颈癌细胞凋亡。

• 肺癌

2008年2月，高雄医学大学以"*Antiproliferative activity of paeoniflorin is through cell cycle arrest and the Fas/Fas ligand-mediated apoptotic pathway in human non-small cell lung cancer A549 cells*"为标题在*Clinical and Experimental pharmacology & physiology*发表论文。具抗肺癌细胞增生活性。

其他补充

中药典籍里未发现关于芍药有抗癌作用的记载。芍药苷有被开发成抗癌药物的潜力。芍药是草本，牡丹则为木本，这是它们的主要区别。在日本，牡丹称为"花王"，芍药则是"花相"。

牡丹
Paeonia suffruticosa

 胃癌
结肠癌

 肾癌

 肝癌

科　　　别	芍药科，芍药属，落叶小灌木。
外 观 特 征	高1~1.5米，复叶，初夏开白、红或紫色大型花。
药材及产地	以根皮入药，称为牡丹皮。原产于中国，分布在陕西、湖北、湖南、山东、贵州等地。
相 关 研 究	有抗发炎、抗氧化、平稳血糖效果，通过抗炎活性，减轻高脂饮食诱导的动脉粥样硬化。
有 效 成 分	丹皮酚（paeonol），分子量166.18。

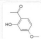

抗癌种类及研究

• 胃癌

2012年9月，韩国庆熙大学（Kyung Hee University）以 "*Ethanol extract of paeonia suffruticosa Andrews (PSE) induced AGS human gastric cancer cell apoptosis via fas-dependent apoptosis and MDM2-p53 pathways*" 为标题在 *Journal of Biomedical Seience* 发表论文。显著抑制细胞增生，是胃癌的潜在抗癌剂。

• 肾癌

2012年，台湾大学以 "*Aqueous Extract of Paeonia suffruticosa Inhibits Migration and Metastasis of Renal Cell Carcinoma Cells via Suppressing VEGFR-3 Pathway*" 为标题在 *Evidence-based Complementary and Alternative Medicine* 发表论文。抑制肾癌细胞转移和侵入。

• 结肠癌

2010年1月，日本筑波大学（University of Tsukuba）以 "*Antitumor effect of extracts from moutan cortex on DLD-1 human colon cancer cells in vitro*" 为标题在 *Molecular Medicine Reports* 发表论文。丹皮酚可诱导人结肠癌细胞凋亡。

• 肝癌

2001年12月，韩国圆光大学（Wonkwang University）以 "*In vitro anti-proliferative effect of 1,2,3,4,6-penta-O-galloyl-beta-D-glucose on human hepatocellular carcinoma cell line, SK-HEP-1 cells*" 为标题在 *Cancer Letters* 发表论文。对肝癌细胞具有生长抑制效果。

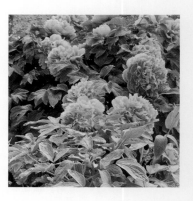

 其他补充

中药典籍里未发现关于牡丹皮有抗癌作用的记载。丹皮酚有被开发成抗癌药物的潜力。

垂穗石松
Palhinhaea cernua

 白血病　 肝癌　 胃癌

科　　　　别	石松科，垂穗石松属，多年生草本植物。
外 观 特 征	主茎直立，基部有匍匐茎，孢子囊穗生于小枝顶端，圆柱形，常下垂，孢子叶覆瓦状排列。
药 材 及 产 地	以全草入药，名为铺地蜈蚣。分布于浙江、台湾等地。
相 关 研 究	所含的糖苷能抑制黄嘌呤氧化酶，有助于缓解痛风。
有 效 成 分	三萜类。

抗癌种类及研究

• 白血病、肝癌、胃癌

2012年8月，中国科学院华南植物园以"*New serratene triterpenoids from Palhinhaea cernua and their cytotoxic activity*"为标题在 *Planta Medica* 发表论文。对人白血病、肝癌、胃癌具有细胞毒性。

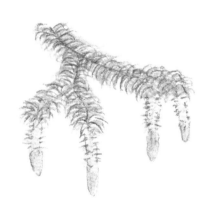

其他补充

中药典籍未发现关于垂穗石松有抗癌作用的记载。需进一步研究其抗癌活性分子。至今只有一篇与之相关的抗癌研究报道。

人参
Panax ginseng

 肺癌 肝癌 乳腺癌 胃癌 结肠癌

科　　　别	五加科，人参属，多年生草本植物。
外 观 特 征	高30～70厘米，主根肉质，外皮淡黄色，呈圆柱形，多须根，花小，淡黄色花瓣，浆果成熟时鲜红色。
药材及产地	以根、叶入药。主产于辽宁、吉林、黑龙江等地。
相 关 研 究	人参皂苷能诱导阴茎海绵体松弛，改善勃起功能，可能具有催情效果。也有平稳血糖、护肝、抗高脂血症效果。
有 效 成 分	人参皂苷。

抗癌种类及研究

• 肺癌、肝癌

2012年7月，中国医科大学第四附属医院以 "Three new triterpenoids from Panax ginseng exhibit cytotoxicity against human A549 and Hep-3B cell lines" 为标题在 Journal of Natural Medicine 发表论文。对肺癌和肝癌细胞有不同程度的细胞毒性。

• 结肠癌

2010年6月，韩国庆熙大学（Kyung Hee University）以 "20(S)-Ginsenoside Rg3-induced apoptosis in HT-29 colon cancer cells is associated with AMPK signaling pathway" 为标题在 Molecular Medicine Reports 发表论文。能诱导结肠癌细胞凋亡。

• 胃癌

2013年6月，哈尔滨医科大学以 "Panax ginseng polysaccharide suppresses metastasis via modulating Twist expression in gastric cancer" 为标题在 International Journal of Biological Macromolecules 发表论文。可作为抗胃癌转移的有效化学预防剂。

• 乳腺癌

2011年1月，韩国庆熙大学（Kyung Hee University）以 "Cellular uptake of ginsenosides in Korean white ginseng and red ginseng and their apoptotic activities in human breast cancer cells" 为标题在 Planta Medica 发表论文。红参含皂苷较高，对乳腺癌有较大的抗增生活性。

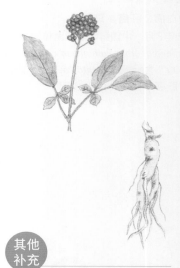

其他补充

《全国中草药汇编》记载人参有抗癌作用。近年来科学研究证实它能对抗多种癌细胞。红参是经蒸煮过再晒干的人参，与丹参不同。丹参为唇形科鼠尾草属植物。

三七

Panax notoginseng

乳腺癌　　肺癌　　肝癌　　白血病

科　　　别	五加科，人参属，多年生草本植物。
外 观 特 征	根纺锤形，掌状复叶，叶深绿，初夏开黄绿小花，浆果红色。因有三个分枝，每枝七片叶子，故名三七。
药材及产地	以根入药。主产于云南、广西，日本也有种植。
相 关 研 究	有平稳血糖、降血脂、抗发炎、减肥效果，可防止动脉粥样硬化。
有 效 成 分	三亚油酸甘油酯（trilinolein），分子量879.38。

抗癌种类及研究

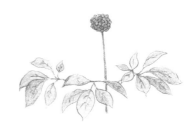

• 乳腺癌

2012年，美国德州理工大学健康科学中心（Texas Tech University Health Sciences Center）以"*Natural product ginsenoside 25-OCH3-PPD inhibits breast cancer growth and metastasis through down-regulating MDM2*"为标题在 *PLoS One* 发表论文。在体外和体内对抗乳腺癌细胞。

• 肺癌

2011年，中兴大学以"*Trilinolein inhibits proliferation of human non-small cell lung carcinoma A549 through the modulation of PI3K/Akt pathway*"为标题在 *The American Journal of Chinese Medicine* 发表论文。三亚油酸甘油酯诱导肺癌细胞凋亡。

• 肝癌

2011年1月，新加坡国立大学（National University of Singapore）以"*Anti-proliferative effects of raw and steamed extracts of Panax notoginseng and its ginsenoside constituents on human liver cancer cells*"为标题在 *Chinese Medicine* 发表论文。人参皂苷对肝癌细胞有抑制作用。

• 白血病

2011年6月，上海交通大学以"*Induction of apoptosis in human promyelocytic leukemia HL60 cells by panaxynol and panaxydol*"为标题在 *Molecules* 发表论文。可作为潜在的抗白血病药物。

其他补充

中药典籍未发现关于三七有抗癌作用的记载。近年来科学研究证实它能对抗多种癌细胞，是云南白药主成分，可止血。

七叶一枝花
Paris polyphylla

肺癌　　乳腺癌　　肝癌

科　　　别	百合科，重楼属，多年生草本植物，又名蚤休。
外 观 特 征	高30～100厘米，茎直立，叶5～8片，轮生于茎底，花梗从茎底抽出，花黄绿色，蒴果球形。
药材及产地	以根茎入药，中药名为重楼。原产于喜马拉雅山脉中国和印度边界，分布于广西、陕西、四川等地。
相 关 研 究	挥发油可抗菌。
有 效 成 分	重楼皂苷（polyphyllin），分子量855.01。

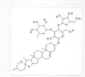

抗癌种类及研究

• 肺癌

2015年，西安医学院以 "*Steroidal saponins from Paris polyphylla induce apoptotic cell death and autophagy in A549 human lung cancer cells*" 为标题在 *Asian Pacific Journal of Cancer Prevention* 发表论文。是对抗肺癌的潜在候选药物。

• 乳腺癌

2005年11月，香港中文大学以 "*Effects of polyphyllin D, a steroidal saponin in Paris polyphylla, in growth inhibition of human breast cancer cells and in xenograft*" 为标题在 *Cancer Biology & Therapy* 发表论文。可作为乳腺癌治疗的候选药物。

• 肝癌

2005年1月，香港中文大学以 "*Polyphyllin D is a potent apoptosis inducer in drug-resistant HepG2 cells*" 为标题在 *Cancer Letters* 发表论文。可克服肝癌细胞的耐药性，引发程序性细胞死亡。

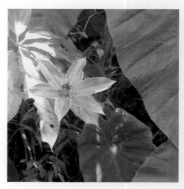

注：图片由李日兴提供

其他补充

有毒。重楼皂苷有被开发成抗癌药物的潜力，虽然分子量稍大，但或许可做成注射剂，因为口服后的生物可用率会受影响。

七叶一枝花 *Paris polyphylla*

墓头回
Patrinia heterophylla

 胃癌　 白血病　 子宫颈癌

科　　　别	败酱科，败酱属，多年生草本植物，又名异叶败酱草。
外 观 特 征	高可达1米，具特殊味道，叶厚革质，狭卵形，花黄色，瘦果长圆柱形。
药材及产地	以根入药。分布于内蒙古、青海、河北等地，是中国特有植物。
相 关 研 究	挥发油有镇静作用。
有 效 成 分	三萜类。

抗癌种类及研究

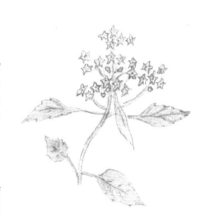

• 胃癌

2013年，浙江中医药大学以"*Induction of cytotoxicity and apoptosis in human gastric cancer cell SGC-7901 by isovaltrate acetoxyhydrin isolated from Patrinia heterophylla bunge involves a mitochondrial pathway and G2/M phase cell cycle arrest*"为标题在 *Asian Pacific Journal of Cancer Prevention* 发表论文。是胃癌的潜在治疗剂。

• 白血病

2012年12月，兰州大学以"*Proteomic analysis of the effect of triterpenes from Patrinia heterophylla on leukemia K562 cells*"为标题在 *Journal of Ethnopharmacology* 发表论文。阐述了对白血病细胞的抗肿瘤机制。

• 子宫颈癌

2007年7月，美国杨百翰大学（Brigham Young University）以"*Structure elucidation of compounds extracted from the Chinese medicinal plant Patrinia heterophylla*"为标题在 *Natural Product Research* 发表论文。对子宫颈癌细胞表现出细胞毒性。

其他补充

所含的三萜类化合物可确认抗癌活性化合物。

攀倒甑
Patrinia villosa

子宫颈癌　白血病

科　　　别	败酱科，败酱属，多年生草本植物。
外 观 特 征	高可达1米，叶簇生，卵圆形，花白色，瘦果卵形。
药材及产地	以全草入药。产于中国长江流域中下游各省。
相 关 研 究	有抗发炎、止痛、抗氧化作用。
有 效 成 分	皂苷。

抗癌种类及研究

• 子宫颈癌

2008年5月，哈尔滨医科大学以"*Antitumor effects of saponin extract from Patrinia villosa (Thunb.) Juss on mice bearing U14 cervical cancer*"为标题在 *Phytother Res* 发表论文。有效降低了子宫颈癌的肿瘤体积。

• 白血病

2006年5月，第二军医大学以"*Preparative isolation of four new and two known flavonoids from the leaf of Patrinia villosa Juss. by counter-current chromatography and evaluation of their anticancer activities in vitro*"为标题在 *Journal of Chromatography A* 发表论文。对白血病细胞显示出抗肿瘤活性。

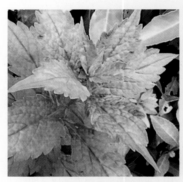

注：图片由阿草伯药用植物园提供

其他补充

中药典籍未发现关于攀倒甑有抗癌作用的记载，其所含化合物有被开发成抗癌药物的潜力。

骆驼蓬
Peganum harmala

 黑色素瘤　 胃癌　 肝癌

科　　　别	蒺藜科，骆驼蓬属，多年生草本植物。
外 观 特 征	高30～80厘米，有特殊味道，花浅黄色或白色，种子三棱状。
药材及产地	以全草及种子入药。原产于伊朗东部、印度。
相 关 研 究	为传统民间医药，对咳嗽具有强效镇咳，祛痰，支气管扩张活性，也有平稳血糖作用。
有 效 成 分	骆驼蓬碱（harmine），分子量212.25。

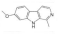

抗癌种类及研究

• 黑色素瘤

2011年3月，印度阿马拉癌症研究中心（Amala Cancer Research Centre）以 "*Harmine activates intrinsic and extrinsic pathways of apoptosis in B16F-10 melanoma*" 为标题在 *Chinese Medicine* 发表论文。诱导黑色素瘤细胞凋亡，抑制转移。

• 胃癌

2014年6月，南京医科大学第一附属医院以 "*Harmine induces apoptosis and inhibits tumor cell proliferation, migration and invasion through down-regulation of cyclooxygenase-2 expression in gastric cancer*" 为标题在 *Phytomedicine* 发表论文。在体外和体内对人胃癌具有抗肿瘤效果。

• 肝癌

2011年12月，暨南大学以 "*Harmine induces apoptosis in HepG2 cells via mitochondrial signaling pathway*" 为标题在 *Hepatobiliary & Pancreatic Diseases International* 发表论文。显示肿瘤特异性，对人肝癌可能是有潜力的新型抗癌药物。

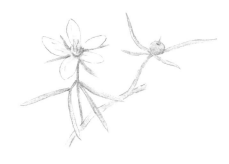

其他补充

有毒。对孕妇可能有毒性，需慎用。所含化合物骆驼蓬碱有潜力开发成抗癌药物。来自种子的红色染料称为"土耳其红"，在西亚经常被用来染地毯及羊毛。

紫苏
Perilla frutescens

 黑色素瘤　 结肠癌　 肺癌　 肝癌

科　　　别	唇形科，紫苏属，一年生草本植物。
外 观 特 征	高 0.5～2 米，叶对生，椭圆形，边缘有锯齿，有些品种叶面皱缩，多为绿色或紫色，全株有香味。
药材及产地	茎、叶和种子均可入药。主产于东南亚各国，以及中国。
相 关 研 究	所含的迷迭香酸，具有辅助治疗糖尿病和过敏症的潜力。
有 效 成 分	异白苏烯酮（isoegomaketone），分子量 164.20。

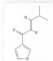

抗癌种类及研究

• 结肠癌、肺癌

2015 年 2 月，韩国忠北大学（Chungbuk National University）以 "*Inhibitory activities of Perilla frutescens britton leaf extract against the growth, migration, and adhesion of human cancer cells*" 为标题在 *Nutrition Research and Practice* 发表论文。对结肠癌和肺癌有抗癌活性。

• 黑色素瘤

2014 年 11 月，韩国庆北大学（Kyungpook National University）以 "*Isoegomaketone induces apoptosis in SK-MEL-2 human melanoma cells through mitochondrial apoptotic pathway via activating the PI3K/Akt pathway*" 为标题在 *International Journal of Oncology* 发表论文。诱导黑色素瘤凋亡。

• 结肠癌

2011 年，韩国原子能研究所（Korea Atomic Energy Research Institute）以 "*Isoegomaketone induces apoptosis through caspase-dependent and caspase-independent pathways in human DLD1 cells*" 为标题在 *Bioscience Biotechnology, and Biochemistry* 发表论文。异白苏烯酮是紫苏的精油成分，能诱导结肠癌细胞凋亡。

• 肝癌

2007 年 7 月，台湾交通大学以 "*Growth inhibitory and apoptosis inducing effect of Perilla frutescens extract on human hepatoma HepG2 cells*" 为标题在 *Journal of Ethnopharmacology* 发表论文。可诱导肝癌细胞凋亡，是有前途的肝癌治疗药物。

 其他补充

异白苏烯酮有被开发成抗癌药物的潜力。肝癌患者应多食紫苏。

紫苏 *Perilla frutescens*

P

前胡
Peucedanum praeruptorum

胃癌

白血病

科　　　别	伞形科，前胡属，多年生草本植物，又名白花前胡。
外 观 特 征	茎约60厘米高，圆形粗大，上部有叉状分枝。
药材及产地	以根入药。主产于浙江、四川、湖南等地，为中国特有植物。
相 关 研 究	有抗炎作用。
有 效 成 分	白花前胡甲素（praeruptorin）， 分子量286.27。

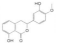

抗癌种类及研究

• 胃癌

2010年11月，山西医科大学以 "*Chemopreventive effects of Peucedanum praeruptorum DUNN and its major constituents on SGC7901 gastric cancer cells*" 为标题在 *Moleculaès* 发表论文。对胃癌细胞表现出抗增生和细胞毒性。

• 白血病

2003年3月，香港城市大学以 "*Pyranocoumarins isolated from Peucedanum praeruptorum as differentiation inducers in human leukemic HL-60 cells*" 为标题在 *Plant a Medica* 发表论文。抑制90%的白血病细胞生长，是细胞分化的强效诱导剂。

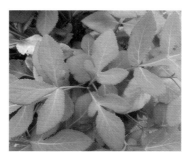

其他补充

中药典籍未发现关于前胡有抗癌作用的记载，白花前胡甲素有被开发成抗癌药物的潜力。

裂蹄木层孔菌
Phellinus linteus

 前列腺癌　 黑色素瘤　 肝癌

 乳腺癌　 膀胱癌　 结肠癌

科　　　别	多孔菌科，木层孔菌属，是一种药用真菌。
外 观 特 征	蹄形，味苦，生长在野外桑树上，茎的颜色从深棕色到黑色。
药材及产地	以子实体入药。分布于中国东北、华北、四川、云南等地，在日本、韩国、朝鲜也有分布。
相 关 研 究	有抗炎、抗氧化作用，调节过敏性皮肤病，改善气喘，强化免疫反应。
有 效 成 分	桑黄化合物（hispolon），分子量220.22。

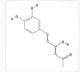

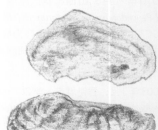

抗癌种类及研究

• 肝癌

2010年9月，台湾医药大学以 "*Hispolon Suppresses SK-Hep1 Human Hepatoma Cell Metastasis by Inhibiting Matrix metalloproteinase-2/9 and Urokinase-Plasminogen Activator Through the PI3K/Akt and ERK Signaling Pathways*" 为标题在 *Journal of Agricultural & Food Chemistry* 发表论文。具有抗氧化和抗癌活性，可作为抗转移剂。

• 乳腺癌、膀胱癌

2009年8月，台湾医药大学以 "*Hispolon from Phellinus linteus has antiproliferative effects via MDM2-recruited ERK1/2 activity in breast and bladder cancer cells*" 为标题在 *Food and Chemical Toxicology* 发表论文。是乳腺癌和膀胱癌的潜在抗肿瘤剂。

• 结肠癌

2009年6月，韩国大邱加图立大学（Catholic University of Daegu）以 "*Antitumor Effects and Immunomodulating Activities of Phellinus linteus Extract in a CT-26 Cell-Injected Colon Cancer Mouse Model*" 为标题在 *Mycobiology* 发表论文。在结肠癌小鼠模式，有效调节先天免疫反应。

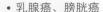

裂蹄木层孔菌 *Phellinus linteus*

P

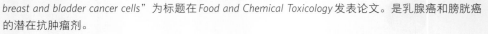

• 前列腺癌

2010年3月，美国哈佛大学医学院（Harvard Medical School）以 *"Phellinus linteus extract sensitizes advanced prostate cancer cells to apoptosis in athymic nude mice"* 为标题在 *PLoS One* 发表论文。体内研究表明，其不仅能减轻肿瘤生长，而且可通过诱导细胞凋亡，导致前列腺肿瘤消退。

• 黑色素瘤

2010年10月28日，韩国建国大学（Konkuk University）以 *"The ethyl acetate extract of PGP (Phellinus linteus grown on Panax ginseng) suppresses B16F10 melanoma cell proliferation through inducing cellular differentiation and apoptosis"* 为标题在 *Journal of Ethnopharmacology* 发表论文。萃取物抑制黑色素瘤细胞增生。

其他补充

中药典籍未发现关于裂蹄木层孔菌有抗癌作用的记载，萃取物成分 hispolon 可被开发成抗癌药物。在韩国传统医学中，裂蹄木层孔菌被当作茶饮用。

黄檗
Phellodendron amurense

 前列腺癌　 乳腺癌　 黑色素瘤

科　　　别	芸香科，黄檗属，落叶乔木，又名黄柏。
外 观 特 征	高10~15米，羽状复叶对生，小黄花，软木树皮，外树皮灰色，内树皮鲜黄色，核果近球形，黑色。
药材及产地	树皮入药。原产于东北亚地区，全日本皆有分布。
相 关 研 究	含黄连素，味苦，具有抗氧化、抗菌和抗单纯疱疹病毒活性。
有 效 成 分	黄连素（berberine），分子量336.36。

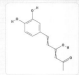

抗癌种类及研究

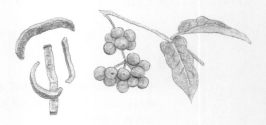

• 前列腺癌

2009年4月，美国得克萨斯大学健康科学中心（University of Texas Health Science Center）以 "*Butanol fraction containing berberine or related compound from nexrutine inhibits NFkappaB signaling and induces apoptosis in prostate cancer cells*" 为标题在 The Prostate 发表论文。黄连素诱导前列腺癌细胞凋亡。

• 乳腺癌

2014年4月，美国托马斯杰斐逊大学（Thomas Jefferson University）以 "*Nexrutine inhibits survival and induces G1 cell cycle arrest, which is associated with apoptosis or autophagy depending on the breast cancer cell line*" 为标题在 Nutrition and Cancer 发表论文。萃取物显示其对雌激素受体阴性乳腺癌细胞有抗癌作用。

• 黑色素瘤

2012年10月，印度毒理学研究院（CSIR-Indian Institute of Toxicology Research）以 "*Nexrutine(R) inhibits tumorigenesis in mouse skin and induces apoptotic cell death in human squamous carcinoma A431 and human melanoma A375 cells*" 为标题在 Carcinogenesis 发表论文。体内和体外研究，证明其对皮肤癌有效果。

 其他补充

中药典籍未发现关于黄檗有抗癌作用的记载，黄连素可被开发成抗癌药物。

余甘子
Phyllanthus emblica

 卵巢癌 子宫颈癌
 肝癌
 肺癌
 乳腺癌
 大肠癌

科　　　别	叶下珠科，叶下珠属，落叶小乔木或灌木。
外 观 特 征	高1~3米，羽状复叶，开黄色小花，蒴果球形，种子略带红色。
药 材 及 产 地	以成熟果实入药。分布于四川、海南、广西等地。
相 关 研 究	有抗糖尿病及抗氧化潜力，能降低心血管疾病风险。
有 效 成 分	没食子酸（gallic acid）， 分子量170.12。

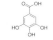

抗癌种类及研究

• 子宫颈癌

2013年11月，同济大学以 "*Polyphenol extract of Phyllanthus emblica (PEEP) induces inhibition of cell proliferation and triggers apoptosis in cervical cancer cells*" 为标题在 *European Journal of Medical Research* 发表论文。能有效抑制子宫颈癌细胞增生。

• 肝癌

2011年2月，广西中医药大学以 "《余甘子叶化学成分没食子酸诱导人肝癌细胞株BEL-7404凋亡机制的研究》" 为标题在《中药材》发表论文。证实余甘子能诱导肝癌细胞凋亡。

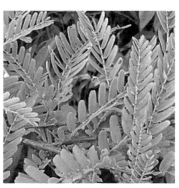

注：图片由阿草伯药用植物园提供

• 肺癌、肝癌、子宫颈癌、乳腺癌、大肠癌、卵巢癌

2010年9月，泰国清迈大学（Chiang Mai University）以 "*Antitumour effects of Phyllanthus emblica L.: induction of cancer cell apoptosis and inhibition of in vivo tumour promotion and in vitro invasion of human cancer cells*" 为标题在 *Phytotherapy Research* 发表论文。萃取物对肺癌、肝癌、子宫颈癌、乳腺癌、大肠癌、卵巢癌细胞能显著抑制细胞生长。

其他补充

中药典籍未发现关于余甘子有抗癌作用的记载，所含的没食子酸可被开发成抗癌药物，对抗多种癌症。

苦蘵
Physalis angulata

 肺癌　 乳腺癌　 白血病　肝癌

 胃癌
结肠直肠癌　 肾癌　 前列腺癌　口腔癌　 子宫颈癌

科　　　别	茄科，酸浆属，一年生草本植物。
外 观 特 征	高30～50厘米，叶卵形，边缘有不规则锯齿，花淡黄色，五瓣，浆果球形，种子圆盘状。
药材及产地	以根和果实入药。分布于中国南方，东南亚、印度、日本也有分布。
相 关 研 究	有镇痛、抗炎及抗疟疾活性。
有 效 成 分	魏察苦蘵素（withangulatin），分子量526.61。
	酸浆苦素（physalin F），分子量526.53。

抗癌种类及研究

• 前列腺癌

2013年1月，美国路易斯维尔大学（University of Louisville）以 "*Physangulidine A, a withanolide from Physalis angulata, perturbs the cell cycle and induces cell death by apoptosis in prostate cancer cells*" 为标题在 *Journal of Natural Produtes* 发表论文。化合物诱导前列腺癌细胞凋亡。

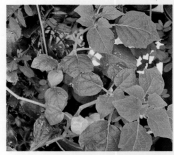

注：图片由阿草伯药用植物园提供

• 肾癌

2012年，台湾大学以 "*Physalin F induces cell apoptosis in human renal carcinoma cells by targeting NF-kappaB and generating reactive oxygen species*" 为标题在 *PLoS One* 发表论文。诱导肾癌细胞凋亡，有希望成为抗癌药物。

• 结肠直肠癌、胃癌

2008年2月，嘉南药理大学以 "*Withangulatin I, a new cytotoxic withanolide from Physalis angulata*" 为标题在 *Chemical and Pharmaceutical Bulletin* 发表论文。化合物在体外对结肠直肠癌和胃癌细胞具有细胞毒性。

- 口腔癌

2009年3月，台湾医药大学以"*Oxidative stress involvement in Physalis angulata-induced apoptosis in human oral cancer cells*"为标题在*Food and Chemical Toxicology*发表论文。证实其可诱导口腔癌细胞凋亡。

- 结肠直肠癌、肺癌

2007年3月，上海药物研究所以"*Cytotoxic withanolides from Physalis angulata L*"为标题在*Chemistry & Biodiversity*发表论文。对人结肠直肠癌和非小细胞肺癌细胞具有抗增生活性。

- 乳腺癌

2006年7月，台湾医药大学以"*Physalis angulata induced G2/M phase arrest in human breast cancer cells*"为标题在*Food & Chemical Toxicology*发表论文。可作为癌症化学预防剂。

- 白血病

1992年7月，台湾大学以"*Inhibitory effects of physalin B and physalin F on various human leukemia cells in vitro*"为标题在*Anticancer Research*发表论文。可抑制多种人白血病细胞生长。

- 肝癌、子宫颈癌

1992年5月，台湾大学以"*Antitumor agent, physalin F from Physalis angulata L*"为标题在*Anticancer Research*发表论文。抗肝癌作用最强，抗子宫颈癌次之。

其他补充

药用植物图像资料库（香港浸会大学中医药学院）提到苦蘵的抗癌作用。所含的魏察苦蘵素及酸浆苦素有成为抗癌药物的潜力，能对抗多种癌细胞。

商陆
Phytolacca acinosa

肉瘤

科　　　别	商陆科，商陆属，多年生草本植物。
外 观 特 征	高70~150厘米，茎直立，绿色或紫红色，叶互生，花序顶生，浆果椭圆形，紫黑色。
药 材 及 产 地	根可作药。分布在中国大部分地区，也产于朝鲜、日本及印度。
相 关 研 究	缺少其他功效的报道。
有 效 成 分	多糖。

抗癌种类及研究

• 肉瘤

1997年5月，第二军医大学以"*Effects of Phytolacca acinosa polysaccharides I with different schedules on its antitumor efficiency in tumor bearing mice and production of IL-1, IL-2, IL-6, TNF, CSF activity in normal mice*"为标题在 *Immunopharmacology and Immunotoxicology* 发表论文。多糖在肉瘤小鼠中具有抗肿瘤效果。

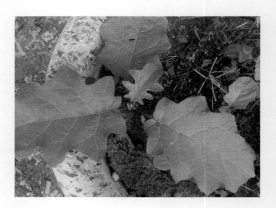

其他补充

有毒。未发现中药典籍关于商陆有抗癌作用的记载。2007年的一篇论文报道了商陆和几种中药的混合萃取物有抗肝癌效果。

苦木
Picrasma quassioides

子宫颈癌　　鼻咽癌

科　　　别	苦木科，苦木属，落叶乔木，又名黄楝。
外 观 特 征	叶及枝条味苦，故名苦木，羽状复叶，小叶椭圆状，有锯齿，黄绿色小花，小核果红色。
药材及产地	以干燥枝及叶入药。分布于中国、印度、朝鲜及日本等地。
相 关 研 究	有抗炎作用。
有 效 成 分	铁屎米 -6- 酮（canthin-6-one），分子量220.22。

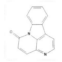

抗癌种类及研究

• 子宫颈癌

2014年4月，韩国全北国立大学（Chonbuk National University）以 "*Apoptotic effect of methanol extract of Picrasma quassioides by regulating specificity protein 1 in human cervical cancer cells*" 为标题在 *Cell Biochemistry and Function* 发表论文。可能是子宫颈癌的潜在抗癌药。

• 鼻咽癌

2008年11月，中南大学以 "*Canthin-6-one alkaloids from Picrasma quassioides and their cytotoxic activity*" 为标题在 *Journal of Asian Natural Products Research* 发表论文。化合物对人鼻咽癌细胞表现出显著的细胞毒性。

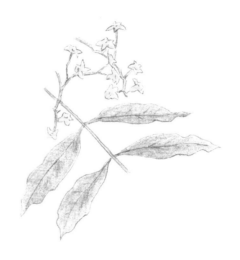

其他补充

药用植物图像资料库（香港浸会大学中医药学院）记载苦木有抗癌作用。铁屎米 -6- 酮有被开发成抗癌药物的潜力。

印度胡黄连

Picrorhiza kurroa

肝癌　　前列腺癌　　乳腺癌

科　　　别	玄参科，胡黄连属，多年生草本植物。
外 观 特 征	根茎木质，花白色或淡蓝色，叶有锯齿。
药材及产地	以干燥根茎入药。分布于印度、巴基斯坦、越南，以及中国西藏、云南等地。
相 关 研 究	有保护心脏作用，也能改善结肠发炎。
有 效 成 分	萃取物。

抗癌种类及研究

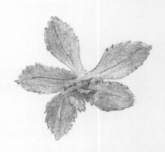

• 肝癌、前列腺癌、乳腺癌

2011年2月，印度*VIT*大学（VIT University）以"*Antioxidant and anti-neoplastic activities of Picrorhiza kurroa extracts*"为标题在*Food and Chemical Toxicology*发表论文。萃取物对肝癌、前列腺癌和乳腺癌细胞具有细胞毒性。

> **其他补充**
>
> 未发现中药典籍关于印度胡黄连有抗癌作用的记载。印度于2015年发表了一篇关于印度胡黄连水醇萃取物对小鼠有强力抗癌活性的研究报道。

印度胡黄连 *Picrorhiza kurroa*

虎掌
Pinellia pedatisecta

卵巢癌
子宫颈癌

科　　　别	天南星科，半夏属，多年生草本植物，又名天南星、掌叶半夏。
外 观 特 征	块茎近圆形，叶片足状分裂，开黄色小花，浆果卵形，熟时绿白色。
药 材 及 产 地	以块茎入药。分布于河南、广西、福建等地，是中国特有植物。
相 关 研 究	未发现有其他功效的报道。
有 效 成 分	萃取物。

抗癌种类及研究

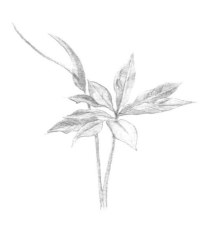

● 卵巢癌

2016年7月，温州医科大学以"*Transcriptional network in ovarian cancer cell line SKOV3 treated with Pinellia pedatisecta Schott extract*"为标题在*Oncology Reports*发表论文。能诱导细胞凋亡，可能是卵巢癌的新治疗剂。

● 子宫颈癌

2010年10月，复旦大学以"*HPV E6 down-regulation and apoptosis induction of human cervical cancer cells by a novel lipid-soluble extract (PE) from Pinellia pedatisecta Schott in vitro*"为标题在*Journal of Ethnopharmacology*发表论文。诱导子宫颈癌细胞凋亡，但对正常细胞不良反应小。

其他补充

有毒。未发现中药典籍关于虎掌有抗癌作用的记载。

半夏
Pinellia ternata

肝癌

科　　　别	天南星科，半夏属，多年生草本植物。
外 观 特 征	高15~30厘米，复叶，茎有绿色佛焰苞，局部带深紫色，浆果椭圆形，绿色。
药材及产地	以块茎入药。原产于中国，但也生长在北美洲部分地区。
相 关 研 究	能减轻过敏性气管炎症，也有抗微生物、止吐、抗肥胖的功效。
有 效 成 分	半夏凝集素。

抗癌种类及研究

• 肝癌

2014年1月，浙江理工大学以 "*Purification of a mannose-binding lectin Pinellia ternata agglutinin and its induction of apoptosis in Bel-7404 cells*" 为标题在 *Protein Expression and Purification* 发表论文。半夏凝集素可诱导肝癌细胞凋亡，证明其具有生物活性和药理活性。

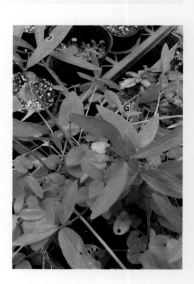

其他补充

有毒，是中国香港政府管制的毒剧中药。因有毒性，所以多采用炮制品。未发现中药典籍关于半夏有抗癌作用的记载。半夏与土半夏为不同属植物，请勿混淆。

红松
Pinus koraiensis

子宫颈癌　结肠癌

科　　　别	松科，松属，常绿乔木，又名果松。
外 观 特 征	高可达40米，针叶粗硬，圆锥形球果，种子无翅，心材微红，故名红松。
药材及产地	以树皮、松果入药。分布在中国小兴安岭、长白山，以及日本、朝鲜、俄罗斯等地。
相 关 研 究	精油可抗糖尿病，抗微生物，抗艾滋病毒。
有 效 成 分	原花青素。

抗癌种类及研究

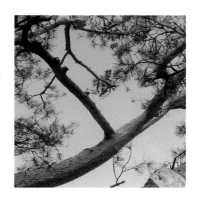

• 结肠癌

2015年6月，哈尔滨工业大学以 "*Optimization of Purification, Identification and Evaluation of the in Vitro Antitumor Activity of Polyphenols from Pinus Koraiensis Pinecones*" 为标题在 *Molecules* 发表论文。抑制人结肠癌干细胞生长，活性成分包括儿茶素、甲基槲皮素、木犀草素等。

• 子宫颈癌

2007年7月，燕山大学以 "*Antitumor activity of the procyanidins from Pinus koraiensis bark on mice bearing U14 cervical cancer*" 为标题在 *Yakugaku Zasshi* 发表论文。显示其有抗子宫颈癌效果。

其他补充　未发现中药典籍关于红松有抗癌作用的记载。

马尾松
Pinus massoniana

 卵巢癌 子宫颈癌　 皮肤癌　 肺癌　 肝癌

科　　　别	松科，松属，常绿乔木。
外 观 特 征	高达45米，针状叶，两针一束，花黄色或淡紫红色，球果圆锥形，栗褐色，果鳞木质，种子有翅。
药材及产地	以树皮、花粉、瘤状节及树脂入药。分布于陕西、江苏、云南、台湾等地。
相 关 研 究	有抗EB病毒功效。
有 效 成 分	萃取物。

抗癌种类及研究

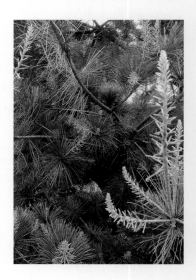

- 卵巢癌

2015年11月，大连医科大学以"*Anti-Tumor Effect of Pinus massoniana Bark Proanthocyanidins on Ovarian Cancer through Induction of Cell Apoptosis and Inhibition of Cell Migration*"为标题在*PLoS One*发表论文。有被开发成抗卵巢癌药物的潜力。

- 皮肤癌、肺癌

2010年9月，南京中医药大学以"*Diterpenoids from Pinus massoniana resin and their cytotoxicity against A431 and A549 cells*"为标题在*Phytochemistry*发表论文。对皮肤癌和肺癌的细胞毒性作用强。

- 子宫颈癌

2008年11月，中山大学以"*Involvement of the Bcl-2 family members in Pinus massoniana bark extract induced apoptosis in HeLa cells*"为标题在*Phytotherapy Research*发表论文。可能是潜在的子宫颈癌治疗剂。

- 肝癌

2005年9月，中山大学以"*Effects of Pinus massoniana bark extract on cell proliferation and apoptosis of human hepatoma BEL-7402 cells*"为标题在*World Journal of Gastroenterology*发表论文。显著抑制肝癌细胞增生。

 其他补充

药用植物图像资料库（香港浸会大学中医药学院）提到马尾松花粉能抑制肿瘤细胞。

荜芨
Piper longum

前列腺癌　　淋巴瘤　　乳腺癌

科　　　别	胡椒科，胡椒属，草质藤本植物，又名长椒，也称为印度长椒。
外 观 特 征	长达数米，枝有纵棱，叶纸质，卵形，穗状花序，浆果，顶端脐状凸起。
药 材 及 产 地	以成熟果穗入药。分布在中国、马来西亚、印度等地，主产于印度尼西亚。
相 关 研 究	抗炎，抗蛇毒，抗乙型肝炎病毒，降血糖和降血脂。
有 效 成 分	荜芨酰胺（piperlongumine），分子量317.34。
	胡椒碱（piperine），分子量285.34。

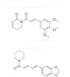

抗癌种类及研究

• 前列腺癌

2014年2月，美国福克斯蔡斯癌症中心（Fox Chase Cancer Center）以"*Piperlongumine inhibits NF-κB activity and attenuates aggressive growth characteristics of prostate cancer cells*"为标题在 *The Prostate* 发表论文。抑制前列腺癌细胞生长。

• 淋巴瘤

2013年7月12日，美国爱荷华大学卡弗医学院（University of Iowa Carver College of Medicine）以"*Piperlongumine inhibits LMP1/MYC-dependent mouse B-lymphoma cells*"为标题在 *Biochemical and Biophysical Research Communications* 发表论文。选择性杀死淋巴瘤细胞，不伤害正常细胞。

• 乳腺癌

2012年4月，浙江大学以"*Piperine suppresses tumor growth and metastasis in vitro and in vivo in a 4T1 murine breast cancer model*"为标题在 *Acta pharmacologica Sinica* 发表论文。胡椒碱能抗乳腺癌，有被开发成新抗癌药物的潜力。

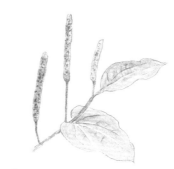

其他补充

通常干燥后用作香料和调味料。长椒类似胡椒，但更辣，味道也近似胡椒。未发现中药典籍关于荜芨有抗癌作用的记载，但荜芨酰胺及胡椒碱有被开发成抗癌药物的潜力。

车前
Plantago asiatica

 肺癌 胃癌 肾癌 膀胱癌

 淋巴瘤 骨癌 子宫颈癌

科　　　别	车前科，车前属，多年生草本植物。
外 观 特 征	卵形叶丛生，有长柄，穗状花由叶丛中央生出，椭圆形蒴果，种子长圆形，黑褐色。
药材及产地	以全草、种子入药。成熟种子称为车前子。分布于中国各地。
相 关 研 究	有抗炎及调节免疫作用。
有 效 成 分	萃取物。

抗癌种类及研究

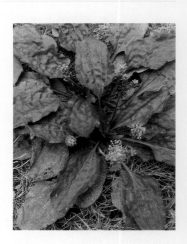

• 淋巴瘤、膀胱癌、骨癌、子宫颈癌、肾癌、肺癌、胃癌

2003 年，高雄医学大学以 "*In vitro cytotoxic, antiviral and immunomodulatory effects of Plantago major and Plantago asiatica*" 为标题在 *The American Journal of Chinese Medicine* 发表论文。对淋巴瘤、膀胱癌、骨癌、子宫颈癌、肾癌、肺癌、胃癌细胞增生能显著抑制活性，同时也表现出免疫调节功能。

其他补充

未发现中药典籍关于车前有抗癌作用的记载，所含化学成分有被开发成抗癌药物的潜力。车前在乡间到处可见，来源丰富。

侧柏
Platycladus orientalis

肾癌

黑色素瘤

科　　　别	柏科，侧柏属，常绿针叶乔木。
外 观 特 征	高15～20米，小枝直展，针叶扁平，花蓝绿色，球果长型木质，种子无翅。
药材及产地	种子、枝叶、精油可入药，50种基本中药之一。原产于中国西北，广泛分布于亚洲大陆，包括朝鲜、日本、印度等地。
相 关 研 究	有抗炎作用。
有 效 成 分	精油。

抗癌种类及研究

• 肾癌、黑色素瘤

2008年12月，意大利卡拉布里亚大学（University of Calabria）以 "*Antiproliferative effects of essential oils and their major constituents in human renal adenocarcinoma and amelanotic melanoma cells*" 为标题在 *Cell Proliferation* 发表论文。侧柏精油能抑制肾癌和黑色素瘤。

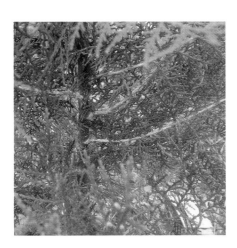

其他补充

未发现中药典籍关于侧柏有抗癌作用的记载，所含化学成分有被开发成抗癌药物的潜力。

桔梗
Platycodon grandiflorum

 白血病　 肺癌　 结肠癌

 肝癌　 乳腺癌　 前列腺癌　卵巢癌

科　　　别	桔梗科，桔梗属，多年生草本植物。
外 观 特 征	高40～90厘米，全株无毛，有乳液，根粗大肉质，茎直立，有分枝，叶互生，长卵形，边缘有锯齿，花冠钟形，蓝紫或蓝白色，裂片5个，蒴果卵形。
药材及产地	以根入药。分布于中国、韩国、日本及西伯利亚东部地区。
相 关 研 究	可平稳血糖，保肝和抗丙型肝炎病毒，抗动脉粥样硬化，抗过敏，防止脂肪肝，降胆固醇，抗肥胖。
有 效 成 分	桔梗皂苷（platycodin D），分子量1225.32。

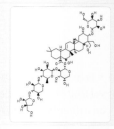

抗癌种类及研究

• 肝癌

2014年2月，第四军医大学以"*Platycodin D, a triterpenoid saponin from Platycodon grandiflorum, induces G2/M arrest and apoptosis in human hepatoma HepG2 cells by modulating the PI3K/Akt pathway*"为标题在*Tumour Biology*发表论文。桔梗皂苷显著抑制肝癌细胞的增生。

• 乳腺癌

2013年10月，韩国首尔大学（Seoul National University）以"*Platycodin D inhibits migration, invasion, and growth of MDA-MB-231 human breast cancer cells via suppression of EGFR-mediated Akt and MAPK pathways*"为标题在*Chemi-Biological Interactions*发表论文。桔梗皂苷D显著抑制乳腺癌细胞生长。

• 前列腺癌

2013年4月，韩国顺天大学（Sunchon National University）以"*Crude saponins from Platycodon grandiflorum induce apoptotic cell death in RC-58T/h/SA#4 prostate cancer cells through the activation of caspase cascades and apoptosis-inducing factor*"为标题在*Oncology Reports*发表论文。对前列腺癌细胞具有抗癌作用。

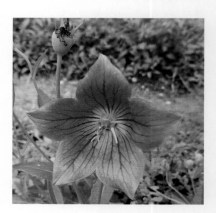

- 卵巢癌

2010年，协和医科大学以"*Platycodon grandiflorum induces apoptosis in SKOV3 human ovarian cancer cells through mitochondrial-dependent pathway*"为标题在 *The American Journal of Chinese Medicine* 发表论文。抑制卵巢癌细胞生长。

- 白血病

2008年6月，韩国釜山大学（Pusan National University）以"*Platycodin D induces mitotic arrest in vitro, leading to endoreduplication, inhibition of proliferation and apoptosis in leukemia cells*"为标题在 *International Journal of Cancer* 发表论文。桔梗皂苷诱导白血病细胞死亡。

- 肺癌

2005年5月，韩国东义大学（Dong-Eui University）以"*Induction of apoptosis and inhibition of telomerase activity by aqueous extract from Platycodon grandiflorum in human lung carcinoma cells*"为标题在 *Pharmacological Research* 发表论文。对人肺癌细胞有诱导细胞凋亡作用。

- 结肠癌

2008年12月，韩国庆北大学（Kyungpook National University）以"*Induction of apoptosis in HT-29 colon cancer cells by crude saponin from Platycodi Radix*"为标题在 *Food and Chemical Toxicology* 发表论文。对结肠癌细胞有抑制作用。

其他补充

未发现中药典籍关于桔梗有抗癌作用的记载，所含桔梗皂苷有被开发成抗癌药物的潜力，能对抗多种癌细胞。

北美桃儿七
Podophyllum peltatum

乳腺癌

科　　　别	小檗科，北美桃儿七属，多年生植物，别名鬼臼、美国八角莲。
外 观 特 征	茎30～40厘米，叶掌状，裂成5～9片，花白色，果实椭圆形，黄绿色。
药材及产地	根称为鬼臼根，萃取树脂即鬼臼树脂，可入药。原产于北美洲。
相 关 研 究	目前缺少其他功效的研究。
有 效 成 分	鬼臼树脂（podophyllotoxin），分子量414.40。

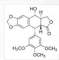

抗癌种类及研究

• 乳腺癌

2014年6月，美国佛罗里达农工大学（Florida A&M University）以 "*High throughput screening of natural products for anti-mitotic effects in MDA-MB-231 human breast carcinoma cells*" 为标题在 *Phytotherapy Research* 发表论文。北美桃儿七是最有效的抗有丝分裂天然产物之一。

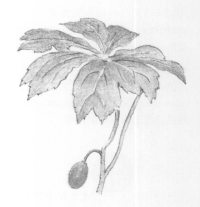

其他补充

全株有毒。未发现中药典籍关于北美桃儿七有抗癌作用的记载，所含鬼臼树脂已被开发成抗癌药物，鬼臼乙叉苷（Etoposide）为其人工合成衍生物。

北美桃儿七 *Podophyllum peltatum*

广藿香
Pogostemon cablin

子宫内膜癌　　大肠癌

科　　　　别	唇形科，刺蕊草属，多年生草本植物。
外 观 特 征	高30～60厘米，方形茎，多分枝，椭圆形叶，对生，有细毛，花淡红色，结小坚果。
药材及产地	以全草入药。原产地为亚洲的印度、非洲，现在中国分布于福建、海南、广西及台湾等地。
相 关 研 究	可抗炎、抗流感病毒、抗菌、止痛、止吐。
有 效 成 分	百秋李醇（patchouli alcohol），分子量222.36。

抗癌种类及研究

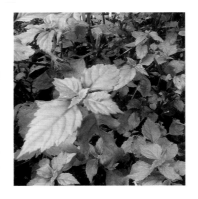

• 子宫内膜癌

2015年6月，长庚纪念医院以"*Induction of Apoptosis in Endometrial Cancer (Ishikawa) Cells by Pogostemon cablin Aqueous Extract (PCAE)*"为标题在*Reproductive Sciences*发表论文。抑制子宫内膜癌细胞生长，诱导凋亡。

• 大肠癌

2013年6月，美国马里兰大学（University of Maryland）以"*Patchouli alcohol, an essential oil of Pogostemon cablin, exhibits anti-tumorigenic activity in human colorectal cancer cells*"为标题在*International Immunopharmacology*发表论文。对大肠癌细胞通过增加凋亡及降低细胞生长，表现抗癌活性。

其他补充

未发现中药典籍关于广藿香有抗癌作用的记载，所含百秋李醇可开发成抗癌药物。

远志
Polygala tenuifolia

肺癌　卵巢癌

科　　　别	远志科，远志属，多年生草本植物。
外 观 特 征	高 25～40 厘米，根圆柱形，茎丛生，单叶互生，线形，花淡紫色，蒴果圆形，种子微扁，棕黑色。
药材及产地	以根入药。分布于中国东北、华北、西北及山东等地。
相 关 研 究	有抗炎，抗焦虑和镇静催眠，抗神经退化作用。根萃取物能增强记忆，显著改善认知功能。
有 效 成 分	多糖。

抗癌种类及研究

• 肺癌

2012 年 11 月，哈尔滨医科大学以 "*Purification and antitumor activity of two acidic polysaccharides from the roots of Polygala tenuifolia*" 为标题在 *Carbohydrate Polymer* 发表论文。预防肺癌发生，是有效的抗肿瘤剂。

• 卵巢癌

2012 年 10 月，哈尔滨医科大学以 "*Extraction, purification and antitumor activity of a water-soluble polysaccharide from the roots of Polygala tenuifolia*" 为标题在 *Carbohydrate Polymer* 发表论文。证实对卵巢癌的治疗有益。

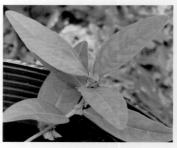

注：图片由阿草伯药用植物园提供

其他补充

未发现中药典籍关于远志有抗癌作用的记载，所含多糖可开发成抗癌药物。

P

远志 *Polygala tenuifolia*

玉竹
Polygonatum odoratum

 肺癌　 乳腺癌　 纤维肉瘤　 黑色素瘤

科　　　别	百合科，黄精属，多年生草本植物。
外 观 特 征	高可至85厘米，椭圆形叶互生，钟形花白绿色，腋生，浆果蓝色。
药 材 及 产 地	以根茎入药。中国及日本都有分布。
相 关 研 究	具有平稳血糖效果。
有 效 成 分	凝集素。

抗癌种类及研究

• 肺癌

2016年4月，四川大学以"*Polygonatum odoratum lectin induces apoptosis and autophagy by regulation of microRNA-1290 and microRNA-15a-3p in human lung adenocarcinoma A549 cells*"为标题在 *International Journal of Biological Macromolecules* 发表论文。凝集素诱导肺癌细胞凋亡。

• 乳腺癌

2014年，四川大学以"*Polygonatum odoratum lectin induces apoptosis and autophagy via targeting EGFR-mediated Ras-Raf-MEK-ERK pathway in human MCF-7 breast cancer cells*"为标题在 *Phytomedicine* 发表论文。能抗乳腺癌细胞。

• 纤维肉瘤

2009年8月，四川大学以"*Induction of apoptosis by Polygonatum odoratum lectin and its molecular mechanisms in murine fibrosarcoma L929 cells*"为标题在 *Biochimica et Biophysica Acta* 发表论文。对纤维肉瘤细胞有显著抗增生活性。

• 黑色素瘤

2011年6月，四川大学以"*Characterization, molecular cloning, and in silico analysis of a novel mannose-binding lectin from Polygonatum odoratum (Mill. with anti-HSV-II and apoptosisinducing activities)*"为标题在 *Phytomedicine* 发表论文。对黑色素瘤细胞具细胞毒性。

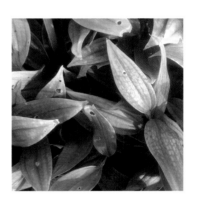

其他补充

《全国中草药汇编》记载玉竹的抗癌作用，所含凝集素可开发成抗癌药物。

拳蓼
Polygonum bistorta

 肝癌　 白血病　 肺癌

拳蓼
Polygonum bistorta

科　　　别	蓼科，蓼属，多年生草本植物。
外 观 特 征	高50～90厘米，根茎肥厚，茎直立，椭圆形叶丛生，有长柄，花白色或淡红色，瘦果椭圆形。
药材及产地	以根茎入药。原产于欧洲、北美洲和西亚，分布于中国、日本、蒙古、俄罗斯等地。
相 关 研 究	有抗炎效果。
有 效 成 分	萃取物。

抗癌种类及研究

• 肝癌

2012年10月，华东理工大学以"*Anticancer constituents and cytotoxic activity of methanol-water extract of Polygonum bistorta L*"为标题在 *Africa Journal of Traditional, Complementary, and Alternative Medicine* 发表论文。抗癌成分对肝癌细胞有细胞毒性。

• 白血病、肺癌

2007年3月，新加坡国立大学（National University of Singapore）以"*Evaluation of Polygonum bistorta for anticancer potential using selected cancer cell lines*"为标题在 *Medicinal Chemistry* 发表论文。对白血病、肺癌细胞有显著的抑制活性作用。

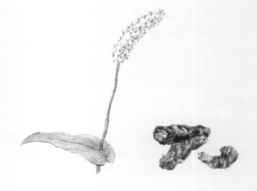

其他补充

未发现中药典籍关于拳参有抗癌作用的记载，萃取物可纯化出活性分子，有被开发成抗癌药物的潜力。

蓼蓝
Polygonum tinctorium

大肠癌

科　　　别	蓼科，蓼属，一年生草本植物，又名蓝或靛青。
外 观 特 征	高50～80厘米，叶互生，椭圆形，花紫红色，瘦果椭圆形。
药 材 及 产 地	以叶入药。原产于中南半岛、中国，在欧洲也有分布。
相 关 研 究	具有强效抗艾滋病毒活性。
有 效 成 分	色氨酮（tryptanthrin）， 分子量248.23。

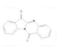

抗癌种类及研究

• 大肠癌

2001年9月，日本藤崎研究所（Fujisaki Institute）以
"*Prevention of azoxymethane-induced intestinal tumors by a
crude ethyl acetate-extract and tryptanthrin extracted from
Polygonum tinctorium Lour*"为标题在 *Anticancer Research*
发表论文。色氨酮具有癌症化学预防活性。

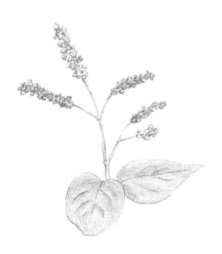

其他补充

主要用于染色及药用。"青出于蓝"的蓝
即是蓼蓝。未发现中药典籍关于蓼蓝有
抗癌作用的记载，活性成分色氨酮有被
开发成抗癌药物的潜力。

猪苓
Polyporus umbellatus

肝癌　膀胱癌　白血病

科　　　别	多孔菌科，多孔菌属，多年生菌核。
外 观 特 征	块状，表面棕黑至灰黑色。
药材及产地	以菌核入药。产于山西、陕西、湖北等地。
相 关 研 究	含免疫刺激、抗炎和保肝的生物活性化合物。
有 效 成 分	麦角酰胺（ergone）， 分子量392.61。

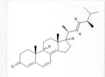

抗癌种类及研究

• 肝癌

2011年4月，西北大学以 "*Ergosta-4,6,8(14),22-tetraen-3-one induces G2/M cell cycle arrest and apoptosis in human hepatocellular carcinoma HepG2 cells*" 为标题在 *Biochimica et Biophysica Acta* 发表论文。对肝癌细胞有显著的抗增生活性。

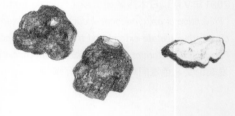

• 膀胱癌

2011年，广州中医药大学以 "*Inhibition of urinary bladder carcinogenesis by aqueous extract of sclerotia of Polyporus umbellatus fries and polyporus polysaccharide*" 为标题在 *The American Journal of Chinese Medicine* 发表论文。抑制大鼠膀胱癌非常有效。

• 白血病

1992年1月，日本三和公司研究组（Sanwa Shoyaku Co., Ltd）以 "*Studies on constituents of fruit body of Polyporus umbellatus and their cytotoxic activity*" 为标题在 *Chemical and Pharmaceutical Bulletin* 发表论文。表现出对白血病的细胞毒性作用。

其他补充

《全国中草药汇编》记载猪苓有抗癌作用，活性成分麦角酰氨有被开发成抗癌药物的潜力。

茯苓
Poria cocos

 胰腺癌　 肺癌　 乳腺癌　 前列腺癌

科　　　别	多孔菌科，茯苓属，为真菌菌核。
外 观 特 征	菌核体不规则块状，表皮灰棕色或黑褐色，呈瘤状皱缩。
药 材 及 产 地	以干燥菌核入药。主产于安徽、江西、浙江等地。
相 关 研 究	抗高血糖，抗炎，抗氧化。
有 效 成 分	茯苓酸（pachymic acid），分子量528.76。

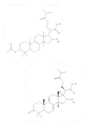

猪苓酸（polyporenic acid C），
分子量482.69。

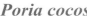

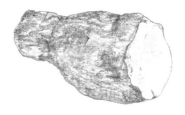

抗癌种类及研究

• 胰腺癌

2013年6月，华南农业大学以 "*Triterpenes from Poria cocos suppress growth and invasiveness of pancreatic cancer cells through the downregulation of MMP-7*" 为标题在 *International Journal of Oncology* 发表论文。茯苓酸对人胰腺癌细胞具抗侵入效果，可成为胰腺癌的新治疗剂。

• 肺癌

2009年6月，新加坡国立大学（National University of Singapore）以 "*Polyporenic acid C induces caspase-8-mediated apoptosis in human lung cancer A549 cells*" 为标题在 *Molecular Carcinogenesis* 发表论文。对非小细胞肺癌细胞抑制生长，可成为肺癌治疗候选药物。

• 乳腺癌

2006年3月，香港中文大学以 "*Growth-inhibitory effects of a beta-glucan from the mycelium of Poria cocos on human breast carcinoma MCF-7 cells: cell-cycle arrest and apoptosis induction*" 为标题在 *Oncology Reports* 发表论文。为一种水溶性抗肿瘤剂。

• 前列腺癌

2005年7月，美国科罗拉多大学健康科学中心（University of Colorado Health Sciences Center）以 "*Induction of apoptosis in prostate cancer cells by pachymic acid from Poria cocos*" 为标题在 *Biochemical and Biophysical Research Communications* 发表论文。抑制前列腺癌细胞生长。

其他补充

茯苓与土茯苓名称相似，容易弄错。土茯苓是菝葜科，与茯苓无关。未发现中药典籍关于茯苓有抗癌作用的记载，所含的茯苓酸及猪苓酸有被开发成抗癌药物的潜力。

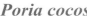

P

茯苓 *Poria cocos*

夏枯草
Prunella vulgaris

 肝癌   肺癌   结肠癌   淋巴瘤
白血病

科　　　别	唇形科，夏枯草属，多年生草本植物。
外 观 特 征	茎高15～30厘米，匍匐茎，节上有须根，花唇形，紫、蓝或红紫色，小坚果，长卵形，因为夏至之后即枯萎，故名。
药材及产地	以全草入药。主产于江苏、安徽、河南等地。
相 关 研 究	有抗糖尿病及动脉粥样硬化效果。
有 效 成 分	齐墩果酸（oleanolic acid），分子量456.70。

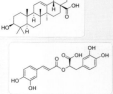

迷迭香酸（rosmarinic acid），分子量360.31。

抗癌种类及研究

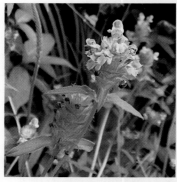

注：图片由阿草伯药用植物园提供

- **淋巴瘤**

2012年3月，郑州大学第一附属医院以《夏枯草提取物诱导B、T淋巴瘤细胞凋亡的实验研究》为标题在《中药材》发表论文。抑制淋巴瘤细胞增生，诱导细胞凋亡。

- **肝癌**

2012年，台湾师范大学以"*The aqueous extract of Prunella vulgaris suppresses cell invasion and migration in human liver cancer cells by attenuating matrix metalloproteinases*"为标题在 *The American Journal of Chinese Medicine* 发表论文。抑制肝癌细胞侵入和转移。

- **肺癌**

2011年，澳门科技大学以"*Oleanolic acid from Prunella Vulgaris L. induces SPC-A-1 cell line apoptosis via regulation of Bax, Bad and Bcl-2 expression*"为标题在 *Asian Pacific Journal of Cancer Prevention* 发表论文。齐墩果酸诱导肺癌细胞凋亡，可成为肺癌的化学预防剂。

• 结肠癌

2010年10月，华东理工大学以 "*Anti-invasion effect of rosmarinic acid via the extracellular signal-regulated kinase and oxidation-reduction pathway in Ls174-T cells*" 为标题在 *Journal of Cellular Biochemistry* 发表论文。迷迭香酸在体外和体内能有效抑制结肠癌转移。

• 白血病

2011年6月，韩国庆北大学（Kyungpook National University）以 "*Apoptogenic activity of 2α, 3α-dihydroxyurs-12-ene-28-oic acid from Prunella vulgaris var. lilacina is mediated via mitochondria-dependent activation of caspase cascade regulated by Bcl-2 in human acute leukemia Jurkat T cells*" 为标题在 *Journal of Ethnopharmacology* 发表论文。能诱导白血病细胞凋亡。

其他补充

嫩叶和茎做成沙拉，可生吃，也可以煮食。其植物地上部分磨成粉状后可酿造饮料。夏枯草是王老吉凉茶的主要原料之一。未发现中药典籍关于夏枯草有抗癌作用的记载，所含的齐墩果酸及迷迭香酸有被开发成抗癌药物的潜力。

番石榴
Psidium guajava

 子宫颈癌　 胃癌　 肺癌

 前列腺癌　 白血病　 口腔癌　 骨髓瘤

科　　　别	桃金娘科，番石榴属，乔木或灌木，在台湾俗称芭乐。
外 观 特 征	高可达10米，树皮光滑，淡红褐色，叶对生，椭圆形，果实甜酸，种子黄色，肾形。
药材及产地	以果实、叶、树皮、根入药。原产于墨西哥及南美洲北部，现分布于世界上热带和亚热带地区，中国华南均有栽种。
相 关 研 究	树皮萃取物具有抗炎、镇痛作用。
有 效 成 分	萃取物。

抗癌种类及研究

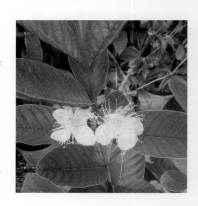

• 白血病、口腔癌、骨髓瘤

2016年10月，巴基斯坦费萨拉巴德农业大学（University of Agriculture）以 "*Chemical composition, antioxidant, antitumor, anticancer and cytotoxic effects of Psidium guajava leaf extracts*" 为标题在 *Pharmaceutical Biology* 发表论文。对白血病、口腔癌、骨髓瘤具强效抗肿瘤和细胞毒性。

• 子宫颈癌、胃癌、肺癌

2015年，沈阳药科大学以 "*Cytotoxic and antioxidant constituents from the leaves of Psidium guajava*" 为标题在 *Bioorganic & Medicial Chemistry Letters* 发表论文。对子宫颈癌、胃癌、肺癌细胞有显著细胞毒性。

• 前列腺癌

2012年3月，韩国庆熙大学（Kyung Hee University）以 "*A hexane fraction of guava Leaves (Psidium guajava L.) induces anticancer activity by suppressing AKT/mammalian target of rapamycin/ribosomal p70 S6 kinase in human prostate cancer cells*" 为标题在 *Journal of Medicinal Food* 发表论文。番石榴叶萃取物具抗癌作用，是潜在的治疗性化合物来源。

其他补充

有白色、粉红或红色果肉，有些品种则有红色果皮。香港浸会大学中医药学院记载番石榴叶有防癌作用。需进一步从叶中纯化出抗癌化合物。德国亚琛大学也做了相关研究。

井栏边草
Pteris multifida

  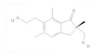

白血病　　胰腺癌　　肺癌

科　　　别	凤尾蕨科，凤尾蕨属，多年生草本植物，又名凤尾草。
外 观 特 征	高30~70厘米，叶丛生，孢子叶羽状分裂，孢子囊沿孢子叶羽片下缘着生。
药材及产地	以全草或根入药。分布于中国华东、山西、陕西等地。
相 关 研 究	有降血脂、清除自由基活性。
有 效 成 分	蕨素（pterosin），分子量248.31。

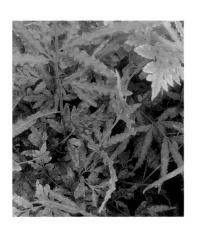

抗癌种类及研究

• 白血病

2011年12月，江西中医学院以"*Two new pterosin dimers from Pteris mutifida Poir*"为标题在 *Fitoterapia* 发表论文。对白血病表现出细胞毒性。

• 胰腺癌、肺癌

2010年11月，上海医药工业研究院以"*Pterosins from Pteris multifida*"为标题在 *Plant a Medica* 发表论文。对胰腺癌和非小细胞肺癌细胞显示出强力的细胞毒性作用。

其他补充

井栏边草蕨素有成为抗癌药物的潜力。

枫杨

Pterocarya stenoptera

乳腺癌

科　　　别	胡桃科，枫杨属，落叶乔木，又名麻柳。
外 观 特 征	高可达30米，树皮灰黑色，叶互生，小坚果长椭圆形，有果翅。
药材及产地	以树皮、叶、果实、根或根皮入药。分布于陕西、甘肃、四川等地。
相 关 研 究	树皮萃取成分显示抗单纯疱疹病毒活性。
有 效 成 分	pterocarnin A。

抗癌种类及研究

• 乳腺癌

2007年6月，嘉南药理大学以 "*Induction of apoptosis in human breast adenocarcinoma MCF-7 cells by pterocarnin A from the bark of Pterocarya stenoptera via the Fas-mediated pathway*" 为标题在 *Anti-Cancer Drugs* 发表论文。对乳腺癌细胞有抗增生活性。

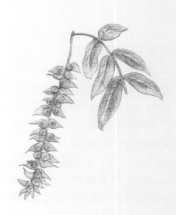

其他补充

有毒。未发现中药典籍关于枫杨有抗癌作用的记载，所含的pterocarnin A有被开发成抗癌药物的潜力。

葛
Pueraria montana

 肝癌　 乳腺癌　 结肠癌

科　　　别	豆科，葛属，多年生落叶藤本植物。
外 观 特 征	长可达10米，块根圆柱状，肥厚，粉质，叶互生，具有长柄，三出复叶，叶片菱状圆形，花蓝紫色，荚果线形。
药材及产地	以根入药，称为葛根。主产于湖南、河南、四川等地。
相 关 研 究	对心血管、神经、糖尿病有益。有抗血栓、抗过敏、刺激雌激素活性。
有 效 成 分	葛根素（puerarin），分子量416.38。

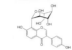

抗癌种类及研究

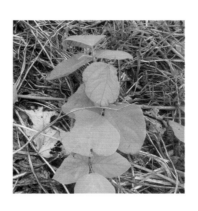

• 肝癌

2014年11月，山东大学以"*Puerarin inhibits growth and induces apoptosis in SMMC-7721 hepatocellular carcinoma cells*"为标题在 *Molecular Medicine Report* 发表论文。葛根素是葛根萃取的异黄酮，对肝癌细胞能抑制增生和诱导凋亡。

• 乳腺癌

2009年1月，台湾医药大学以"*Puerariae radix isoflavones and their metabolites inhibit growth and induce apoptosis in breast cancer cells*"为标题在 *Biochemical & Biophysical Research Communications* 发表论文。可降低细胞存活力和诱导细胞凋亡，也可当成乳腺癌化学预防和化疗剂。

• 结肠癌

2006年7月，郑州大学以"*Induction of apoptosis by puerarin in colon cancer HT-29 cells*"为标题在 *Cancer Letters* 发表论文。对结肠癌细胞有化学预防和化疗作用。

 其他补充

中药典籍未发现关于葛根有抗癌作用的记载，葛根素有望被开发成抗癌药物。根据日本《生药单》一书，属名 Pueraria 来自哥本哈根大学植物学教授 Marc-Nicolas Puerari（1765—1845年）。

白头翁
Pulsatilla chinensis

神经胶质瘤　　乳腺癌　　白血病　　肝癌　　胰腺癌

科　　　别	毛茛科，白头翁属，多年生草本植物。
外 观 特 征	高15～35厘米，根状茎，叶宽卵形，三裂，花紫色，果实多枚，聚成头状，花柱披覆白毛，像是一头白发，瘦果纺锤形。
药材及产地	以根入药，是50种基本中药之一。主要分布于中国东北、华北以及陕西、四川等地。
相 关 研 究	研究多为化学成分解析，缺少效能方面的探讨。
有 效 成 分	多糖、皂苷。

抗癌种类及研究

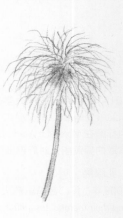

• 乳腺癌

2016年1月，北京中医药大学以 "*Raddeanoside R13 inhibits breast cancer cell proliferation, invasion, and metastasis*" 为标题在 *Tumour Biology* 发表论文。白头翁多被银莲花皂苷用在体外及裸鼠体内，表现出抗乳腺癌增生和抗转移能力。

• 白血病

2015年1月，中国海洋大学以 "*Cytotoxicity of the compounds isolated from Pulsatilla chinensis saponins and apoptosis induced by 23-hydroxybetulinic acid*" 为标题在 *Pharmaceutical Biology* 发表论文。对白血病具抗癌活性。

• 肝癌、胰腺癌

2014年5月，苏州大学附属第一医院以 "*Pulsatilla saponin A, an active molecule from Pulsatilla chinensis, induces cancer cell death and inhibits tumor growth in mouse xenograft models*" 为标题在 *Journal of Surgical Research* 发表论文。在体外及小鼠异种移植肿瘤模式中，显著抑制肝癌和胰腺癌细胞生长。

• 神经胶质瘤

2012年6月，哈尔滨医科大学附属第二医院以 "*Inhibitory effect of Pulsatilla chinensis polysaccharides on glioma*" 为标题在 *International Journal of Biological Macromolecules* 发表论文。在体外和体内对神经胶质瘤有抑制作用。

其他补充

未发现中药典籍关于白头翁有抗癌作用的记载，所含的多糖及皂苷有被开发成抗癌药物的潜力。苏州大学也发现它能抑制肺癌及胃癌细胞。

短舌匹菊
Pyrethrum parthenium

 子宫颈癌　 肺癌　 结肠癌　 骨髓母细胞瘤

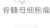 淋巴瘤
白血病　 乳腺癌　膀胱癌　黑色素瘤　 肝癌

科　　　别	菊科，匹菊属，多年生草本植物，又名小白菊。
外 观 特 征	高50厘米，丛生，叶子具柑橘香味，花朵则类似雏菊。
药材及产地	以花入药。原生长于欧亚大陆，特别是在巴尔干半岛、土耳其及高加索地区。
相 关 研 究	用于发热、偏头痛、类风湿关节炎、胃痛、牙痛、蚊虫叮咬、不育与月经问题。
有 效 成 分	小白菊内酯（parthenolide），分子量248.32。

抗癌种类及研究

• 肝癌

2014年7月，四川大学以《小白菊内酯诱导肝癌细胞SMMC7721自噬性死亡的实验研究》为标题在《四川大学学报》发表论文。抑制肝癌增生，对肝癌治疗有帮助。

• 乳腺癌

2013年2月，波兰罗兹医科大学（Medical University of Lodz）以 "*Apoptosis-mediated cytotoxic effects of parthenolide and the new synthetic analog MZ-6 on two breast cancer cell lines*" 为标题在 *Molecular Biology Reports* 发表论文。有抗乳腺癌活性。

• 淋巴瘤

2012年9月，厦门大学以 "*Parthenolide induces apoptosis and lytic cytotoxicity in Epstein-Barr virus-positive Burkitt lymphoma*" 为标题在 *Molecular Medicine Reports* 发表论文。对淋巴瘤细胞有细胞毒性。

• 膀胱癌

2011年8月，浙江大学以 "*Parthenolide induces apoptosis and cell cycle arrest of human 5637 bladder cancer cells in vitro*" 为标题在 *Molecules* 发表论文。小白菊内酯可能是治疗膀胱癌的新治疗剂。

• 黑色素瘤

2010年2月，波兰罗兹医科大学（Medical University of Lodz）以 "*Parthenolide, a sesquiterpene lactone from the medical herb feverfew, shows anticancer activity against human melanoma cells in vitro*" 为标题在 *Melanoma Research* 发表论文。其是治疗黑色素瘤的候选药物。

• 乳腺癌、子宫颈癌

2006年，美国克莱姆森大学（Clemson University）以 "*Antiproliferative activities of parthenolide and golden feverfew extract against three human cancer cell lines*" 为标题在 *Journal of Medicinal Food* 发表论文。对乳腺癌和子宫颈癌细胞有抑制活性。

• 白血病

2005年9月，美国罗切斯特大学医学院（University of Rochester School of Medicine）以 "*Feverfew: weeding out the root of leukaemia*" 为标题在 *Expert Opinion on Biological Therapy* 发表论文。诱导白血病干细胞凋亡，对正常血细胞没有明显影响。

• 肺癌、骨髓母细胞瘤、结肠癌

2007年3月，波兰医科大学（Medical University）以 "*Antiproliferative activity of parthenolide against three human cancer cell lines and human umbilical vein endothelial cells*" 为标题在 *Pharmacological Reports* 发表论文。小白菊内酯可抑制肺癌、骨髓母细胞瘤、结肠癌细胞，证实其抗增生潜力。

其他补充

使用历史悠久，是希腊和欧洲早期的传统民间医药。小白菊内酯可开发成抗癌药物。短舌匹菊常用来预防偏头痛，也被当作装饰植物。它传播迅速，几年间可覆盖广大区域。

地黄
Rehmannia glutinosa

 膀胱癌　 肝癌

科　　　别	列当科，地黄属，多年生草本植物。
外 观 特 征	高15～30厘米，初夏开花，花淡红紫色。
药材及产地	其根为传统中药，是50种基本中药之一。主要产地为中国北方，河南省焦作市一带最为著名，在朝鲜和日本也有分布。
相 关 研 究	所含的多糖可改善高血糖、高脂血症和血管炎症。
有 效 成 分	梓醇（catalpol），分子量362.33。

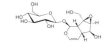

抗癌种类及研究

• 膀胱癌

2015年5月，上海交通大学以"*Catalpol Inhibited the Proliferation of T24 Human Bladder Cancer Cells by Inducing Apoptosis Through the Blockade of Akt-Mediated Anti-apoptotic Signaling*"为标题在*Cell Biochemistry and Biophysics*发表论文。其是膀胱癌潜在治疗药物。

• 肝癌

2006年7月，台北医学大学以"*Hot water-extracted Lycium barbarum and Rehmannia glutinosa inhibit proliferation and induce apoptosis of hepatocellular carcinoma cells*"为标题在*World Journal of Gastroenterology*发表论文。抑制细胞增生，促进肝癌细胞凋亡。

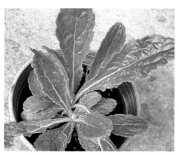

注：图片由阿草伯药用植物园提供

 其他补充

1. 梓醇有被开发成抗癌药物的潜力。四物汤通常以熟地黄入药，用于缓解经痛。

2. 地黄与毛地黄不同。地黄为列当科，地黄属，经加工蒸制后的地黄，称为熟地。毛地黄是玄参科，毛地黄属，可萃取强心苷地高辛。

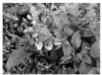

毛地黄

虎杖
Reynoutria japonica

 黑色素瘤　 口腔癌　肺癌

科　　　　别	蓼科，虎杖属，多年生草本植物。
外 观 特 征	高3~4米，茎有节且中空，似手杖，叶三角形，嫩叶有红色斑纹。
药材及产地	以茎和根入药。产于东亚地区，分布在中国、韩国、日本等地。
相 关 研 究	是抗氧化、抗酪氨酸酶、免疫刺激药物。
有 效 成 分	大黄素（emodin），分子量270.24。

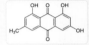

抗癌种类及研究

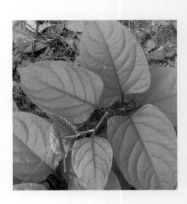

• 黑色素瘤

2015年4月，中兴大学以 "*Polygonum cuspidatum extracts as bioactive antioxidaion, anti-tyrosinase, immune stimulation and anticancer agents*" 为标题在 *Journal of Bioscience & Bioengineering* 发表论文。对黑色素瘤细胞有抗增生效果。

• 口腔癌

2011年3月，韩国全北国立大学（Chonbuk National University）以 "*Apoptotic effect of Polygonum Cuspidatum in oral cancer cells through the regulation of specificity protein 1*" 为标题在 *Oral Diseases* 发表论文。抑制口腔癌细胞，大黄素可能具有生物活性物质。

• 肺癌

2010年4月，嘉义大学以 "*Free radical scavenging activity and antiproliferative potential of Polygonum cuspidatum root extracts*" 为标题在 *Journal of Natural Medicine* 发表论文。诱导细胞凋亡，对人肺癌细胞有抗增生作用。

其他补充

所含的大黄素有被开发成抗癌药物的潜力。大黄素可当成泻剂。

虎杖
Reynoutria japonica

掌叶大黄
Rheum palmatum

肺癌　　肝癌　　前列腺癌

结肠癌　胰腺癌　乳腺癌　胃癌

科　　　别	蓼科，大黄属，多年生草本植物。
外观特征	高1.5~2米，根及根茎粗壮，木质，茎直立，中空，叶大，三角形，叶柄肥厚，花细小，绿白至红色，瘦果三角形，有翅。
药材及产地	以干燥根及根茎入药。主产于四川、甘肃等地。
相关研究	有轻泻作用，可用于便秘。
有效成分	大黄素（emodin），分子量270.24。 芦荟大黄素（aloe-emodin），分子量270.24。

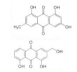

抗癌种类及研究

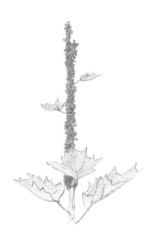

• 结肠癌

2014年9月，台湾医药大学以"*Crude extract of Rheum palmatum L induced cell death in LS1034 human colon cancer cells acts through the caspase-dependent and -independent pathways*"为标题在 *Environmental Toxicology* 发表论文。大黄对人结肠癌细胞诱导凋亡。

• 胰腺癌

2011年7月，温州医科大学附属第二医院以"*Antiproliferative and antimetastatic effects of emodin on human pancreatic cancer*"为标题在 *Oncology Reports* 发表论文。可治疗人胰腺癌。

• 乳腺癌

2002年11月，美国加利福尼亚大学旧金山分校（University of California，San Francisco）以"*Antiproliferative activity of Chinese medicinal herbs on breast cancer cells in vitro*"为标题在 *Anticancer Research* 发表论文。大黄抑制乳腺癌细胞生长。

• 胃癌

2007年1月，宁波大学以"*Growth inhibitory effects of gastric cancer cells with an increase in S phase and alkaline phosphatase activity repression by aloe-emodin*"为标题在 *Cancer Biology & Therapy* 发表论文。其具有胃癌治疗潜在价值，通过细胞周期阻断和诱导分化。

• 肺癌

2005年7月，台湾医药大学以 "*Emodin induces apoptosis in human lung adenocarcinoma cells through a reactive oxygen species-dependent mitochondrial signaling pathway*" 为标题在 *Biochemical Pharmacology* 发表论文。有抗肺癌作用。

• 肝癌

2010年2月，台湾医药大学附设医院以 "*Emodin inhibits the growth of hepatoma cells: finding the common anti-cancer pathway using Huh7, Hep3B, and HepG2 cells*" 为标题在 *Biochemial and Biophysical Research Communications* 发表论文。大黄素能引起肝癌细胞周期停滞，可用于肝癌治疗。

• 前列腺癌

2005年7月，美国加利福尼亚大学旧金山分校（University of California, San Francisco）以 "*In vitro anticancer activity of twelve Chinese medicinal herbs*" 为标题在 *Phytotherapy Research* 发表论文。发现大黄可对抗前列腺癌。

其他
补充

有毒。大黄有许多品种，可食用或药用。叶片有毒，必须谨慎，但可食用的茎或叶柄毒性很低。

灵枝草
Rhinacanthus nasutus

子宫颈癌

科　　　别	爵床科，灵枝草属，灌木，又名白鹤灵枝。
外 观 特 征	高1～2米，茎圆柱形，节膨大，叶对生，花唇形，白色，如白鹤飞翔，蒴果长椭圆形。
药材及产地	以全草入药。原产于印度，分布于云南、广东、广西，以及东南亚等地。
相 关 研 究	有抗菌、抗炎作用。
有 效 成 分	rhinacanthone， 分子量242.26。

R

灵枝草
Rhinacanthus nasutus

抗癌种类及研究

• 子宫颈癌

2009年7月，美国国家癌症研究所（National Cancer Institute）以 "*Induction of apoptosis by rhinacanthone isolated from Rhinacanthus nasutus roots in human cervical carcinoma cells*" 为标题在 *Biological & Pharmaceutical Bulletin* 发表论文。作用机制为通过线粒体依赖性信号传导途径，诱导细胞凋亡，可能成为子宫颈癌的治疗药剂。

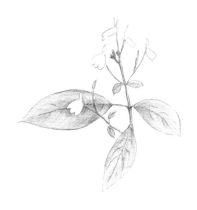

其他补充

泰国国家癌症研究所2009年发现灵枝草根水萃取物会增加小鼠结肠癌肿瘤发生率，原因需进一步探讨。

红景天
Rhodiola rosea

 神经胶质瘤　 膀胱癌　 乳腺癌　前列腺癌

科　　　别	景天科，红景天属，多年生草本植物。
外 观 特 征	茎高20～30厘米，叶长圆形，花黄绿色，密集，果实红色。
药材及产地	以根茎入药。分布于中国、日本、朝鲜、俄罗斯以及蒙古等地。
相 关 研 究	能改善糖尿病、高血压。
有 效 成 分	红景天苷（salidroside），分子量300.30。

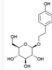

抗癌种类及研究

• 神经胶质瘤

2013年10月，武威肿瘤医院以"*Effects of salidroside on glioma formation and growth inhibition together with improvement of tumor microenvironment*"为标题在*Chinese Journal of Cancer Research*发表论文。在体内和体外抑制神经胶质瘤生长。

• 膀胱癌

2012年3月，美国加利福尼亚大学（University of California）以"*Rhodiola rosea extracts and salidroside decrease the growth of bladder cancer cell lines via inhibition of the mTOR pathway and induction of autophagy*"为标题在*Molecular Carcinogenesis*发表论文。其是新型膀胱癌化学预防剂。

• 乳腺癌

2010年7月，浙江大学以"*Salidroside induces cell-cycle arrest and apoptosis in human breast cancer cells*"为标题在*Biochemical and Biophysical Research Communications*发表论文。有希望成为抗乳腺癌药物。

• 前列腺癌

2005年9月，加拿大不列颠哥伦比亚大学（University of British Columbia）以"*Bioactive compounds from Rhodiola rosea (Crassulaceae)*"为标题在*Phytotherapy Research*发表论文。对前列腺癌细胞有抑制作用。

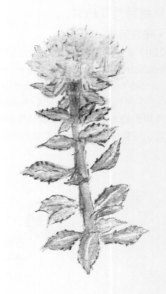

其他补充

红景天苷有被开发成抗癌药物的潜力。红景天可当食物添加到沙拉上。

R

红景天 *Rhodiola rosea*

盐肤木
Rhus chinensis

淋巴瘤　　乳腺癌

科　　　别	漆树科，盐肤木属，落叶小乔木或灌木，也称为五倍子树。
外 观 特 征	高2～10米，羽状复叶，花小，黄白色，核果球形。
药材及产地	以枝、叶、树皮、花、果实、根和根皮入药。此树可生产虫瘿，多由中国漆树蚜虫侵扰所导致，称为五倍子。分布于印度、印度尼西亚、日本、朝鲜、中国，以及中南半岛等地。
相 关 研 究	所含化合物具有抗艾滋病毒活性。
有 效 成 分	没食子酸（gallic acid），分子量170.12。

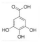

抗癌种类及研究

• 淋巴瘤

2011年3月，韩国又石大学（Woosuk University）以 "*Gallic acid inhibits cell viability and induces apoptosis in human monocytic cell line U937*" 为标题在 *Journal of Medicinal Food* 发表论文。其是针对淋巴瘤的一种潜在化学治疗剂。

• 乳腺癌

2011年8月，韩国庆熙大学（Kyung Hee University）以 "*The genome-wide expression profile of 1,2,3,4,6-penta-O-galloyl-β-D-glucose-treated MDA-MB-231 breast cancer cells: molecular target on cancer metabolism*" 为标题在 *Molecules & Cells* 发表论文。没食子化合物是潜在的乳腺癌抗癌药物。

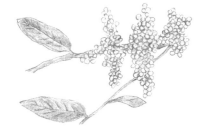

其他补充

没食子酸有被开发成抗癌药物的潜力。

蓖麻
Ricinus communis

黑色素瘤

科　　　别	大戟科，蓖麻属，一年或多年生草本植物。
外 观 特 征	全株光滑，披蜡粉，茎圆形中空，有分枝，叶互生，掌状分裂，蒴果有刺，种子椭圆形。
药材及产地	以叶、种子入药。中国各地均栽培。
相 关 研 究	具有抗炎、抗氧化作用。
有 效 成 分	石竹烯（caryophyllene），分子量204.36。

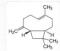

抗癌种类及研究

• 黑色素瘤

2009年，马耳他大学（University of Malta）以 "*An extract from Ricinus communis L. leaves possesses cytotoxic properties and induces apoptosis in SK-MEL-28 human melanoma cells*" 为标题在 *Natural Product Research* 发表论文。诱导黑色素瘤细胞凋亡，石竹烯为主成分之一。

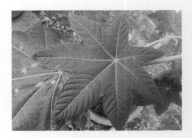

其他补充

有毒。蓖麻毒蛋白（ricin）是蓖麻种子萃取的致命植物毒素。萜类混合物可被当作潜在的肿瘤细胞凋亡诱导剂，石竹烯有望开发成抗癌药物。

缫丝花
Rosa roxburghii

卵巢癌　子宫内膜癌

科　　　别	蔷薇科，蔷薇属，落叶小灌木，又称刺梨。
外 观 特 征	高1~1.5米，分枝多，具短刺，羽状复叶，花粉红色，果实扁球形，黄色，果皮密生小刺，果肉脆，具香味。
药材及产地	以果实入药。分布于江苏、云南、广东等地。
相 关 研 究	所含的类黄酮可作为辐射防护剂。
有 效 成 分	萃取物。

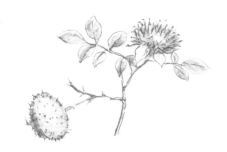

抗癌种类及研究

• 卵巢癌

2014年，大连医科大学以 "*Inhibition of metastasis and invasion of ovarian cancer cells by crude polysaccharides from rosa roxburghii tratt in vitro*" 为标题在 *Asian Pacific Journal of Cancer Preventin* 发表论文。有潜力发展为卵巢癌患者抗肿瘤转移药物。

• 子宫内膜癌

2007年7月，桂林医学院以 "《刺梨提取物（CL）抗肿瘤作用》" 为标题在《中国中药杂志》发表论文。在体内和体外具抗子宫内膜癌作用。

其他补充

香港浸会大学中医药学院药用植物图像资料库提到，缫丝花有抗肿瘤作用。需进一步探讨抗癌活性分子。

玫瑰
Rosa rugosa

子宫颈癌　乳腺癌

科　　　别	蔷薇科，蔷薇属，落叶灌木。
外 观 特 征	茎带刺，羽状复叶，椭圆形小叶，夏季开红或白花，具有香味，瘦果红色，扁球形。
药 材 及 产 地	以花蕾或花瓣入药。主产于浙江、江苏等地。
相 关 研 究	有抗氧化、抗微生物、平稳血糖、抗过敏效果。
有 效 成 分	萃取物。

抗癌种类及研究

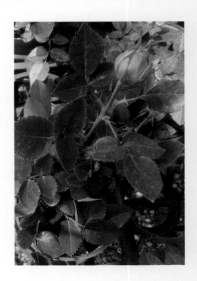

• 子宫颈癌、乳腺癌

2013年7月，波兰医科大学（Medical University）以 "*Cytotoxic, antioxidant, antimicrobial properties and chemical composition of rose petals*" 为标题在 *Journal of the Sciences of Food and Agriculture* 发表论文。对子宫颈癌、乳腺癌细胞具有细胞毒性。

其他补充

香港浸会大学中医药学院药用植物图像资料库提到，玫瑰有抗肿瘤作用。建议女生可以多喝玫瑰花茶。

玫瑰
Rosa rugosa

R

茜草
Rubia cordifolia

 乳腺癌　 卵巢癌　 喉癌

科　　　别	茜草科，茜草属，多年生攀缘草本植物。
外 观 特 征	高可至1.5米，叶4片轮生，茎有倒刺，花小，淡黄花，浆果红黑色。
药材及产地	以根入药。分布于亚洲温带，主产于陕西、河南、安徽等地。
相 关 研 究	具有辐射防护、抗炎、抗氧化作用。
有 效 成 分	大叶茜草素（mollugin）， 分子量284。

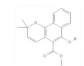

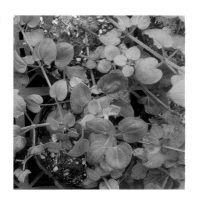

抗癌种类及研究

• 乳腺癌、卵巢癌

2013年5月，韩国忠南大学（Chungnam National University）以 "*Mollugin inhibits proliferation and induces apoptosis by suppressing fatty acid synthase in HER2-overexpressing cancer cells*" 为标题在 *Journal of Cellular Physiology* 发表论文。对人乳腺癌和卵巢癌有治疗和预防作用。

• 喉癌

2012年，印度马德拉斯大学（University of Madras）以 "*Induction of apoptosis by methanolic extract of Rubia cordifolia Linn in HEp-2 cell line is mediated by reactive oxygen species*" 为标题在 *Asian Pacific Journal of Cancer Prevention* 发表论文。有治疗喉鳞状细胞癌的潜力。

其他补充

大叶茜草素有被开发成抗癌药物的潜力。根部含有茜素，可做红色染料。

 R

茜草 *Rubia cordifolia*

茅莓
Rubus parvifolius

白血病　黑色素瘤

科　　　别	蔷薇科，悬钩子属，小灌木，又名红梅消。
外 观 特 征	高1~2米，枝有倒刺，羽状复叶，花紫红色，球形聚合果。
药 材 及 产 地	以根或地上部分入药。分布于中国、日本、朝鲜等地。
相 关 研 究	有保肝和抗氧化活性。
有 效 成 分	皂苷。

抗癌种类及研究

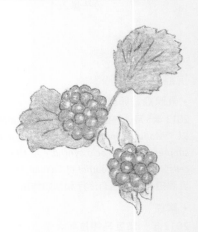

• 白血病

2014年，杭州市红十字会医院以"*Rubus parvifolius L. inhibited the growth of leukemia K562 cells in vitro and in vivo*"为标题在 *Chinese Journal of Integrative Medicine* 发表论文。萃取物对骨髓性白血病细胞具抗增生活性。

• 黑色素瘤

2007年10月，杭州市第三人民医院以《茅莓总皂苷对黑色素瘤的抗肿瘤作用研究》为标题在《中国中药杂志》发表论文。在体内和体外显著抑制恶性黑色素瘤细胞增生，通过细胞凋亡，发挥抗肿瘤活性。

其他补充

期待确认茅莓所含的抗癌活性化合物。

芸香
Ruta graveolens

 子宫颈癌　　皮肤癌　　结肠癌

 乳腺癌　　前列腺癌　　淋巴瘤　　肺癌

科　　　　别	芸香科，芸香属，小灌木植物。
外 观 特 征	高20～60厘米，绿色羽状复叶，味苦，花黄色，蒴果，内含许多种子。
药材及产地	以枝、叶、根入药。原产于地中海及亚洲西南地区，欧亚大陆、中国、加那利群岛也有分布。
相 关 研 究	有抗炎作用。
有 效 成 分	山柑子碱（arborinine），分子量285.29。

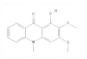

抗癌种类及研究

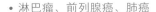

• 结肠癌、乳腺癌、前列腺癌

2011年1月，美国塔斯基吉癌症研究中心（Center for Cancer Research, Tuskegee）以 "*Ruta graveolens extract induces DNA damage pathways and blocks Akt activation to inhibit cancer cell proliferation and survival*" 为标题在 *Anticancer Research* 发表论文。有效抑制结肠癌、乳腺癌和前列腺癌细胞。

• 淋巴瘤、前列腺癌、肺癌

2009年，伊朗希拉兹医学科学大学（Shiraz Univeristy of Medical Sciences）以 "*Cell cycle analysis and cytotoxic potential of Ruta graveolens against human tumor cell lines*" 为标题在 *Neoplasma* 发表论文。对淋巴瘤、前列腺癌、非小细胞肺癌细胞表现出较高的细胞毒性。

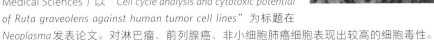

• 子宫颈癌、乳腺癌、皮肤癌

2007年1月，匈牙利赛格德大学（University of Szeged）以 "*Investigation of cytotoxic activity on human cancer cell lines of arborinine and furanoacridones isolated from Ruta graveolens*" 为标题在 *Planta Medica* 发表论文。山柑子碱抑制子宫颈癌、乳腺癌和皮肤癌细胞增生。

 其他补充

山柑子碱有被开发成抗癌药物的潜力。接触芸香叶可能会导致皮肤起水疱。

华鼠尾草
Salvia chinensis

肝癌　前列腺癌　乳腺癌　胰腺癌

华鼠尾草 *Salvia chinensis*

科　　　别	唇形科，鼠尾草属，一年生草本植物，又名石见穿。
外 观 特 征	茎直立，高20～60厘米，叶椭圆形，花唇形，蓝紫色，小坚果。
药材及产地	以全草入药。分布于台湾、福建、四川、湖南等地。
相 关 研 究	未发现有其他功效的报道。
有 效 成 分	萃取物。

抗癌种类及研究

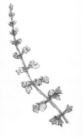 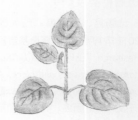

• 肝癌

2012年5月，北京中医药大学以"《石见穿萃取物通过阻断血管生成抑制肿瘤生长的研究》"为标题在《中国中药杂志》发表论文。对肝癌小鼠表现出抗癌作用，抑制肿瘤血管新生。

• 前列腺癌、乳腺癌、胰腺癌

2005年7月，美国加利福尼亚大学旧金山分校（University of California, San Francisco）以"*In vitro anticancer activity of twelve Chinese medicinal herbs*"为标题在 *Phytotherapy Research* 发表论文。华鼠尾草有效抑制前列腺癌、乳腺癌、胰腺癌细胞。

其他补充

未发现中药典籍关于华鼠尾草有抗癌作用的记载。需从萃取物中进一步找出抗癌活性化合物。

撒尔维亚
Salvia officinalis

 子宫颈癌　 淋巴瘤
白血病　 大肠癌　 胶质瘤

科　　　别	唇形科，鼠尾草属，多年生草本植物。
外 观 特 征	高50～70厘米，木质茎，叶子灰绿色，唇形花白色或紫色。
药材及产地	全草入药。原产于地中海地区及欧洲南部地区。
相 关 研 究	可降血糖、抗氧化、抗炎、抗菌、抗高脂血症。撒尔维亚茶可改善血脂和抗氧化防御系统。
有 效 成 分	迈诺醇（manool）， 分子量290.48。

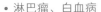
抗癌种类及研究

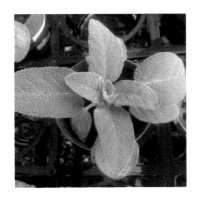

• 子宫颈癌、胶质瘤

2015年7月，巴西法兰西大学（Université de Franca）以"*Manool, a Salvia officinalis diterpene, induces selective cytotoxicity in cancer cells*"为标题在 *Cytotechnology* 发表论文。对子宫颈癌、胶质瘤细胞显示较高细胞毒性。

• 淋巴瘤、白血病

2013年，伊朗塔布里兹医科大学（Tabriz University of Medical Sciences）以"*Inhibitory and cytotoxic activities of salvia officinalis L. Extract on human lymphoma and leukemia cells by induction of apoptosis*"为标题在 *Advanced Pharmaceutical Bulletin* 发表论文。抑制淋巴瘤和白血病细胞增生。

• 大肠癌

2009年，葡萄牙米尼奥大学（University of Minho）以"*Salvia fruticosa, Salvia officinalis, and rosmarinic acid induce apoptosis and inhibit proliferation of human colorectal cell lines: the role in MAPK/ERK pathway*"为标题在 *Nutrition and Cancer* 发表论文。诱导大肠癌细胞凋亡。

其他补充

期待早日确认更多撒尔维亚所含的抗癌活性化合物。

丹参
Salvia miltiorrhiza

胃癌 大肠癌　胰腺癌　前列腺癌

肝癌　肺癌　乳腺癌　白血病

科　　　别	唇形科，鼠尾草属，多年生草本植物。
外 观 特 征	茎高40～80厘米，花蓝紫色，根丹红色，称为红根。
药材及产地	以根入药。分布于甘肃、四川、云南等地。
相 关 研 究	有抗糖尿病、降血脂功效，保护心血管，预防冠心病。也能改善记忆，降低阿尔茨海默病风险。
有 效 成 分	丹参酮（tanshinone），分子量294.34。

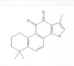

隐丹参酮（cryptotanshinone），分子量296.36。

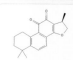

抗癌种类及研究

• 胰腺癌

2015年11月，浙江中医药大学以"*Cryptotanshinone suppresses the proliferation and induces the apoptosis of pancreatic cancer cells via the STAT3 signaling pathway*"为标题在 *Molecular Medicine Reports* 发表论文。丹参有抗胰腺癌作用。

• 白血病

2015年12月，德国美因兹大学（Johannes Gutenberg University）以"*Anticancer activity of cryptotanshinone on acute lymphoblastic leukemia cells*"为标题在 *Archves of Toxicology* 发表论文。抑制白血病细胞，但对正常淋巴细胞毒性较小。

• 肝癌

2013年10月，韩国庆熙大学（Kyung Hee University）以"*Cryptotanshinone induces G1 cell cycle arrest and autophagic cell death by activating the AMP-activated protein kinase signal pathway in HepG2 hepatoma*"为标题在 *Apoptosis* 发表论文。在体内异种移植肝癌模型，显著减少肿瘤生长。

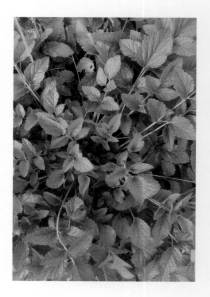

- 大肠癌

2013年8月，台北医学大学以"*15,16-Dihydrotanshinone I-induced apoptosis in human colorectal cancer cells: involvement of ATF3*"为标题在*Anticancer Research*发表论文。诱导细胞凋亡作用，也取决于结肠直肠癌的恶性程度。

- 肺癌

2013年，中兴大学以"*Active Component of Danshen (Salvia miltiorrhiza Bunge), Tanshinone I, Attenuates Lung Tumorigenesis via Inhibitions of VEGF, Cyclin A, and Cyclin B Expressions*"为标题在*Evidence-based Complement and Alternative Medicine*发表论文。丹参酮在体外和体内有抗肺癌作用。

- 乳腺癌

2012年，美国哈佛大学医学院（Harvard Medical School）以"*Tanshinones inhibit the growth of breast cancer cells through epigenetic modification of Aurora A expression and function*"为标题在*PLoS One*发表论文。丹参酮以剂量依赖方式，在体外抑制乳腺癌细胞生长。

- 前列腺癌

2012年6月，美国明尼苏达大学（University of Minnesota, Twin Cities）以"*Tanshinones from Chinese medicinal herb Danshen (Salvia miltiorrhiza Bunge) suppress prostate cancer growth and androgen receptor signaling*"为标题在*Pharmaceutical Research*发表论文。在体外和体内抑制前列腺癌细胞生长。

- 胃癌

2012年2月，复旦大学以"*Tanshinone IIA induces growth inhibition and apoptosis in gastric cancer in vitro and in vivo*"为标题在*Oncology Research*发表论文。表现出抗肿瘤活性，可成为胃癌治疗的辅助药剂。

其他补充

1. 丹参酮与隐丹参酮有被开发成抗癌药物的潜力。《神农本草经》将丹参列为上品，即没有毒性。

2. 丹参与红参不同。红参是人参的熟制品。

血根草
Sanguinaria canadensis

 黑色素瘤　 结肠癌　 白血病　 前列腺癌

科　　　别	罂粟科，血根草属，多年生草本植物。
外 观 特 征	高20～50厘米，根状茎橙色，花白色，雄蕊与雌蕊黄色，根状茎折断时，会流出血液般的红色汁液，故名。
药材及产地	全草可入药。原产于北美洲，从加拿大至美国佛罗里达州皆有分布。
相 关 研 究	有抗微生物作用，能抑制幽门螺杆菌。
有 效 成 分	血根碱（sanguinarine），分子量332.32。

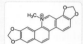

抗癌种类及研究

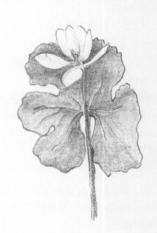

• 黑色素瘤

2013年4月，西班牙萨拉曼卡大学科学研究高级委员会（Consejo Superior de Investigaciones Científicas–Universidad de Salamanca）以 "*Rapid human melanoma cell death induced by sanguinarine through oxidative stress*" 为标题在 *European Journal of Pharmacology* 发表论文。诱导黑色素瘤细胞死亡。

• 结肠癌

2012年1月，韩国全南大学（Chonnam National University）以 "*Sanguinarine induces apoptosis of HT-29 human colon cancer cells via the regulation of Bax/Bcl-2 ratio and caspase-9-dependent pathway*" 为标题在 *International Journal of Toxicology* 发表论文。可应用于人结肠癌治疗。

• 白血病

2008年，韩国东义大学（Dong-Eui University）以 "*Sanguinarine-induced apoptosis in human leukemia U937 cells via Bcl-2 downregulation and caspase-3 activation*" 为标题在 *Chemotherapy* 发表论文。诱导白血病细胞凋亡。

• 前列腺癌

2004年8月，美国威斯康星大学医学中心（University of Wisconsin Medical Science Center）以 "*Sanguinarine causes cell cycle blockade and apoptosis of human prostate carcinoma cells via modulation of cyclin kinase inhibitor-cyclin-cyclin-dependent kinase machinery*" 为标题在 *Molecular Cancer Therapeutic* 发表论文。可开发成前列腺癌的治疗剂。

 其他补充

血根碱有被开发成抗癌药物的潜力。

地榆
Sanguisorba officinalis

 口腔癌　 前列腺癌　 乳腺癌　 胃癌

科　　　　别	蔷薇科，地榆属，多年生草本植物。
外 观 特 征	高1～2米，茎直立，花小，球形穗状花序，生于茎顶，紫红色，瘦果暗棕色。
药材及产地	以根入药。分布于亚洲、欧洲等地。
相 关 研 究	抗艾滋病毒，抗气喘，保护神经系统，抗衰老，抗过敏。
有 效 成 分	地榆皂苷（ziyuglycoside II）， 分子量604.8。

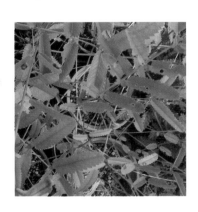

没食子酸（gallic acid），
分子量170.12。

抗癌种类及研究

• 口腔癌

2012年9月，韩国全北国立大学（Chonbuk National University）以 "*Apoptotic effect of hot water extract of Sanguisorba officinalis L. in human oral cancer cells*" 为标题在 *Oncology Letters* 发表论文。抑制口腔癌细胞生长，可作为预防口腔癌的潜在候选药物。

• 前列腺癌

2012年9月，韩国全北国立大学（Chonbuk National University）以 "*Methanol extract of Sanguisorba officinalis L. with cytotoxic activity against PC3 human prostate cancer cells*" 为标题在 *Molecular Medicine Reports* 发表论文。其是有潜力的前列腺癌治疗候选药物。

• 乳腺癌

2012年3月，香港大学以 "*Effect of Sanguisorba officinalis L on breast cancer growth and angiogenesis*" 为标题在 *Expert Opinion on Therapeutic Targets* 发表论文。诱导细胞凋亡和抑制血管新生，可作为乳腺癌的预防和治疗药物。

• 胃癌

2013年8月，南京医科大学以 "*Ziyuglycoside II-induced apoptosis in human gastric carcinoma BGC-823 cells by regulating Bax/Bcl-2 expression and activating caspase-3 pathway*" 为标题在 *Brazilian Journal of Medical and Biology Research* 发表论文。将来可能成为胃癌治疗剂。

 其他补充

地榆皂苷与没食子酸有被开发成抗癌药物的潜力，对抗多种癌症。

檀香
Santalum album

 黑色素瘤　 乳腺癌　 前列腺癌　 白血病　 肺癌

科　　　别	檀香科，檀香属，常绿小乔木。
外 观 特 征	高8～15米，叶子对生，长卵形，花初为黄色，后变为红色。
药材及产地	心材可入药。原产地为印度，后随佛教传至中国。主产于印度、印度尼西亚、马来西亚等地。
相 关 研 究	抗幽门螺杆菌，止泻。
有 效 成 分	檀香醇（santalol），分子量220.35。

抗癌种类及研究

• 黑色素瘤、乳腺癌、前列腺癌

2015年6月，美国南达科他大学（South Dakota State University）以 "*Anticancer Effects of Sandalwood (Santalum album)*" 为标题在 *Anticancer Research* 发表论文。对黑色素瘤、乳腺癌和前列腺癌有抗癌功效。

• 白血病、肺癌

2010年4月，日本东京药科大学（Tokyo University of Pharmacy and Life Sciences）以 "*Lignans from Santalum album and their cytotoxic activities*" 为标题在 *Chemical & Pharmaceutical Bulletin* 发表论文。可诱导细胞凋亡，对白血病、肺癌细胞具有细胞毒性。

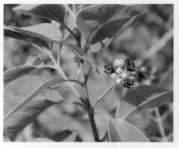

注：图片由阿草伯药用植物园提供

其他补充

檀香醇有被开发成抗癌药物的潜力。台湾南投中台禅寺内有两根巨大的檀香木。

防风

Saposhnikovia divaricata

 乳腺癌　 白血病　 肺癌

科　　　别	伞形科，防风属，多年生草本植物。
外 观 特 征	高30～100厘米，叶羽状，花黄色。
药材及产地	以根入药。主产于中国黑龙江、四川、内蒙古等地。
相 关 研 究	抑制类风湿关节炎，抗炎，抗氧化。
有 效 成 分	人参炔醇（panaxynol），分子量244.37。

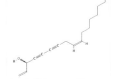

抗癌种类及研究

• 乳腺癌、白血病

2007年7月，加拿大儿童与家庭研究所（Child and Family Research Institute）以 "*Anti-proliferative and antioxidant activities of Saposhnikovia divaricata*" 为标题在 *Oncology Reports* 发表论文。对乳腺癌、白血病有抑制作用。

• 白血病、肺癌

2002年，台湾辅仁大学以 "*A tumor cell growth inhibitor from Saposhnikovae divaricata*" 为标题在 *Cancer Investigation* 发表论文。防风人参炔醇对白血病、肺癌细胞增生的抑制作用最强。

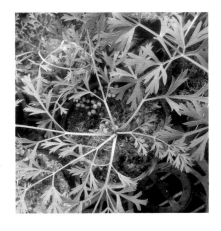

其他补充

希望不久能从防风萃取物中找出抗癌活性分子，且值得深入研究。

草珊瑚
Sarcandra glabra

 鼻咽癌　 白血病　 骨肉瘤

 子宫颈癌　 结肠直肠癌　乳腺癌

科　　　别	金粟兰科，草珊瑚属，半灌木，又名九节茶、肿节风。
外 观 特 征	高50～120厘米，叶对生，叶缘齿状，夏季开黄绿色花，穗状花序，核果红色。
药材及产地	以全草入药。分布于中国、越南、日本及朝鲜等地。
相 关 研 究	有平稳血糖、降血脂、抗氧化、抗炎作用。
有 效 成 分	白术内酯III（atractylenolide III），分子量248.31。

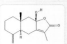

抗癌种类及研究

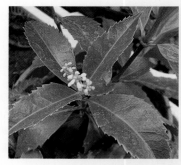

注：图片由阿草伯药用植物园提供

• 骨肉瘤

2014年1月，天然药物及仿生药物国家重点实验室以 "SGP-2, an acidic polysaccharide from Sarcandra glabra, inhibits proliferation and migration of human osteosarcoma cells" 为标题在 Food & Function 发表论文。具有抗癌潜力。

• 子宫颈癌、结肠直肠癌、乳腺癌

2013年，北京协和医学院以 "A new sesquiterpene lactone from Sarcandra glabra" 为标题在 Natural Product Research 发表论文。表现出显著的细胞毒性，可抗子宫颈癌、结肠直肠癌和乳腺癌细胞。

• 鼻咽癌

2008年10月，广西医科大学附属第一医院以《肿节风提取物对鼻咽癌裸鼠移植癌细胞凋亡的影响》为标题在《中药材》发表论文。草珊瑚抑制体内鼻咽癌肿瘤生长，促进细胞凋亡。

• 白血病

2007年2月，香港中文大学以 "Ethyl acetate extract of Chinese medicinal herb Sarcandra glabra induces growth inhibition on human leukemic HL-60 cells, associated with cell cycle arrest and up-regulation of pro-apoptotic Bax/Bcl-2 ratio" 为标题在 Oncology Reports 发表论文。萃取物可作为有效的抗癌药物。

其他补充

白术内酯可开发成抗癌药物。草珊瑚叶可萃取精油。

三白草
Saururus chinensis

 肺癌　 前列腺癌　 乳腺癌

 肝癌　 胃癌　 骨肉瘤　 子宫颈癌

科　　　别	三白草科，三白草属，多年生草本植物。
外 观 特 征	高30～80厘米，有强烈味道，茎直立，花小，叶片有2～3片变白，因此称为三白草，蒴果近球形。
药材及产地	以根、茎、全草入药。原产于中国、日本、菲律宾等地。
相 关 研 究	抗病毒，抗紫外线造成的皮肤老化，抑制黑色素生成，抗氧化，抗炎，预防哮喘。
有 效 成 分	新木脂素。

抗癌种类及研究

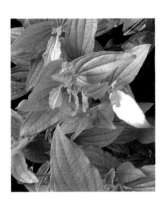

- 肝癌

2015年9月，韩国首尔大学（Seoul National University）以"*Saururus chinensis Baill induces apoptosis through endoplasmic reticulum stress in HepG2 hepatocellular carcinoma cells*"为标题在 *Food Chemical Toxicology* 发表论文。有抗肝癌作用。

- 胃癌

2015年2月，韩国东国大学（Dongguk University）以"*Inhibitory effects of Saururus chinensis and its components on stomach cancer cells*"为标题在 *Phytomedicine* 发表论文。诱导胃癌细胞凋亡，是潜在的化学治疗候选药物。

- 骨肉瘤

2015年7月，吉林大学以"*Saurolactam Inhibits Proliferation, Migration, and Invasion of Human Osteosarcoma Cells*"为标题在 *Cell Biochem Biophys* 发表论文。对人骨肉瘤细胞具有抗癌活性。

- 子宫颈癌、肺癌

2012年，韩国东方医学研究院（Korea Institute of Oriental Medicine）以"*Anti-proliferative neolignans from Saururus chinensis against human cancer cell lines*"为标题在 *Biological & Pharmaceutical Bulletin* 发表论文。显示出对子宫颈癌和肺癌的抗增生活性。

- 前列腺癌、乳腺癌

2011年5月，韩国庆熙大学（Kyung Hee University）以"*A methylene chloride fraction of Saururus chinensis induces apoptosis through the activation of caspase-3 in prostate and breast cancer cells*"为标题在 *Phytomedicine* 发表论文。诱导前列腺癌和乳腺癌细胞凋亡。

 其他补充

未发现中药典籍关于三白草有抗癌作用的记载，需进一步探讨在动物体内的抗癌效果。

x

雪莲花
Saussurea involucrata

 肝癌　 胃癌　 前列腺癌

科　　　别	菊科，风毛菊属，多年生草本植物，又名天山雪莲。
外 观 特 征	高10～30厘米，茎圆柱形，中空，茎生叶密集排列，叶片两面有柔毛，紫红色管状花。
药材及产地	以带根全草入药。主产于新疆、青海、甘肃等地。
相 关 研 究	有抗缺氧作用，能有效预防急性高原反应，即高山症。也有抗炎止痛效果。
有 效 成 分	高车前素（hispidulin），分子量300.26。 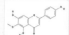

抗癌种类及研究

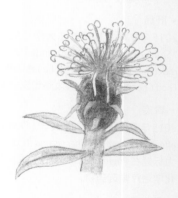

• 肝癌

2014年，韩国韩京大学（Hankyong National University）以"*Anticancer potential of an ethanol extract of Saussurea involucrata against hepatic cancer cells in vitro*"为标题在 *Asian Pacific Journal of Cancer Prevention* 发表论文。雪莲促使人肝癌细胞凋亡。

• 胃癌

2013年，宜兰大学以"*Potential Therapeutic Role of Hispidulin in Gastric Cancer through Induction of Apoptosis via NAG-1 Signaling*"为标题在 *Evidence-based Complementary and Alternative Medicine* 发表论文。抑制胃癌细胞生长。

• 前列腺癌

2010年3月，台湾医药大学以"*Inhibition of epidermal growth factor receptor signaling by Saussurea involucrata, a rare traditional Chinese medicinal herb, in human hormone-resistant prostate cancer PC-3 cells*"为标题在 *Journal of Agricultural and Food Chemistry* 发表论文。其是激素抵抗前列腺癌细胞的有效抑制剂。

其他补充

高车前素有被开发成抗癌药物的潜力。

五味子
Schisandra chinensis

 肝癌　 结肠癌　 乳腺癌　 肺癌

科　　　别	五味子，五味子属，多年生落叶藤本植物，日文称为朝鲜五味子。
外 观 特 征	茎长4～8米，花小，淡黄白色，花梗细长，叶深绿，锯齿状，夏秋结浆果，成熟时为紫红色。
药材及产地	以干燥果实入药。药材主产于河北、内蒙古等地。
相 关 研 究	能抑制接触性皮肤炎，抗乙型肝炎病毒，抗帕金森病，止咳，抗菌，抗氧化，防止神经退化。
有 效 成 分	五味子醇甲（gomisin A），分子量416.47。 五味子甲素（schizandrin A），分子量416.51。

抗癌种类及研究

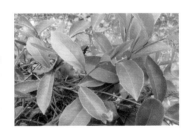

• 肝癌

2012年9月，韩国釜山大学（Pusan National University）以"*The α-iso-cubebenol compound isolated from Schisandra chinensis induces p53-independent pathway-mediated apoptosis in hepatocellular carcinoma cells*"为标题在 *Oncology Reports* 发表论文。诱导细胞凋亡，是抗肝癌候选药物。

• 结肠癌

2011年10月，韩国建国大学（Konkuk University）以"*A compound isolated from Schisandra chinensis induces apoptosis*"为标题在 *Bioorganic & Medicinal Chemistry Letters* 发表论文。对结肠癌细胞有细胞凋亡作用。

• 乳腺癌

2010年2月，韩国梨花女子大学（Ewha Womans University）以"*Growth inhibition and cell cycle arrest in the G0/G1 by schizandrin, a dibenzocyclooctadiene lignan isolated from Schisandra chinensis, on T47D human breast cancer cells*"为标题在 *Phytotherapy Research* 发表论文。抑制乳腺癌细胞增生。

• 肺癌

2008年1月，韩国梨花女子大学（Ewha Womans University）以"*Antiproliferative effects of dibenzocyclooctadiene lignans isolated from Schisandra chinensis in human cancer cells*"为标题在 *Bioorganic & Medicinal Chemistry Letters* 发表论文。抑制肺癌细胞生长。

 其他补充

五味子醇甲与五味子甲素有被开发成抗癌药物的潜力。因甜、酸、辣、苦、咸五味而得名。韩国有五味子茶。

翼梗五味子
Schisandra henryi

白血病

子宫颈癌

科　　　别	五味子科，五味子属，落叶木质藤本植物。
外 观 特 征	小枝紫褐色，叶卵形，花黄色，红色浆果，种子扁球状。
药 材 及 产 地	以枝条入药。主产于中国长江流域以南。
相 关 研 究	未发现有其他功效的报道。
有 效 成 分	三萜类。

抗癌种类及研究

• 白血病、子宫颈癌

2003 年 11 月，云南师范大学以 "*Triterpenoids from Schisandra henryi with cytotoxic effect on leukemia and Hela cells in vitro*" 为标题在 *Archives of Pharmacal Research* 发表论文。对白血病和子宫颈癌细胞具有细胞毒性。

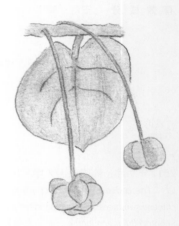

其他补充

1 需进一步研究抗癌活性化合物及机制。至今仅有此篇抗癌报道。

2 《客家植物志》称翼梗五味子果实为"和尚珠子"。3月到6月间采集，砍取藤茎，锯段晒干。干燥藤茎呈圆柱形，粗壮，少有分枝。

绵枣儿
Scilla scilloides

肉瘤

科　　　别	百合科，绵枣儿属，多年生草本植物。
外 观 特 征	高15～40厘米，鳞茎卵球形，花淡紫红色，蒴果，种子黑色。
药材及产地	以鳞茎入药。分布于中国、俄罗斯、朝鲜、日本等地。
相 关 研 究	有抗炎及抗氧化作用。
有 效 成 分	寡糖苷。

抗癌种类及研究

• 肉瘤

2002年9月，韩国生命工学研究院（Korea Research Institute of Bioscience and Biotechnology）以 "*Eucosterol oligoglycosides isolated from Scilla scilloides and their anti-tumor activity*" 为标题在 *Chemical & pharmaceutical Bulletin* 发表论文。动物试验显示其能增加肉瘤小鼠寿命。

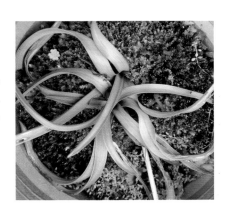

其他补充

叶和根可食。应进行更多不同癌细胞株试验及动物活体内评估抗癌效果。相关的抗癌研究报道目前只有这一篇。

玄参
Scrophularia ningpoensis

 白血病　 黑色素瘤　 肺癌

科　　　别	玄参科，玄参属，多年生草本植物。
外 观 特 征	高60～120厘米，根肥大，圆柱形，棕色或黑褐色，茎方形，直立，叶对生，花暗紫色，蒴果卵形，种子细小。
药材及产地	以根入药。分布于中国的东北、华北、南方各地。
相 关 研 究	抗微生物。
有 效 成 分	肉桂酸（cinnamic acid），分子量148.15。

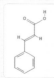

抗癌种类及研究

• 白血病、黑色素瘤、肺癌

2005年5月，比利时布鲁塞尔自由大学（Université Libre de Bruxelles）以 "*A sugar ester and an iridoid glycoside from Scrophularia ningpoensis*" 为标题在 *Phytochemistry* 发表论文。对白血病、黑色素瘤、肺癌有抑制活性。

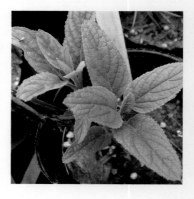

其他补充

肉桂酸可开发成抗癌药物。玄参，俗称宁波玄参或中国玄参，二名法中以产地宁波（Ningpo）来描述。

黄芩
Scutellaria baicalensis

 骨髓瘤　 乳腺癌　 前列腺癌　 肝癌　 卵巢癌 子宫颈癌

胰腺癌 膀胱癌　结肠癌　食管癌　白血病

科　　　别	唇形科，黄芩属，多年生草本植物。
外 观 特 征	高30厘米，茎直立，根肥大，叶对生，花期七八月，花顶生，花紫红色或蓝色。
药材及产地	以干燥根入药，是50种基本中药之一。分布于俄罗斯远东地区、蒙古、中国及朝鲜半岛。
相 关 研 究	能降低体重和血中甘油三酯，抗糖尿病，抗自由基，抗氧化。
有 效 成 分	黄芩素（baicalein），分子量270.24。 汉黄芩素（wogonin），分子量284.26。

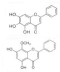

抗癌种类及研究

• 卵巢癌

2015年7月，天津市安定医院以"*Baicalein inhibits MMP-2 expression in human ovarian cancer cells by suppressing the p38 MAPK-dependent NF-κB signaling pathway*"为标题在*Anti-Cancer Drugs*发表论文。抑制卵巢癌细胞侵入能力，有被开发为卵巢癌治疗药物的潜力。

• 结肠癌

2013年11月，韩国釜山大学（Pusan National University）以"*Baicalein, an active component of Scutellaria baicalensis Georgi, induces apoptosis in human colon cancer cells and prevents*

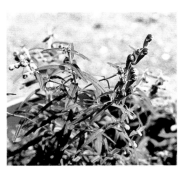

注：图片由阿草伯药用植物园提供

AOM/DSS-induced colon cancer in mice"为标题在*International Journal of Oncology*发表论文。黄芩素能显著降低肿瘤形成与炎症的发生，是预防结肠癌的候选药物。

• 子宫颈癌

2013年8月，韩国建国大学（Konkuk University）以"*Wogonin induces apoptosis by suppressing E6 and E7 expressions and activating intrinsic signaling pathways in HPV-16 cervical cancer cells*"为标题在*Cell Biology and Toxicology*发表论文。促进子宫颈癌细胞凋亡。

• 膀胱癌

2013年，嘉义大学以"*Anti-Bladder-Tumor Effect of Baicalein from Scutellaria baicalensis Georgi and Its Application In Vivo*"为标题在*Evidence-based Complementary and Alternative Medicine*发表论文。在体内有抗膀胱癌作用。

- 食管癌

2013年2月，郑州大学以"*Baicalein induces apoptosis in esophageal squamous cell carcinoma cells through modulation of the PI3K/Akt pathway*"为标题在 *Oncology Letters* 发表论文。在体外显著抑制食管癌细胞生长，诱导凋亡。

- 骨髓瘤

2013年1月，中山大学以"*Wogonin induces apoptosis in RPMI 8226, a human myeloma cell line, by downregulating phospho-Akt and overexpressing Bax*"为标题在 *Life Sciences* 发表论文。汉黄芩素可能是多发性骨髓瘤的潜在治疗剂。

- 乳腺癌

2012年2月，华侨大学以"*Wogonin induces apoptosis and down-regulates survivin in human breast cancer MCF-7 cells by modulating PI3K-AKT pathway*"为标题在 *International Immunopharmacology* 发表论文。诱导乳腺癌细胞凋亡。

- 前列腺癌

2007年，美国纽约大学（New York University）以"*Molecular mechanism of anti-prostate cancer activity of Scutellaria baicalensis extract*"为标题在 *Nutrition and Cancer* 发表论文。黄芩可能是新型的前列腺癌治疗药物。

- 乳腺癌、肝癌、前列腺癌、结肠癌

2002年10月，美国纽约大学（New York University）以"*Anticancer activity of Scutellaria baicalensis and its potential mechanism*"为标题在 *Journal of Alternative and Complementary Medicine* 发表论文。抑制乳腺癌、肝癌、前列腺癌和结肠癌。黄芩可作为新型抗癌剂，治疗各种癌症。

- 胰腺癌

2011年8月，美国加利福尼亚大学洛杉矶分校（University of California, Los Angeles）以"*Baicalein, a component of Scutellaria baicalensis, induces apoptosis by Mcl-1 down-regulation in human pancreatic cancer cells*"为标题在 *Biochimica et Biophysica Acta* 发表论文。黄芩素可诱导胰腺癌细胞凋亡。

- 白血病

2010年1月，长庚大学以"*Wogonin, an active compound in Scutellaria baicalensis, induces apoptosis and reduces telomerase activity in the HL-60 leukemia cells*"为标题在 *Phytomedicine* 发表论文。汉黄芩素可能是抑制白血病细胞生长的主要化合物。

其他补充

黄芩素及汉黄芩素极有被开发成抗癌药物的潜力。

半枝莲
Scutellaria barbata

 卵巢癌
子宫颈癌
 口腔癌
鼻咽癌
 白血病
 皮肤癌

 结肠直肠癌
 乳腺癌
 前列腺癌
 肺癌
肝癌

科　　　　别	唇形科，黄芩属，一年或二年生草本植物，又名向天盏、牙刷草。
外 观 特 征	高30～40厘米，茎直立，绿色，叶对生，蓝紫色唇形花，外披柔毛。
药材及产地	以全草入药。产于江苏、广东、云南等地。
相 关 研 究	精油具抗菌活性。
有 效 成 分	半枝莲碱（scutebarbatine），分子量573.63。

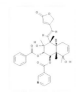

抗癌种类及研究

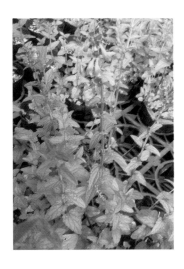

• 结肠直肠癌

2013年11月，福建中医药大学以 "*Scutellaria Barbata D Don Inhibits Colorectal Cancer Growth via Suppression of Multiple Signaling Pathways*" 为标题在 *Integrative Cancer Therapies* 发表论文。诱导结肠癌细胞凋亡，在结肠直肠癌小鼠模式中有抗肿瘤活性。

• 乳腺癌、前列腺癌

2010年8月，美国加利福尼亚大学伯克利分校（University of California at Berkeley）以 "*BZL101, a phytochemical extract from the Scutellaria barbata plant, disrupts proliferation of human breast and prostate cancer cells through distinct mechanisms dependent on the cancer cell phentype*" 为标题在 *Cancer Biology & Therapy* 发表论文。对乳腺癌和前列腺癌细胞有抑制作用。

• 肺癌

2007年10月，右江民族医学院以 "《半枝莲提取物诱导人肺癌SPC-A-1细胞凋亡及对凋亡相关基因表达的影响》" 为标题在《中药材》发表论文。能抗肺癌细胞。

• 肝癌

2008年12月，西安交通大学以 "*Scutellaria barbate extract induces apoptosis of hepatoma H22 cells via the mitochondrial pathway involving caspase-3*" 为标题在 *World Journal of Gastroenterology* 发表论文。有效抑制小鼠肝癌细胞增生，诱导凋亡。

• 白血病

2007 年 7 月，韩国全北国立大学（Chonbuk National University）以 "*Induction of G1 arrest and apoptosis by Scutellaria barbata in the human promyelocytic leukemia HL-60 cell line*" 为标题在 *International Journal of Molecular Medicine* 发表论文。抑制白血病细胞生长，可能是通过细胞周期阻滞和诱导细胞凋亡来实现。

• 鼻咽癌、口腔癌、结肠癌

2008 年 2 月，烟台大学以 "*New neo-clerodane diterpenoid alkaloids from Scutellaria barbata with cytotoxic activities*" 为标题在 *Chemical & Pharmaceutical Bulletin* 发表论文。对人鼻咽癌、口腔表皮样癌和结肠癌细胞有显著细胞毒性。

• 子宫颈癌、卵巢癌、皮肤癌

2007 年 2 月，韩国成均馆大学（Sungkyunkwan University）以 "*Chemoprevention of Scutellaria bardata on human cancer cells and tumorigenesis in skin cancer*" 为标题在 *Phytotherapy Research* 发表论文。半枝莲对子宫颈癌和卵巢癌细胞生长有抑制作用，并抑制小鼠皮肤癌模式的肿瘤发生。

其他补充

半枝莲、半边莲、穿心莲为 3 种不同科属植物。这 3 种中药皆能抗癌。台湾立景生技公司与台湾医药大学张建国教授产学合作，证实半枝莲对大肠癌细胞有抑制作用。民间抗癌药方半枝莲与白花蛇舌草，确实具有一定的功效。

垂盆草
Sedum sarmentosum

肝癌

胰腺癌

科　　　别	景天科，景天属，多年生草本植物。
外 观 特 征	茎匍匐地面，叶三片轮生，夏季开黄色小花。
药材及产地	以全草入药。分布于中国、朝鲜及日本等地。
相 关 研 究	抗炎、抗菌、抗氧化和抗疼痛作用。
有 效 成 分	萃取物。

抗癌种类及研究

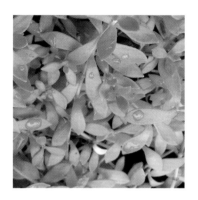

● 胰腺癌

2016年5月，重庆医科大学以"*Sedum sarmentosum Bunge extract induces apoptosis and inhibits proliferation in pancreatic cancer cells via the hedgehog signaling pathway*"为标题在*Oncology Reports*发表论文。在体外和体内对胰腺癌有抗癌活性，抑制肿瘤生长。

● 肝癌

2010年2月，南京大学以"*Antitumor activity of the aqueous extract from Sedum sarmentosum Bunge in vitro*"为标题在*Cancer Biotherapy & Radiopharmac eu Ticals*发表论文。有被开发预防和抑制肝癌的潜力。

其他补充

期待从萃取物中找出抗癌活性化合物。

深绿卷柏
Selaginella doederleinii

肝癌

鼻咽癌

科　　　别	卷柏科，卷柏属，多年生蕨类植物，又名石上柏。
外 观 特 征	高25～45厘米，茎匍匐生长，分枝处常生出细根，可将茎叶撑起，孢子囊群集枝条顶端。
药材及产地	以干燥全草入药。原产于中国、日本，以及中南半岛。
相 关 研 究	有抗氧化作用。
有 效 成 分	萃取物。

抗癌种类及研究

• 肝癌

2015年，湖北中医药大学以 "*Antitumor Activities of Ethyl Acetate Extracts from Selaginella doederleinii Hieron In Vitro and In Vivo and Its Possible Mechanism*" 为标题在 *Evidence-based Complementary and Alternative Medical* 发表论文。有抗肝癌活性，但对正常细胞无明显毒性。

• 鼻咽癌

2011年10月，第二军医大学以 "*Reactive oxygen species-mediated mitochondrial dysfunction is involved in apoptosis in human nasopharyngeal carcinoma CNE cells induced by Selaginella doederleinii extract*" 为标题在 *Journal of Ethnopharmacology* 发表论文。提供了治疗鼻咽癌的分子理论基础。

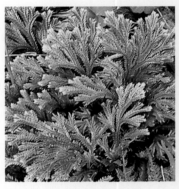

注：图片由阿草伯药用植物园提供

其他补充

深绿卷柏是流行的抗癌草药，但可能包含尚未确定的物质，会导致可逆的骨髓抑制。

卷柏
Selaginella tamariscina

 白血病　 胃癌　 骨肉瘤

 乳腺癌　 子宫颈癌　 肺癌

科　　　别	卷柏科，卷柏属，多年生常绿草本植物，又名还魂草。
外 观 特 征	高5～15厘米，呈莲座形，茎短，直立，匍匐地面，分枝具简单鳞状小叶，叶下有孢子囊，含大孢子和小孢子。干燥条件下会卷成棕色球，地面潮湿时，棕色球则变绿。
药材及产地	以全草入药。分布于中国东北、华北、西南等地。
相 关 研 究	有降脂、抗氧化、抗糖尿病作用。
有 效 成 分	穗花杉双黄酮（amentoflavone），分子量538.46。

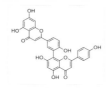

抗癌种类及研究

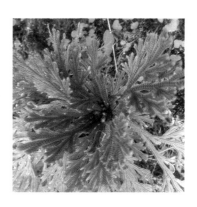

• 骨肉瘤

2013年9月，（台湾）中山医学大学以 "*Selaginella tamariscina (Beauv.) possesses antimetastatic effects on human osteosarcoma cells by decreasing MMP-2 and MMP-9 secretions via p38 and Akt signaling pathways*" 为标题在 *Food & Chemical Toxicology* 发表论文。可能是预防骨肉瘤转移的候选药物。

• 乳腺癌

2012年11月，桃园医院以 "*Amentoflavone induces cell-cycle arrest and apoptosis in MCF-7 human breast cancer cells via mitochondria-dependent pathway*" 为标题在 *In vivo* 发表论文。可诱导乳腺癌细胞凋亡，可能是潜在的乳腺癌治疗剂。

• 子宫颈癌

2011年7月，韩国建国大学（Konkuk University）以 "*The biflavonoid amentoflavone induces apoptosis via suppressing E7 expression, cell cycle arrest at sub-G1 phase, and mitochondria-emanated intrinsic pathways in human cervical cancer cells*" 为标题在 *Journal of Medicinal Food* 发表论文。其具有治疗子宫颈癌药物的潜力。

- 肺癌

2007年4月,（台湾）中山医学大学以"*Antimetastatic activities of Selaginella tamariscina (Beauv.) on lung cancer cells in vitro and in vivo*"为标题在 *Journal of Ethnopharmacology* 发表论文。其是肺癌的抗转移候选药物。

- 白血病

2006年，韩国圆光大学（Wonkwang University）以"*Selaginella tamariscina induces apoptosis via a caspase-3-mediated mechanism in human promyelocytic leukemia cells*"为标题在 *Journal of Medicine Food* 发表论文。诱导白血病细胞凋亡。

- 胃癌

1999年9月，韩国启明大学（Keimyung University）以"*Effects of Selaginella tamariscina on in vitro tumor cell growth, p53 expression, G1 arrest and in vivo gastric cell proliferation*"为标题在 *Cancer Letters* 发表论文。可能成为胃癌的化学预防候选药物。

其他补充

穗花杉双黄酮有被开发成抗癌药物的潜力。目前关于卷柏的研究，主要国家和地区为韩国和中国台湾，表明这两地的科学家对其抗癌效果有很大的兴趣。

天葵
Semiaquilegia adoxoides

肝癌

科　　　别	毛茛科，天葵属，多年生草本植物。
外 观 特 征	高10～30厘米，块根棕黑色，茎直立，复叶，花白色，带淡紫，蓇葖果，黑褐色种子。
药材及产地	以干燥块根入药，称为天葵子。分布于陕西、江苏、贵州等地。
相 关 研 究	所含成分可作为治疗嗜中性粒细胞炎症疾病的先导化合物。
有 效 成 分	萃取物。

抗癌种类及研究

• 肝癌

2013年8月，新乡医学院以 "*A study on the inhibitory effect of Radix Semiaquilegiae extract on human hepatoma HEPG-2 and SMMC-7721 cells*" 为标题在 *African Journal of Traditional, Complementary and Alternative Medicines* 发表论文。具有抗肝癌和抗增生活性。

其他补充

1. 应进一步从天葵萃取物中找出抗癌活性化合物。

2. 百度百科记载的天葵别名，充满乡土气息，别有趣味：《外丹本草》记载为雷丸草，《植物名实图考》记载为夏无踪，《植物学大辞典》记载为小乌头，《江苏植药志》记载为老鼠屎草，《湖南药物志》记载为旱铜钱草。

望江南
Senna occidentalis

 大肠癌　 前列腺癌　 乳腺癌　 卵巢癌
子宫颈癌

科　　　别	豆科，决明属，一年生草本植物。
外 观 特 征	高60～120厘米，全草无毛。
药材及产地	以茎、叶、种子入药。原产于美国南部和美洲热带地区。在中国分布于河北、江苏、浙江、江西、福建等地。
相 关 研 究	具有抗过敏、消炎、抗菌作用。
有 效 成 分	萃取物。

抗癌种类及研究

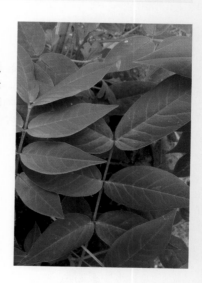

• 大肠癌、前列腺癌、乳腺癌、子宫颈癌、卵巢癌
2010年8月，印度查谟大学（University of Jammu）以
"*Evaluation of Cassia occidentalis for in vitro cytotoxicity against
human cancer cell lines and antibacterial activity*" 为标题在
Indian Journal of Pharmacology 发表论文。萃取物对大肠癌、
前列腺癌、乳腺癌、子宫颈癌、卵巢癌有抑制潜力。

 其他
补充

1. 未发现中药典籍关于望江南有抗癌作用的记载。需进一步探寻所含的抗癌活性化合物。目前仅有印度的一篇抗癌研究报道，希望中国能多发表相关论文。

2. 扁鹊，姓秦，扁鹊为其尊称，东周名医，生于现今河北省任丘市。他奠定了中医学的切脉诊断方法，开启了中医学大门。《史记》中有《扁鹊仓公列传》。

锯箬棕
Serenoa repens

胶质瘤　前列腺癌　骨髓瘤

科　　　别	棕榈科，锯棕属，又名锯叶棕。
外 观 特 征	高2~4米，茎直立，掌状棕榈叶，叶柄布满细尖刺，花浅黄色，结暗红色核果。
药材及产地	以果实、种子入药。原产于美国南部地区，从大西洋沿岸至墨西哥湾沿岸。
相 关 研 究	临床研究显示，锯箬棕萃取物能改善雄性脱发。市面上宣称能改善前列腺肿大。
有 效 成 分	萃取物。

抗癌种类及研究

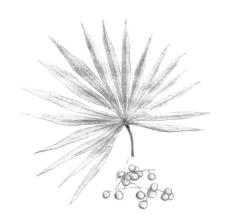

• 胶质瘤

2015年12月，中国医科大学第四附属医院以"*Serenoa Repens Induces Growth Arrest, Apoptosis and Inactivation of STAT3 Signaling in Human Glioma Cells*"为标题在 *Technology in Cancer Research & Streatment* 发表论文。对胶质瘤患者可能有帮助。

• 前列腺癌

2009年5月，意大利帕多瓦大学（University of Padova）以"*Serenoa repens extract targets mitochondria and activates the intrinsic apoptotic pathway in human prostate cancer cells*"为标题在 *International Journal of Oncology* 发表论文。诱导前列腺癌细胞凋亡。

• 骨髓瘤

2009年8月，中国医科大学第四附属医院以"*Serenoa repens induces growth arrest and apoptosis of human multiple myeloma cells via inactivation of STAT 3 signaling*"为标题在 *Oncology Reports* 发表论文。也许可用于治疗多发性骨髓瘤。

其他补充

期待从锯箬棕萃取物中找出抗癌活性化合物。

水飞蓟
Silybum marianum

 黑色素瘤　 乳腺癌　 前列腺癌　 肺癌　 结肠癌

科　　　别	菊科，水飞蓟属，二年生草本植物，又名乳蓟。
外 观 特 征	高30～200厘米，茎有沟槽，空心、无毛，羽状复叶，刺状边缘，白色叶脉，开紫红色花。
药材及产地	以种子入药。原产于地中海沿岸地区。
相 关 研 究	治疗糖尿病，预防阿尔茨海默病。保肝，抗氧化，抗炎。
有 效 成 分	水飞蓟素（silibinin），分子量482.44。

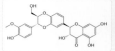

抗癌种类及研究

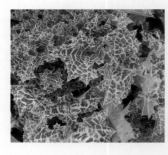

• 黑色素瘤

2015年11月，美国阿拉巴马大学（University of Alabama at Birmingham）以"*Silymarin inhibits melanoma cell growth both in vitro and in vivo by targeting cell cycle regulators, angiogenic biomarkers and induction of apoptosis*"为标题在*Molecular Carcinogenesis*发表论文。对黑色素瘤细胞生长有化学治疗效果。

• 乳腺癌

2015年6月，浙江省立同德医院以"*Silibinin, a natural flavonoid, induces autophagy via ROS-dependent mitochondrial dysfunction and loss of ATP involving BNIP3 in human MCF7 breast cancer cells*"为标题在*Oncology Reports*发表论文。有抗乳腺癌作用。

• 前列腺癌

2013年7月，美国科罗拉多大学（University of Colorado）以"*Molecular mechanisms of silibinin-mediated cancer chemoprevention with major emphasis on prostate cancer*"为标题在*The AAPS Journal*发表论文。其是前列腺癌化学预防剂的候选药物。

• 肺癌

2013年，美国科罗拉多大学（University of Colorado）以"*Chemopreventive and anti-cancer efficacy of silibinin against growth and progression of lung cancer*"为标题在*Nutrition and Cancer*发表论文。提出抗肺癌的机制。

• 结肠癌

2011年10月，法国斯特拉斯堡大学（University of Strasbourg）以"*Silibinin triggers apoptotic signaling pathways and autophagic survival response in human colon adenocarcinoma cells and their derived metastatic cells*"为标题在*Apoptosis*发表论文。具有抗结肠癌特性。

其他补充

水飞蓟素有被开发成抗癌药物的潜力。水飞蓟可食用，春季时嫩芽可水煮或加上奶油烹调。

S

水飞蓟
Silybum marianum

风龙
Sinomenium acutum

乳腺癌 肺癌

科　　　别	防己科，风龙属，多年生木质藤本植物，又名青藤。
外 观 特 征	长可达20米，块状根，茎圆柱形，灰褐色，叶互生，革质卵圆形，花淡绿色，扁球装核果，熟时暗红色，种子半月形。
药材及产地	以根、藤茎入药。分布于河南、广西、四川、贵州等地。
相 关 研 究	治疗风湿。
有 效 成 分	青藤碱（sinomenine），分子量329.39。

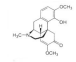

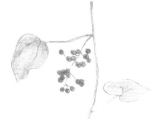

抗癌种类及研究

• 乳腺癌

2015年3月，西安交通大学第一附属医院以 "*Vascular normalization induced by sinomenine hydrochloride results in suppressed mammary tumor growth and metastasis*" 为标题在 *Scientific Reports* 发表论文。在小鼠乳腺癌模式中，它诱导血管成熟，对乳腺癌有抗肿瘤及抗转移效果。

• 肺癌

2010年1月，中国医科大学附属盛京医院以 "*Effects of sinomenine on proliferation and apoptosis in human lung cancer cell line NCI-H460 in vitro*" 为标题在 *Molecular Medicine Reports* 发表论文。青藤碱通过线粒体途径，抑制细胞增生，对肺癌细胞有显著的凋亡作用，是具潜力的肺癌化学预防候选药物。

其他补充

中药典籍中未发现关于风龙有抗癌作用的记载，青藤碱有被开发成抗癌药物的潜力。

菝葜
Smilax china

卵巢癌
子宫颈癌

乳腺癌

皮肤癌

白血病

科　　　别	菝葜科，菝葜属，多年生藤本植物。
外 观 特 征	高1～3米，茎有刺，叶互生，开黄绿色花，浆果红色。
药材及产地	根茎可入药。分布于中国、日本，以及朝鲜半岛。
相 关 研 究	有抗肥胖效果及抗艾滋病毒活性。
有 效 成 分	山奈酚葡萄糖苷（kaempferol glucopyranoside）， 分子量448.38。

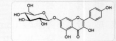

抗癌种类及研究

• 卵巢癌

2015年12月，三峡大学以"*Smilax china L. rhizome extract inhibits nuclear factor-κB and induces apoptosis in ovarian cancer cells*"为标题在 *Chinese Journal of Integrative Medicine* 发表论文。提供治疗卵巢癌的分子基础。

• 乳腺癌

2010年8月，安徽医科大学第三附属医院以"*Cytotoxic polyphenols against breast tumor cell in Smilax china L.*"为标题在 *Journal of Ethnophyarmacology* 发表论文。多酚活性成分能抗乳腺癌细胞。

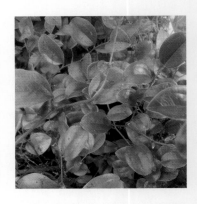

• 子宫颈癌

2008年6月，华东理工大学以"*Kaempferol-7-O-beta-D-glucoside (KG) isolated from Smilax china L. rhizome induces G2/M phase arrest and apoptosis on HeLa cells in a p53-independent manner*"为标题在 *Cancer Letters* 发表论文。具显著的抗肿瘤效果，可能有治疗子宫颈癌的潜力。

• 皮肤癌、白血病

2007年8月，华东理工大学以"*A flavonoid glycoside isolated from Smilax china L. rhizome in vitro anticancer effects on human cancer cell lines*"为标题在 *Journal of Ethnopharmacology* 发表论文。诱导皮肤癌和白血病细胞凋亡及细胞周期阻滞。

其他补充

山奈酚葡萄糖苷可开发成抗癌药物。叶可用来制作日本柏饼。菝葜在妇科癌症治疗中可能扮演重要的抗癌角色。

土茯苓
Smilax glabra

乳腺癌

肝癌

胃癌
结肠癌

科　　　别	菝葜科，菝葜属，多年生常绿灌木。
外 观 特 征	茎无刺，单叶互生，开白色或黄绿色花，浆果红色。
药材及产地	以根茎入药。原产于中国南方。
相 关 研 究	有抗过敏、抗氧化和抗炎活性。
有 效 成 分	萃取物。

抗癌种类及研究

• 乳腺癌、结肠癌、胃癌

2011年11月，北京大学肿瘤医院以"*Mitochondrial apoptosis contributes to the anti-cancer effect of Smilax glabra Roxb*"为标题在 *Toxicology Letters* 发表论文。抑制人乳腺癌、结肠癌和胃癌细胞生长。

• 肝癌

2008年1月，澳门大学以"*Anti-proliferative and pro-apoptotic effect of Smilax glabra Roxb. extract on hepatoma cell lines*"为标题在 *Chemico-Biological Interactions* 发表论文。具有抗肝肿瘤生长活性。

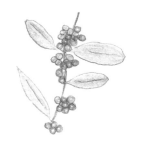

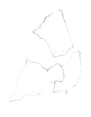

其他补充

土茯苓与茯苓为不同科属植物，龟苓膏里不含茯苓。龟苓膏是中国香港、广东的传统食品，制成膏状，土茯苓是主成分之一，其他药材包括龟板、忍冬、生地、甘草等。许留山甜品店是有名的龟苓膏贩卖店，创办人许留山早期在街头售卖龟苓膏、凉茶和中药。香港浸会大学设有中医药学院。一般在各个中草药条目下，维基百科都有香港浸会大学药用植物图像数据库及中药材图像数据库的链接，提供学名、图像等资料。从澳门乘喷射船往香港，珠江水染黄了这片海，海水打在船舱窗户上，于是云山多了一条一条的水纹。

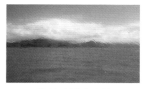
港澳间的黄色海洋

牛尾菜
Smilax riparia

白血病　　肝癌　　肺癌　　乳腺癌　　结肠癌

牛尾菜
Smilax riparia

科　　　别	菝葜科，菝葜属，多年生草质藤本植物，又名乌苏里山马薯。
外 观 特 征	茎中空，叶互生，花腋生，淡绿色，浆果黑色。
药材及产地	以根及根状茎入药。分布于广东、广西、贵州等地。
相 关 研 究	增强尿酸排出，有效减轻高尿酸血症及痛风症状。
有 效 成 分	苯丙苷。

抗癌种类及研究

• 白血病、肝癌、肺癌、乳腺癌、结肠癌

2013年9月，南京理工大学以"*Tumoral cytotoxic and antioxidative phenylpropanoid glycosides in Smilax riparia A. DC*"为标题在*Journal of Ethnopharmacology*发表论文。对白血病、肝癌、肺癌、乳腺癌、结肠癌有细胞毒性。

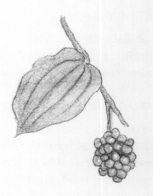

其他补充

苯丙苷具有抗癌作用，未来需以动物试验进一步确认抗癌效果。抗癌报道仅此一篇。嫩苗可供蔬食，外形就像牛尾。百度百科记载，采尚未展叶的牛尾菜幼苗，鲜用、盐渍、凉拌、炒食均可，也可做成什锦咸菜。

黄水茄
Solanum incanum

 肝癌　 乳腺癌　肺癌

科　　　别	茄科，茄属，多年生草本植物，又名野茄、刺苹果。
外 观 特 征	高1~2米，全株有毛，叶互生，花蓝色或白色，浆果球形，成熟后为黄色。
药材及产地	以根、叶、果实入药。原产于非洲，亚洲也有分布。
相 关 研 究	临床试验正在评估黄水茄萃取物凝胶有清除外生殖器疣的效力。
有 效 成 分	澳洲茄边碱（solamargine）， 分子量868.06。

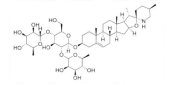

抗癌种类及研究

• 肝癌

2000年12月，高雄医学大学以"*Anticancer activity evaluation of the solanum glycoalkaloid solamargine*"为标题在 *Biochemical Pharmacology* 发表论文。说明了黄水茄对人肝癌细胞的抗癌作用机制。

• 乳腺癌

2007年11月，高雄医学大学以"*Solamargine induces apoptosis and sensitizes breast cancer cells to cisplatin*"为标题在 *Food and Chemical Toxicology* 发表论文。诱导乳腺癌细胞凋亡。

• 肺癌

2004年11月，义守大学以"*Action of solamargine on human lung cancer cells-enhancement of the susceptibility of cancer cells to TNFs*"为标题在 *Febs Letters* 发表论文。对人肺癌细胞显示细胞毒性。

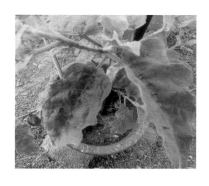

其他补充

有毒。澳洲茄边碱可开发成抗癌药物。此照片拍摄于南投竹山台湾民间药用植物园。

白英
Solanum lyratum

 子宫颈癌　 肝癌　 白血病

 鼻咽癌　 骨肉瘤　胃癌结肠癌

科　　　别	茄科，茄属，多年生草质藤本，又名白毛藤。
外 观 特 征	长可达4米。根条状，茎蔓生，花淡黄白色，浆果球形，成熟后为暗红色。
药材及产地	全草可入药。在中国产于甘肃、陕西、山西等地，日本、朝鲜，以及中南半岛也有分布。
相 关 研 究	有抗炎活性。
有 效 成 分	去氢催吐萝芙木醇（dehydrovomifoliol），分子量222.28。

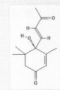

抗癌种类及研究

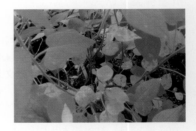

• 白血病、鼻咽癌、结肠癌

2013年9月，烟台大学以"*Solajiangxins A-C, three new cytotoxic sesquiterpenoids from Solanum lyratum*"为标题在 *Fitoterapia* 发表论文。对白血病、鼻咽癌、结肠癌细胞有显著细胞毒性。

• 骨肉瘤

2013年，台湾医药大学以"*Induction of cell cycle arrest and apoptosis in human osteosarcoma U-2 OS cells by Solanum lyratum extracts*"为标题在 *Nutrition and Cancer* 发表论文。通过凋亡途径，杀死骨肉瘤细胞。

• 胃癌

2009年2月，南昌大学医学院以《白英水萃取物诱导人胃癌SGC-7901细胞凋亡的实验研究》为标题在《中药材》发表论文。抑制胃癌细胞增生。

• 子宫颈癌

2008年11月，湖南大学以"*Antiproliferative activity of the total saponin of Solanum lyratum Thunb in Hela cells by inducing apoptosis*"为标题在 *Die Pharmazie* 发表论文。对子宫颈癌细胞有抗增生作用。

• 肝癌、胃癌、肉瘤

2006年3月，沈阳药科大学以《白英乙醇提取物抗肿瘤作用初步研究》为标题在《中国中药杂志》发表论文。抑制肝癌、胃癌细胞及小鼠肉瘤。

 其他补充

去氢催吐萝芙木醇有被开发成抗癌药物的潜力。

龙葵
Solanum nigrum

 肺癌　　 结肠癌　　 肝癌　　 前列腺癌

子宫颈癌　　乳腺癌　　黑色素瘤　　白血病

科　　　别	茄科，茄属，又名乌甜菜，一年生草本植物。
外 观 特 征	高30～120厘米，茎直立，多分枝，心形叶互生，夏季开白色小花，球形浆果，成熟后紫黑色。
药材及产地	以全草入药。广泛分布于亚欧大陆，美洲和大洋洲也有分布。
相 关 研 究	抗氧化，抗炎，保肝，利尿和解热。
有 效 成 分	澳洲茄边碱（solamargine），分子量868.06。

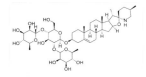

龙胆酸（gentisic acid），
分子量154.12。

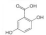

抗癌种类及研究

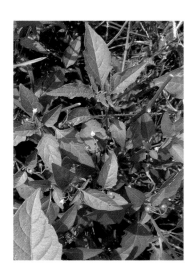

• 肺癌

2014年8月，广东省中医院以"*Targeting signal transducer and activator of transcription 3 contributes to the solamargine-inhibited growth and -induced apoptosis of human lung cancer cells*"为标题在*Tumour Biology*发表论文。抑制非小细胞肺癌细胞生长。

• 结肠癌

2013年6月，上海中医药大学以《龙葵对人结肠癌RKO细胞粘附、移动和侵袭的影响》为标题在《中药材》发表论文。抑制结肠癌细胞增生、黏附、转移和侵入。

• 肝癌

2012年6月，南京农业大学以"*Induction of apoptosis in human hepatoma SMMC-7721 cells by solamargine from Solanum nigrum L.*"为标题在*Journal of Ethnopharmacology*发表论文。通过半胱天冬酶活化，诱导细胞凋亡，抑制肝癌细胞增生。

• 前列腺癌

2012年2月，美国凯斯西储大学（Case Western Reserve University）以"*Selective cell cycle arrest and induction of apoptosis in human prostate cancer cells by a polyphenol-rich extract of Solanum nigrum*"为标题在*International Journal of Molecular Medicine*发表论文。导致前列腺癌细胞凋亡，但不影响正常的前列腺上皮细胞。

• 子宫颈癌

2008年12月，燕山大学以"*Aqueous extract of Solanum nigrum inhibit growth of cervical carcinoma (U14) via modulating immune response of tumor bearing mice and inducing apoptosis of tumor cells*"为标题在 *Fitoterapia* 发表论文。可对抗子宫颈癌。

• 乳腺癌

2010年8月，台湾大学以"*Chemical composition of Solanum nigrum linn extract and induction of autophagy by leaf water extract and its major flavonoids in AU565 breast cancer cells*"为标题在 *Journal of Agricultural and Food Chemistry* 发表论文。叶子含高浓度龙胆酸、木犀草素、芹菜素、山柰酚和香豆酸，能诱导乳腺癌细胞凋亡，可治疗乳腺癌。

• 黑色素瘤

2010年11月，（台湾）中山医学大学附设医院以"*Solanum nigrum Linn. water extract inhibits metastasis in mouse melanoma cells in vitro and in vivo*"为标题在 *Journal of Agricultural and Food Chemistry* 发表论文。龙葵显著抑制细胞转移和侵入，可用于治疗转移性黑色素瘤。

• 白血病

2012年9月，印度杰匹信息科技学院（Jaypee Institute of Information Technology）以"*Antiproliferative Effect of Solanum nigrum on Human Leukemic Cell Lines*"为标题在 *Indian Journal of Pharmaceutical Sciences* 发表论文。萃取物抑制白血病细胞生长。

其他补充

浆果和叶均可食用。澳洲茄边碱及龙胆酸可开发成抗癌药物。乡下田间四处可见龙葵，小时候喜爱摘其紫黑色浆果吃，微甜。

苦苣菜
Sonchus oleraceus

 胃癌　 肝癌　 白血病

科　　　别	菊科，苦苣菜属，一或二年生草本植物，又名苦菜。
外 观 特 征	高50～100厘米，根纺锤状，茎中空，叶有苦味，花黄色，瘦果椭圆形，成熟后红褐色。
药材及产地	以全草入药。原产于欧洲，主要分布在中国、朝鲜、日本以及东南亚等地。
相 关 研 究	有平稳血糖、抗氧化、抗炎、解热作用，也有类似抗抑郁效果。
有 效 成 分	萃取物。

抗癌种类及研究

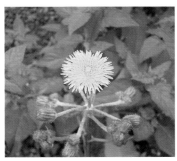

注：图片由阿草伯药用植物园提供

• 肝癌、白血病

2016年6月，西北工业大学以"*Anti-tumor effect of hot aqueous extracts from Sonchus oleraceus (L.) L. and Juniperus sabina L-Two traditional medicinal plants in China*"为标题在 *Journal of Ethnopharmacology* 发表论文。具有抗肝癌和白血病效果，可开发成新抗癌药物。

• 胃癌

2007年，韩国江原大学（Kangwon National University）以 "*The antioxidant and cytotoxic activities of Sonchus oleraceus L. extracts*"为标题在 *Nutrition Research and Practice* 发表论文。对胃癌细胞生长有抑制活性。

其他补充

期望不久能提纯出活性抗癌化合物。目前国际上只有两篇苦苣菜抗癌的相关报道。

苦豆子
Sophora alopecuroides

子宫颈癌

结肠癌

科　　　别	豆科，槐属，灌木。
外 观 特 征	枝有毛，羽状复叶，互生，小叶灰绿色，开蝶形黄色花，荚果串珠状，种子淡黄色。
药 材 及 产 地	以全草入药。分布于中国内蒙古、新疆、西藏等地。
相 关 研 究	有抗幽门螺杆菌作用，对慢性结肠炎也有保护功效。
有 效 成 分	槐定碱（sophoridine）， 分子量248.36。

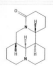

抗癌种类及研究

• 子宫颈癌

2012年7月，新疆大学以"*Isolation and characterization of a novel lectin with antifungal and antiproliferative activities from Sophora alopecuroides seeds*"为标题在 *Acta Biochinmia et Biophysica Sinica* 发表论文。抑制人子宫颈癌细胞。

• 结肠癌

2011年7月，南方医科大学以《苦豆子总碱对SW480细胞株及裸鼠移植瘤的影响》为标题在《中药材》发表论文。对人结肠癌细胞和小鼠异种移植肿瘤具抗肿瘤作用。

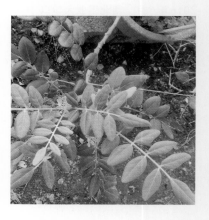

其他
补充

槐定碱有被开发成抗癌药物的潜力。

苦豆子
Sophora alopecuroides

S

苦参
Sophora flavescens

前列腺癌　肺癌　乳腺癌　卵巢癌

胃癌　骨肉瘤　肝癌　胰腺癌　白血病
结肠癌　骨髓瘤　胆囊癌

科　　　　别	豆科，槐属，多年生草本植物。
外 观 特 征	高1～2米，根圆柱状，茎直立，羽状复叶，花蝶形，淡黄白色。
药材及产地	以根入药。分布于中国、俄罗斯、日本等地。
相 关 研 究	具有发展成新的抗胰岛素抵抗药物的潜力。
有 效 成 分	苦参碱（matrine）， 分子量248.36。

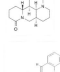

次苦参素（kuraridin），
分子量438.51。

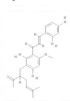

抗癌种类及研究

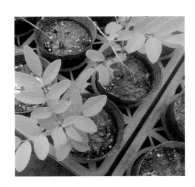

• 结肠癌

2013年9月，湖北理工学院附属黄石中心医院以 "*Effects of matrine on the proliferation of HT29 human colon cancer cells and its antitumor mechanism*" 为标题在 *Oncology Letters* 发表论文。可当成结肠癌新治疗药剂。

• 乳腺癌

2013年8月，烟台市中医院以 "*Matrine effectively inhibits the proliferation of breast cancer cells through a mechanism related to the NF-κB signaling pathway*" 为标题在 *Oncology Letters* 发表论文。可用作治疗乳腺癌的有效候选药物，值得进一步研究。

• 肺癌

2013年11月，苏州大学以 "*Matrine induction of reactive oxygen species activates p38 leading to caspase-dependent cell apoptosis in non-small cell lung cancer cells*" 为标题在 *Oncology Reports* 发表论文。可用于治疗非小细胞肺癌。

• 胰腺癌

2013年8月，温州医学院第二附属医院以 "*Antiangiogenic effects of oxymatrine on pancreatic cancer by inhibition of the NF-κB-mediated VEGF signaling pathway*" 为标题在 *Oncology Reports* 发表论文。对胰腺癌具潜在的抗肿瘤作用。

- 白血病

2012年，复旦大学以"*Matrine induces apoptosis in human acute myeloid leukemia cells via the mitochondrial pathway and Akt inactivation*"为标题在*PLoS One*发表论文。可作为白血病化学治疗剂。

- 胃癌

2011年，吉林大学第二医院以"*Induction of mitochondria-mediated apoptosis in human gastric adenocarcinoma SGC-7901 cells by kuraridin and Nor-kurarinone isolated from Sophora flavescens*"为标题在*Asian Pacific Journal of Cancer Prevention*发表论文。化合物具细胞毒性，诱导胃癌细胞凋亡。

- 胆囊癌

2012年6月，浙江大学以"*Effects of matrine on proliferation and apoptosis in gallbladder carcinoma cells (GBC-SD)*"为标题在*Phytotherapy Research*发表论文。抑制胆囊癌细胞增生，诱导周期阻滞和凋亡。

- 前列腺癌

2012年3月，西安交通大学以"*Matrine inhibits proliferation and induces apoptosis of the androgen-independent prostate cancer cell line PC-3*"为标题在*Molecular Medicine Report*发表论文。对前列腺癌细胞有抗肿瘤作用。

- 骨肉瘤

2012年2月，浙江大学以"*Matrine induces caspase-dependent apoptosis in human osteosarcoma cells in vitro and in vivo through the upregulation of Bax and Fas/FasL and downregulation of Bcl-2*"为标题在*Cancer Chemotherapy and Pharmacology*发表论文。抑制骨肉瘤细胞增生，诱导细胞凋亡。

- 肝癌

2010年3月，黑龙江八一农垦大学以"*Effects of matrine on HepG2 cell proliferation and expression of tumor relevant proteins in vitro*"为标题在*Pharmaceutical Biology*发表论文。对肝癌细胞显示抗癌活性。

- 骨髓瘤

2010年7月，温州医学院第一附属医院以"*Matrine induces apoptosis of human multiple myeloma cells via activation of the mitochondrial pathway*"为标题在*Leukemia & Lymphoma*发表论文。抑制骨髓瘤细胞增生。

- 卵巢癌、肺癌

2009年6月，美国弗吉尼亚联邦大学（Virginia Commonwealth University）以"*Anti-Inflammatory and antiproliferative activities of trifolirhizin, a flavonoid from Sophora flavescens roots*"为标题在*Journal of Agricultural and Food Chemistry*发表论文。抑制卵巢癌和肺癌细胞。

其他补充

中国对苦参抗癌的研究投入很大。

槐

Sophora japonica

胰腺癌

科　　　别	豆科，槐属，落叶乔木。
外 观 特 征	高8～25米，树皮灰色，具纵裂，羽状复叶，互生，花黄白色，荚果串珠状。
药 材 及 产 地	花、花蕾、种子、枝叶、皮入药。原产于中国，在日本、韩国等地皆有种植。
相 关 研 究	可改善接触性皮肤炎，有显著的抗炎活性。
有 效 成 分	氧化苦参碱（oxymatrine），分子量264.36。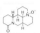

抗癌种类及研究

• 胰腺癌

2013年8月，温州医学院附属第二医院以"*Antiangiogenic effects of oxymatrine on pancreatic cancer by inhibition of the NF-κB-mediated VEGF signaling pathway*"为标题在*Oncology Reports*发表论文。通过抑制血管新生，对胰腺癌有抗肿瘤作用。

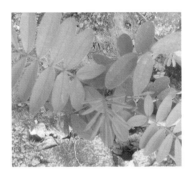

其他补充

槐树氧化苦参碱有被开发成抗癌药物的潜力。

越南槐
Sophora tonkinensis

 白血病　 胃癌

科　　　别	豆科，槐属，灌木，又名山豆根。
外 观 特 征	高1~2米，羽状复叶互生，小叶卵形，花蝶形，黄白色，荚果连珠状。
药 材 及 产 地	以根入药。主产于广西。
相 关 研 究	抗眼睛发炎，比皮质类固醇安全，也可作为镇痛剂。
有 效 成 分	广豆根素（sophoranone），分子量460.60。 
	苦参碱（matrine），分子量248.36。

抗癌种类及研究

● 白血病、胃癌

2002年6月，日本昭和大学（Showa University）以
"*Sophoranone, extracted from a traditional Chinese medicine Shan
Dou Gen, induces apoptosis in human leukemia U937 cells via
formation of reactive oxygen species and opening of mitochondrial
permeability transition pores*" 为标题在 *International Journal of
Cancer* 发表论文。从根纯化出的广豆根素，具强大的白血病
细胞凋亡诱导活性，特定浓度下抑制50%胃癌细胞生长。

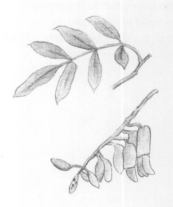

 其他补充

1 广豆根素及苦参碱有被开发成抗癌药物的潜力。

2 1970年已有越南槐抗癌报道，但无科学摘要。苦
参碱是越南槐主要活性成分之一，近年来，其抗
肿瘤活性引起了广泛关注。

密花豆
Spatholobus suberectus

乳腺癌　结肠癌

科　　　别	豆科，密花豆属，木质藤本植物，又名鸡血藤。
外 观 特 征	复叶，小叶宽椭圆形，开白色蝶形花，荚果舌状，种子生于荚果顶部。
药材及产地	以藤茎入药。主产于云南、广西、广东等地。
相 关 研 究	萃取物可用于治疗过度骨吸收所造成的骨疾病，也具有抗凝血、抗病毒作用。
有 效 成 分	萃取物。

抗癌种类及研究

● 乳腺癌、结肠癌

2011年1月，香港大学以"*Spatholobus suberectus inhibits cancer cell growth by inducing apoptosis and arresting cell cycle at G2/M checkpoint*"为标题在 *Journal of Ethnopharmacology* 发表论文。能有效抑制乳腺癌、结肠癌细胞生长。

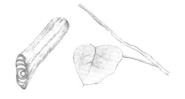

其他补充

应深入探寻密花豆萃取物中的抗癌活性分子。香港大学于2013年及2016年又接连发表了两篇密花豆抗乳腺癌论文。

地构叶
Speranskia tuberculata

乳腺癌

科　　　别	大戟科，地构叶属，多年生草本植物，又名透骨草。
外 观 特 征	高15～50厘米，根茎淡褐色，茎直立，丛生，有灰白柔毛，叶互生，花黄色。
药材及产地	以全草入药。分布于中国东北、华北及西北等地。
相 关 研 究	目前国际上对此植物只有3篇研究论文发表，叙述其生物碱化学结构。
有 效 成 分	萃取物。

抗癌种类及研究

• 乳腺癌

2014年6月，美国佛罗里达农工大学（Florida A&M University）以 "*High throughput screening of natural products for anti-mitotic effects in MDA-MB-231 human breast carcinoma cells*" 为标题在 *Phytotherapy Research* 发表论文。地构叶能有效对抗人乳腺癌细胞。

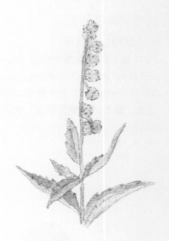

其他补充

1. 应进一步找出地构叶萃取物中的抗癌活性分子。本篇论文采用与美国国家癌症研究所相似的植物筛选技术。

2. 美国国家癌症研究所天然产物部门（Natural Products Branch），其主要职责是获取陆地和海洋环境里的粗天然产物，经过萃取后以NCI60癌细胞株或其他院外单位的计划做筛选。此天然产物的萃取物储存所及设施位于弗雷德里克国家癌症研究实验室。

苦马豆
Sphaerophysa salsula

胶质瘤

乳腺癌

肺癌

科 别	豆科，苦马豆属，多年生草本植物。
外 观 特 征	高20～60厘米，直立茎具分枝，全株有灰白色短毛，羽状复叶，花红色，荚果卵形，种子褐色。
药材及产地	以全草、根及果实入药。分布在内蒙古、甘肃、河北等地。
相 关 研 究	有抗氧化活性。
有 效 成 分	环菠萝烷。

抗癌种类及研究

• 胶质瘤、乳腺癌、肺癌

2009年1月，浙江药品检验所以"*Cytotoxic activity of cycloartane triterpenoids from Sphaerophysa salsula*"为标题在 *Natural Product Communications* 发表论文。对胶质瘤、乳腺癌、肺癌细胞表现出最强的细胞毒性。

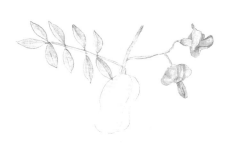

其他补充

应进一步找出苦马豆中的抗癌活性化合物。目前抗癌报道只有此篇。苦马豆别名包括羊卵蛋、羊尿泡、红花土豆子、苦黑子等。

蟛蜞菊

Sphagneticola calendulacea

 鼻咽癌   肺癌   前列腺癌

科　　　别	菊科，蟛蜞菊属，多年生草本植物。
外 观 特 征	矮小，茎匍匐地面，花黄色。
药材及产地	以全草入药。原产地为南美洲，后引进中国。分布于中国、日本、印度尼西亚及中南半岛等地。
相 关 研 究	有抗菌、抗炎作用。
有 效 成 分	萃取物。

抗癌种类及研究

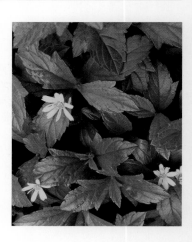

• 鼻咽癌

2013年，广东药科大学以 "*Wedelia chinensis inhibits nasopharyngeal carcinoma CNE-1 cell growth by inducing G2/M arrest in a Chk1-dependent pathway*" 为标题在 *The American Journal of Chinese Medicine* 发表论文。能抗鼻咽癌细胞。

• 肺癌

2012年，印度卡伦扬大学（Karunya University）以 "*Antioxidant activity of essential oils from Wedelia chinensis (Osbeck) in vitro and in vivo lung cancer bearing C57BL/6 mice*" 为标题在 *Asian Pacific Journal of Cancer Prevention* 发表论文。精油可预防肺癌发展。

• 前列腺癌

2009年9月，台湾"中央研究院"以 "*Herbal extract of Wedelia chinensis attenuates androgen receptor activity and orthotopic growth of prostate cancer in nude mice*" 为标题在 *Clinical Cancer Research* 发表论文。可成为前列腺癌的辅助药物。

其他补充

蟛蜞菊在台湾是常见的消炎药草。

狼毒
Stellera chamaejasme

肺癌　　前列腺癌　　白血病　　胃癌

科　　　别	瑞香科，狼毒属，多年生草本植物，又名瑞香狼毒。
外 观 特 征	高20～40厘米，茎丛生，根粗壮，圆锥形，单叶互生，开黄色或白色花，果实圆锥形。
药材及产地	以根入药。分布于中国东北、华北及西藏等地。
相 关 研 究	所含化合物可发展为抗艾滋病候选药物。
有 效 成 分	新狼毒素（neochamaejasmin A），分子量542.48。

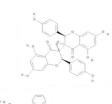

尼地吗啉（gnidimacrin），
分子量774.89。

抗癌种类及研究

• 肺癌

2012年9月，首都医科大学以 "*In vitro inhibitory and pro-apoptotic effect of Stellera chamaejasme L extract on human lung cancer cell line NCI-H157*" 为标题在 *Journal of Traditional Chinese Medicine* 发表论文。抑制肺癌细胞，诱导细胞凋亡。

• 前列腺癌

2008年5月，香港中文大学以 "*Involvement of p21 and FasL in induction of cell cycle arrest and apoptosis by neochamaejasmin A in human prostate LNCaP cancer cells*" 为标题在 *Journal of Natural Products* 发表论文。抑制人前列腺癌细胞，阻断细胞周期进程，启动凋亡机制。

• 白血病，胃癌

1995年1月，河北医科大学第四附属医院以《瑞香狼毒萃取物尼地吗啉的抗癌活性》为标题在《中华肿瘤杂志》发表论文。对白血病、胃癌细胞有抗癌活性。

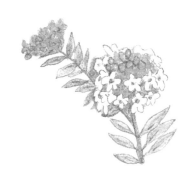

其他补充

剧毒。新狼毒素与尼地吗啉需进一步探讨抗癌作用及毒性，可优化其结构。

大百部
Stemona tuberosa

 乳腺癌　 肺癌　 肝癌　 甲状腺癌

科　　　　别	百部科，百部属，多年生草本植物，又名对叶百部。
外 观 特 征	块根纺锤状，茎能攀缘上升，叶卵形，初春开淡绿色花。
药材及产地	以干燥块根入药。分布于日本，在中国分布于江西、安徽、江苏等地。
相 关 研 究	有抗炎作用，也有镇咳和中枢呼吸抑制效果。
有 效 成 分	阿魏酸甲酯（methyl ferulate）， 分子量208.21。

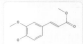

抗癌种类及研究

• 乳腺癌、肺癌、肝癌

2013年9月，越南河内师范大学（Hanoi National University of Education）以 "*Three new phenanthrenes, a new stilbenoid isolated from the roots of Stemona tuberosa Lour. and their cytotoxicity*" 为标题在 *Natural Product Research* 发表论文。对乳腺癌、肺癌和肝癌细胞具有中度毒性。

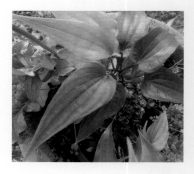

• 甲状腺癌

2004年3月，奥地利格拉茨医科大学（Medical University of Graz）以 "*Activity of novel plant extracts against medullary thyroid carcinoma cells*" 为标题在 *Anticancer Research* 发表论文。对化疗耐药性甲状腺髓样癌有抗癌作用。

其他补充

阿魏酸甲酯有被开发成抗癌药物的潜力。

地不容
Stephania epigaea

科　　　别	防己科，千金藤属，多年生草质藤本植物。
外 观 特 征	可达数米长，块根硕大，叶互生，开紫色小花。
药材及产地	以块根入药。分布在云南、四川等地，是中国特有植物。
相 关 研 究	目前国际上对此植物仅有2篇研究论文发表。
有 效 成 分	千金藤素（cepharanthine）， 分子量606.70。

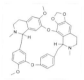

抗癌种类及研究

• 肺癌、食管癌，白血病、乳腺癌、肝癌、大肠癌
2013年5月，中国科学院昆明植物研究所以 "Cytotoxic
bisbenzylisoquinoline alkaloids from Stephania epigaea" 为标题在
Journal of Natureal Products 发表论文。在体外具有抗肺癌、
食管癌、白血病、乳腺癌、肝癌和大肠癌细胞的活性。

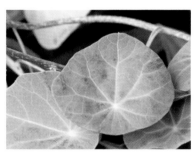

注：图片由阿草伯药用植物园提供

其他补充

有毒。千金藤素可开发成抗癌药物。别名：地乌龟、
金线吊乌龟。香港卫生署中医药事务部对地不容的警
语：本品有毒，孕妇禁服，体弱者慎服。内服宜炮制。
中毒原因：超量服用或误服。

粉防己
Stephania tetrandra

 白血病 口腔癌 脑瘤 胃癌 结肠癌

 肝癌 肺癌 乳腺癌 前列腺癌

科　　　别	防己科，千金藤属，多年生藤本植物。
外 观 特 征	可长达3米，块根呈圆柱状，叶卵形，春夏开小花，核果红色。
药材及产地	以块根入药，是50种基本中药之一。分布于台湾、浙江、广东、海南等地。
相 关 研 究	有抗高血糖效果，也具有强效的抗炎和抗纤维化效果。
有 效 成 分	汉防己碱（tetrandrine）， 分子量622.74。

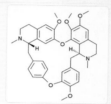

抗癌种类及研究

• 口腔癌

2017年1月，台湾医药大学以"*Tetrandrine induces programmed cell death in human oral cancer CAL 27 cells through the reactive oxygen species production and caspase-dependent pathways and associated with beclin-1-induced cell autophagy*"为标题在 *Environmental Toxicology* 发表论文。诱导口腔癌细胞凋亡。

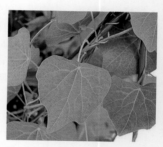

注：图片由阿草伯药用植物园提供。

• 前列腺癌

2014年10月，美国北得克萨斯大学健康科学中心（University of North Texas Health Science Center）以"*c-Jun NH2-terminal kinase-induced proteasomal degradation of c-FLIPL/S and Bcl2 sensitize prostate cancer cells to Fas- and mitochondria-mediated apoptosis by tetrandrine*"为标题在 *Biochemical Pharmacology* 发表论文。选择性抑制前列腺癌细胞生长。

• 脑瘤

2014年3月，哈尔滨医科大学第三附属医院以"*Effects of tetrandrine on glioma cell malignant phenotype via inhibition of ADAM17*"为标题在 *Tumour Biology* 发表论文。抑制脑胶质瘤细胞转移、侵入和增生。

• 胃癌

2013年10月，江苏大学以"*Tetrandrine induces mitochondria-mediated apoptosis in human gastric cancer BGC-823 cells*"为标题在 *PLoS One* 发表论文。在体外和体内对胃癌细胞诱导凋亡，可用于胃癌治疗。

• 肝癌

2013年6月，香港中文大学以"*Tetrandrine inhibits hepatocellular carcinoma cell growth through the caspase pathway and G2/M phase*"为标题在 *Oncology Reports* 发表论文。抑制肝癌细胞增生。

• 肺癌

2002年12月，韩国东义大学（Dong-Eui University）以"*Tetrandrine-induced cell cycle arrest and apoptosis in A549 human lung carcinoma cells*"为标题在 *International Journal of Oncology* 发表论文。抑制肺癌细胞生长，可作为癌症化学预防剂。

• 乳腺癌

2011年，哈尔滨医科大学附属肿瘤医院以"*Fangchinoline inhibits breast adenocarcinoma proliferation by inducing apoptosis*"为标题在 *Chemical & Pharmaceutical Bulletin* 发表论文。含汉防己碱和防己诺林碱，抑制乳腺癌细胞增生。

• 结肠癌

2004年12月，美国国家癌症研究所（National Cancer Institute）以"*Tetrandrine induces early G1 arrest in human colon carcinoma cells by down-regulating the activity and inducing the degradation of G1-S-specific cyclin-dependent kinases and by inducing p53 and p21Cip1*"为标题在 *Cancer Research* 发表论文。汉防己碱从粉防己的根分离而得，能抑制结肠癌细胞。

• 白血病

1998年1月，马偕纪念医院以"*Induction of apoptosis in human leukemic U937 cells by tetrandrine*"为标题在 *Anti-Cancer Drugs* 发表论文。汉防己碱抑制白血病细胞生长。

其他补充

汉防己碱极有被开发成抗癌药物的潜力，能对抗多种癌症。

马钱子
Strychnos nux-vomica

肝癌　骨髓瘤

科　　别	马钱科，马钱属，乔木，又名番木鳖。
外 观 特 征	高5～25米，叶椭圆形，花白色，浆果圆形，成熟时呈黄色，含有种子。
药材及产地	以种子入药。产于南亚和东南亚等地，福建、台湾、广东等地都有栽培。
相 关 研 究	未发现其他功效报道。
有 效 成 分	马钱子碱（brucine），分子量394.46。

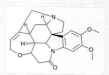

抗癌种类及研究

• **肝癌**

2006年5月，南京中医药大学以"*The apoptotic effect of brucine from the seed of Strychnos nux-vomica on human hepatoma cells is mediated via Bcl-2 and Ca²⁺ involved mitochondrial pathway*"为标题在 *Toxicological Sciences* 发表论文。马钱子碱显示最强的毒性，导致肝癌细胞凋亡。

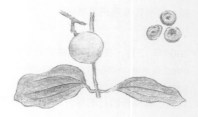

• **骨髓瘤**

2009年2月，印度海德拉巴大学（University of Hyderabad）以"*Anti-proliferative and cytotoxic effects of Strychnos nux-vomica root extract on human multiple myeloma cell line-RPMI 8226*"为标题在 *Food and Chemical Toxicology* 发表论文。以剂量和时间依赖性方式抗多发性骨髓瘤增生。

其他补充

剧毒。马钱子已被中国列入保健食品禁用物品名单，也是香港政府管制的毒剧中药，含马钱子碱（番木鳖碱）。

乌墨
Syzygium cumini

 肺癌　　 子宫颈癌

科　　　别	桃金娘科，蒲桃属，多年生落叶乔木，又名乌木、海南蒲桃。
外 观 特 征	高可至8米，叶椭圆形，对生，白花有香味，浆果大如鸟蛋，熟时为紫黑色，酸涩。
药 材 及 产 地	种子可作药用。原产于印度，在亚洲南部、中国东南一带也有分布。
相 关 研 究	每日连续口服乌墨乙醇和水萃取物，能显著降低空腹血糖值。
有 效 成 分	萃取物。

抗癌种类及研究

• **肺癌**

2012年5月，美国路易斯维尔大学（University of Louisville）以 "*Antioxidant and antiproliferative activities of anthocyanin/ellagitannin-enriched extracts from Syzygium cumini L. (Jamun, the Indian Blackberry)*" 为标题在 *Nutrition and Cancer* 发表论文。对人肺癌表现出显著抗增生活性。

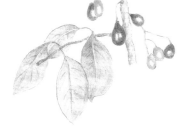

• **子宫颈癌**

2008年，印度癌症研究小组（Cancer Research Group）以 "*Syzygium cumini inhibits growth and induces apoptosis in cervical cancer cell lines: a primary study*" 为标题在 *Ecancermedical Science* 发表论文。抑制子宫颈癌细胞生长。

其他补充

1. 中药典籍未发现关于乌墨有抗癌作用的记载。依《佛经·大智度论》记载，印度为乌墨茂盛之地。

2. 泰国曼谷玛希隆大学描述悉达多王子小时候在乌墨下冥思，树荫的影子保留在正午的状态，不会随着太阳移动而改变。这位王子即是佛教创始人释迦牟尼。

狗牙花
Tabernaemontana divaricata

肺癌

科　　　别	夹竹桃科，狗牙花属，灌木或小树。
外 观 特 征	叶对生，椭圆形，腋生花序，白色重瓣花，蓇葖果内含种子。
药材及产地	以根、叶入药。分布于福建、广西、云南、台湾等地。
相 关 研 究	未有其他功效的报道。
有 效 成 分	生物碱。

抗癌种类及研究

• 肺癌

2007 年 1 月，上海生命科学研究院以 "*Indole alkaloids from three species of the Ervatamia genus: E. officinalis, E. divaricata, and E. divaricata Gouyahua*" 为标题在 *Journal of Natural Products* 发表论文。生物碱表现出肺癌细胞毒性。

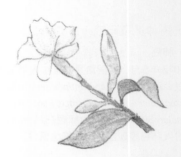

其他补充

应更深入探讨狗牙花抗癌活性分子及机制。暨南大学数字植物博物馆介绍了狗牙花，拉丁学名有差异。记载如下：树姿小巧玲珑，夏季开出绿白色球状小花，昼开夜闭，幽香清雅。

菊蒿

Tanacetum vulgare

结肠癌　乳腺癌　肺癌

科　　　别	菊科，菊蒿属，多年生草本植物，又名艾菊。
外 观 特 征	高30～150厘米，茎直立，上部分枝，叶椭圆形，花黄色。
药 材 及 产 地	以茎和花入药。分布于亚洲、欧洲、北美洲等地。
相 关 研 究	民间用作驱虫药，是消灭血吸虫的潜在化合物来源。
有 效 成 分	萃取物。

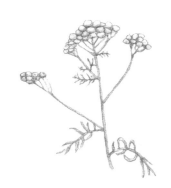

抗癌种类及研究

• 结肠癌、乳腺癌、肺癌

2007年11月，加拿大萨斯喀彻温大学（University of Saskatchewan）以 "*Xanthatin and xanthinosin from the burs of Xanthium strumarium L. as potential anticancer agents*" 为标题在 *Canadian Journal of Physiology and Pharmacology* 发表论文。菊蒿对结肠癌、乳腺癌、肺癌细胞表现出最高的细胞毒性。

其他补充

需从菊蒿萃取物中确认抗癌活性化合物。

药用蒲公英
Taraxacum officinale

 乳腺癌   前列腺癌   肝癌

科　　　别	菊科，蒲公英属，多年生草本植物，又名西洋蒲公英、黄花地丁。
外 观 特 征	高10～25厘米，根长，深入土里，花亮黄色，由小花瓣组成，果实成熟似白色绒球，易被风吹散，借以传播种子。
药材及产地	以全草入药。分布于世界温带地区。
相 关 研 究	有抗氧化和抗炎活性。
有 效 成 分	萃取物。

抗癌种类及研究

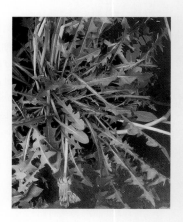

• 乳腺癌、前列腺癌

2008年5月，美国新墨西哥矿业理工大学（New Mexico Institute of Mining and Technology）以 "*Evaluation of aqueous extracts of Taraxacum officinale on growth and invasion of breast and prostate cancer cells*" 为标题在 *International Journal of Oncology* 发表论文。药用蒲公英叶的粗萃取物抑制乳腺癌和前列腺癌细胞侵入。

• 肝癌

2004年1月，韩国庆熙大学（Kyung Hee University）以 "*Taraxacum officinale induces cytotoxicity through TNF-alpha and IL-1alpha secretion in Hep G2 cells*" 为标题在 *Life Sciences* 发表论文。对肝癌细胞有细胞毒性。

其他补充

需进一步从药用蒲公英萃取物中确认抗癌活性化合物。药用蒲公英在草地、路旁、岸边皆可见，因繁殖力强，被视为野草。叶子可生吃或熟食，如做成汤或沙拉。在美国超市被当成蔬菜售卖。

美国红豆杉
Taxus brevifolia

白血病　肺癌　卵巢癌

乳腺癌　黑色素瘤

科　　　别	红豆杉科，红豆杉属，常绿乔木，又名短叶红豆杉。
外 观 特 征	高10～15米，直径0.5米。
药 材 及 产 地	树皮入药。原产于北美太平洋岸，从阿拉斯加至加利福尼亚州，分布在太平洋海岸山脉。
相 关 研 究	所含的紫杉醇是微管稳定剂，有被开发成阿尔茨海默病治疗药物的潜力。
有 效 成 分	紫杉醇（paclitaxel）， 分子量853.90。

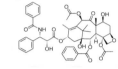

抗癌种类及研究

• 卵巢癌、乳腺癌、黑色素瘤、白血病、肺癌

1993年3月，美国德克萨斯州立大学安德森癌症中心（University of Texas M.D. Anderson Cancer Center）以 "*Phase II study of taxol in patients with untreated advanced non-small-cell lung cancer*" 为标题在 *Journal of Clinical Oncology* 发表论文。对卵巢癌、乳腺癌、恶性黑色素瘤、急性髓细胞性白血病、肺癌具有抗癌活性。

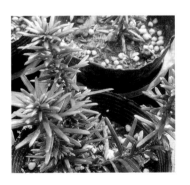

其他补充

美国红豆杉生长在美国西岸，树皮可提炼抗癌药物紫杉醇。

红豆杉
Taxus wallichiana

肺癌

前列腺癌

红豆杉

Taxus wallichiana

科　　　别	红豆杉科，红豆杉属，常绿乔木，又名中国红豆杉。
外 观 特 征	高可达30米，叶条形，叶底有气孔带，花淡黄，果实红色。
药材及产地	以种子入药。分布在中国甘肃南部、湖北西部及四川等地。
相 关 研 究	挥发性成分有降血压效果。
有 效 成 分	萃取物。

抗癌种类及研究

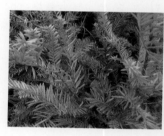

• 肺癌

2011年9月，浙江中医药大学附属第一医院以《南方红豆杉水提取物诱导人肺癌A549细胞诱发细胞凋亡及其分子机制的实验研究》为标题在《中国中西医结合杂志》发表论文。显著抑制肺癌细胞增生。

• 前列腺癌

2008年7月，东北林业大学以 "*Activation of the mitochondria-driven pathway of apoptosis in human PC-3 prostate cancer cells by a novel hydrophilic paclitaxel derivative, 7-xylosyl-10-deacetylpaclitaxel*" 为标题在 *International Journal of Oncology* 发表论文。抗癌成分比紫杉醇具高水溶性，抗前列腺癌细胞，诱导凋亡。

其他补充

可生产紫杉醇，目前国家法律和国际法律都特别保护红豆杉。江苏高考试题曾描述"红豆杉是我国珍贵濒危树种。南京中山植物园于20世纪50年代从江西引进一些幼苗种植于园内"。南京钟山具有灵气。去中山陵的公路两旁没有人行道，路口站了一个卖鳖的人，手里提着一只沾满泥巴的鳖。陵园种植黑松、枫香、红豆杉等树木。红豆杉叶子传统上用来填充枕头，其挥发性物质被推测能改善睡眠质量、稳定血压，并有利尿作用。

南京中山陵

诃子
Terminalia chebula

 视网膜母细胞瘤 结肠癌 乳腺癌 骨肉瘤 前列腺癌

科　　　别	使君子科，榄仁树属，落叶乔木。
外 观 特 征	高可达30米，直径达1米，果实小，类似坚果，仍青绿时采摘，然后腌渍。
药材及产地	以成熟果实入药。原产于印度和尼泊尔，东到中国云南，南至斯里兰卡、马来西亚和越南。
相 关 研 究	有抗高脂血症、保肝、增强胰岛素介导的葡萄糖摄取、预防高血压、消炎、抑制丙型肝炎病毒等作用。
有 效 成 分	诃子鞣酸（chebulagic acid），分子量954.66。

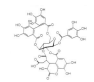

抗癌种类及研究

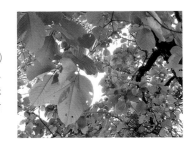

• 视网膜母细胞瘤

2014年8月，印度海德拉巴大学（University of Hyderabad）以 "*Chebulagic acid from Terminalia chebula causes G1 arrest, inhibits NF-κB and induces apoptosis in retinoblastoma cells*" 为标题在 *BMC Complementary & Alternative Medicine* 发表论文。有抗视网膜母细胞瘤增生作用。

• 结肠癌

2009年7月，印度海德拉巴大学（University of Hyderabad）以 "*Chebulagic acid, a COX-LOX dual inhibitor isolated from the fruits of Terminalia chebula Retz., induces apoptosis in COLO-205 cell line*" 为标题在 *Journal of Ethnopharmacology* 发表论文。诱导结肠癌细胞凋亡。

• 乳腺癌、骨肉瘤、前列腺癌

2002年8月，芬兰图尔库大学（University of Turku）以 "*Inhibition of cancer cell growth by crude extract and the phenolics of Terminalia chebula retz. fruit*" 为标题在 *Journal of Ethnopharmacology* 发表论文。对乳腺癌、骨肉瘤、前列腺癌细胞能抑制增生和诱导细胞死亡。

其他补充

诃子鞣酸分子量大，有被开发成抗癌注射药剂的潜力。

吴茱萸
Tetradium ruticarpum

 胶质母细胞瘤　 甲状腺癌　 乳腺癌　 胃癌 大肠癌

科　　　别	芸香科，吴茱萸属，落叶灌木或小乔木。
外 观 特 征	高可至10米，果实呈五角状扁球形，味辛辣。
药材及产地	以果实入药。生长于温暖地带，在中国主要分布于长江以南地区。
相 关 研 究	所含的吴茱萸碱具有类似辣椒素般的抗肥胖活性。
有效成分	吴茱萸碱（evodiamine）， 分子量303.36。

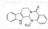

抗癌种类及研究

• 胶质母细胞瘤

2013年9月，台北医学大学以 "*Evodiamine, a plant alkaloid, induces calcium/JNK-mediated autophagy and calcium/mitochondria-mediated apoptosis in human glioblastoma cells*" 为标题在 *Cheico-Biological Interactions* 发表论文。诱导胶质母细胞瘤细胞凋亡。

• 大肠癌

2009年6月，上海海洋大学以 "*Antiproliferation and apoptosis induced by evodiamine in human colorectal carcinoma cells (COLO-205)*" 为标题在 *Chemistry & Biodiversity* 发表论文。能抗大肠癌细胞。

• 胃癌

2012年5月，吉林大学以 "*Cytotoxic effect of evodiamine in SGC-7901 human gastric adenocarcinoma cells via simultaneous induction of apoptosis and autophagy*" 为标题在 *Oncology Reports* 发表论文。抗胃癌细胞。

• 甲状腺癌

2010年8月，阳明大学以 "*Anti-proliferative effects of evodiamine on human thyroid cancer cell line ARO*" 为标题在 *Journal of Cellular Biochemistry* 发表论文。抑制未分化的甲状腺癌细胞。

• 乳腺癌

2005年5月，台湾大学以 "*Antitumor mechanism of evodiamine, a constituent from Chinese herb Evodiae fructus, in human multiple-drug resistant breast cancer NCI/ADR-RES cells in vitro and in vivo*" 为标题在 *Carcinogenesis* 发表论文。结论认为吴茱萸碱优于紫杉醇。

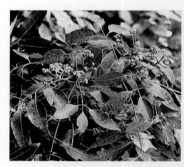

注：图片由阿草伯药用植物园提供

 其他补充

《全国中草药汇编》记载了吴茱萸的抗癌作用。吴茱萸碱有潜力开发成抗癌药物。

华东唐松草

Thalictrum fortunei

肝癌 肺癌 胃癌 结肠癌

科　　　别	毛茛科，唐松草属，多年生草本植物。
外 观 特 征	植株无毛，茎高20～70厘米，基生叶，有长柄，聚伞花序，瘦果。
药材及产地	全草入药。分布于江西、安徽、江苏等地。
相 关 研 究	目前并无其他功效的报道。
有 效 成 分	三萜。

抗癌种类及研究

• 肝癌、结肠癌、肺癌、胃癌

2011年11月，广东省中药研究所以"_A triterpenoid from Thalictrum fortunei induces apoptosis in BEL-7402 cells through the P53-induced apoptosis pathway_"为标题在 _Molecules_ 发表论文。对人肝癌、结肠癌、非小细胞肺癌和胃癌具有抗肿瘤效果。

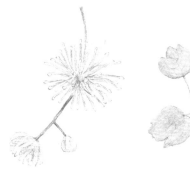
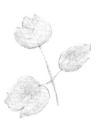

其他补充

需再深入探讨其抗癌作用。至今只有两篇研究报道，皆由广东省中药研究所发表。

北美香柏
Thuja occidentalis

 肺癌 黑色素瘤 乳腺癌 脑瘤

科　　　别	柏科，崖柏属，常绿针叶树，又名香柏。
外观特征	高10～20米，扇形树枝，叶鳞状，球果淡褐色。
药材及产地	枝、叶可入药。原产于北美，分布于美国及中国。
相关研究	能抗菌。
有效成分	黄酮醇（flavonol）的化学结构骨架。

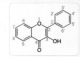

抗癌种类及研究

• 脑瘤

2016年5月，智利南方大学（Universidad Austral de Chile）以"*Pro-apoptotic and anti-angiogenic properties of the α/β-thujone fraction from Thuja occidentalis on glioblastoma cells*"为标题在 *Journal of Neuro-Oncology* 发表论文。能抗脑瘤中最恶性的胶质母细胞瘤。

• 乳腺癌

2014年，美国佛罗里达农工大学（Florida A&M University）以"*High throughput screening of natural products for anti-mitotic effects in MDA-MB-231 human breast carcinoma cells*"为标题在 *Phytotherapy Research* 发表论文。北美香柏树枝萃取物具强力抗乳腺癌细胞有丝分裂活性。

• 肺癌

2014年2月，印度卡利亚尼大学（University of Kalyani）以"*Flavonol isolated from ethanolic leaf extract of Thuja occidentalis arrests the cell cycle at G2-M and induces ROS-independent apoptosis in A549 cells, targeting nuclear DNA*"为标题在 *Cell Proliferation* 发表论文。黄酮醇诱导细胞凋亡，抑制小鼠肺肿瘤增长，具有抗非小细胞肺癌潜力。

• 黑色素瘤

2011年，印度卡利亚尼大学（University of Kalyani）以"*Thujone-Rich Fraction of Thuja occidentalis Demonstrates Major Anti-Cancer Potentials: Evidences from In Vitro Studies on A375 Cells*"为标题在 *Evidence-based Complementary & Alternative Medicine* 发表论文。诱导恶性黑色素瘤细胞凋亡，具有抗癌潜力。

 其他补充

需找出其活性化合物。

飞龙掌血
Toddalia asiatica

 白血病　 肺癌

科　　　别	芸香科，飞龙掌血属，木质藤本植物。
外 观 特 征	高2～5米，茎木栓质且多刺，三出复叶，小叶片椭圆形，带柑橘香味，花黄绿色，橙色果实味道似橘皮。
药材及产地	以全株入药。原产于亚洲和非洲。
相 关 研 究	具有抗微生物、抗真菌、镇痛、抗炎、抗血小板凝集作用。
有 效 成 分	飞龙掌血素（toddaculin），分子量274.31。

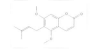

抗癌种类及研究

• 白血病

2012年6月，阿根廷生物与医学实验研究所（Instituto de Biologíay Medicina Experimental）以 "*Toddaculin, a natural coumarin from Toddalia asiatica, induces differentiation and apoptosis in U-937 leukemic cells*" 为标题在 *Phytomedicine* 发表论文。显示细胞分化和细胞凋亡双重作用，可开发为新型抗白血病药。

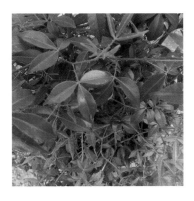

• 肺癌

2010年3月，日本琉球大学（University of the Ryukyus）以 "*Tumor-selective cytotoxicity of benzo[c]phenanthridine derivatives from Toddalia asiatica Lam*" 为标题在 *Cancer Chemotherapy and Pharmacology* 发表论文。抑制肺癌异种移植模式。

其他补充

手掌误触其茎上的刺可能流血，故名"掌血"。飞龙掌血素有被开发成抗癌药物的潜力，这张照片摄于竹山台湾民间药用植物园。

香椿
Toona sinensis

 肝癌 口腔癌 卵巢癌 胃癌 结肠癌

 前列腺癌 肺癌 乳腺癌 白血病

科　　　别	楝科，香椿属，落叶乔木。
外 观 特 征	高可达25米，树皮暗褐色，嫩芽带紫红色，有特殊香味。开白色小花，果实金黄色。
药材及产地	以叶、果实、树皮和根入药。原产于东亚和东南亚。
相 关 研 究	抗糖尿病，镇痛，抗败血症，抗微生物，抗炎。
有 效 成 分	没食子酸（gallic acid），分子量170.12。 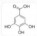

抗癌种类及研究

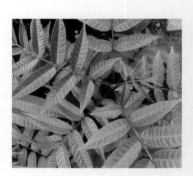

• 胃癌、前列腺癌、肺癌、乳腺癌

2013年2月，贵州大学以 "*Antiproliferative activity and apoptosis-inducing mechanism of constituents from Toona sinensis on human cancer cells*" 为标题在 *Cancer Cell International* 发表论文。对胃癌、前列腺癌、肺癌、乳腺癌细胞有抑制活性。

• 白血病

2012年10月，亚洲大学以 "*In vitro and in vivo activity of gallic acid and Toona sinensis leaf extracts against HL-60 human premyelocytic leukemia*" 为标题在 *Food and Chemical Toxicology* 发表论文。对白血病有抗增生作用。

• 结肠癌、肝癌、乳腺癌

2012年1月，天津农学院以 "*Antioxidization and antiproliferation of extract from leaves of Toona sinensis*" 为标题在《中南大学学报（医学版）》期刊发表论文。抑制结肠癌、肝癌和乳腺癌细胞增生。

• 口腔癌

2010年11月，大仁科技大学以 "*Anti-neoplastic effects of gallic acid, a major component of Toona sinensis leaf extract, on oral squamous carcinoma cells*" 为标题在 *Molecules* 发表论文。没食子酸抗口腔癌。

• 卵巢癌

2006年8月，义守大学以 "*The fractionated Toona sinensis leaf extract induces apoptosis of human ovarian cancer cells and inhibits tumor growth in a murine xenograft model*" 为标题在 *Gynecologic Oncology* 发表论文。能够抑制卵巢癌细胞增生，没有显著肾毒性、肝毒性或骨髓抑制。

 其他补充

在中国，香椿嫩叶被当作蔬菜，花具葱味，一般认为红色嫩叶比绿色叶子味道更好。

蒺藜
Tribulus terrestris

肝癌　前列腺癌　肾癌　乳腺癌

科　　　别	蒺藜科，蒺藜属，开花植物。
外 观 特 征	小坚果或"种子"很坚硬，附有2～3个锋利的刺，像山羊或牛的头，这些刺相当锋利，能穿刺自行车轮胎或割草机轮胎。
药材及产地	以根、茎、叶、花、种子入药。原产于欧洲的温带和热带地区、亚洲南部地区、非洲和澳大利亚。主产于河南、河北、山东、陕西等地。
相 关 研 究	具有抗菌和抗真菌活性。
有 效 成 分	蒺藜皂苷（terrestrosin D），分子量1049.15。

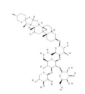

抗癌种类及研究

• 前列腺癌

2014年，日本高知医学院（Kochi Medical School）以"*Terrestrosin D, a steroidal saponin from Tribulus terrestris L., inhibits growth and angiogenesis of human prostate cancer in vitro and in vivo*"为标题在 *Pathobiology* 发表论文。有抗肿瘤和抗血管新生活性。

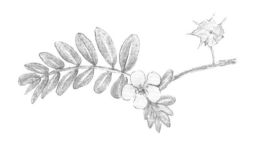

• 肝癌

2011年6月，韩国忠南大学（Chungnam National University）以"*Aqueous extract of Tribulus terrestris Linn induces cell growth arrest and apoptosis by down-regulating NF-κB signaling in liver cancer cells*"为标题在 *Journal of Ethnopharmacology* 发表论文。可用作肝癌患者的抗癌剂。

• 肾癌

2005年8月，华东师范大学以《蒺藜皂苷对肾癌细胞的实验研究》为标题在《中国中药杂志》发表论文。在体外可显著抑制肾癌细胞生长，部分通过细胞凋亡机制。

其他补充

> 蒺藜皂苷有被开发成抗癌药物的潜力。

• 乳腺癌

2003年2月，华东师范大学以《蒺藜皂苷对乳腺癌细胞Bcap-37的体外抑制作用》为标题在《中药材》发表论文。对乳腺癌细胞有抑制作用。

栝楼
Trichosanthes kirilowii

结肠癌　　肺癌　　乳腺癌　　肝癌

科　　　　别	葫芦科，栝楼属，多年生草质藤本植物，又名瓜蒌。
外 观 特 征	长可达10米，块根圆柱状，茎攀缘，卷须腋生，叶互生，近圆形，花白色，裂片5。瓠果近球形，熟时橙黄色，光滑。
药材及产地	以根、果实、种子入药。根称为天花粉，是50种基本中药之一。分布于河南、山东、河北、山西、陕西等地。
相 关 研 究	抗单纯疱疹病毒，抗炎，抗艾滋病毒，抗糖尿病。
有 效 成 分	葫芦素（cucurbitacin），分子量514.65。

抗癌种类及研究

• 结肠癌

2016年2月，山西大学以 "*A serine protease extracted from Trichosanthes kirilowii induces apo ptosis via the PI3K/AKT-mediated mitochondrial pathway in human colorectal adenocarcinoma cells*" 为标题在 *Food & Function* 发表论文。诱导凋亡，有治疗结肠癌的潜力。

• 肺癌

2015年，上海中医药大学以 "*Trichosanthes kirilowii fruits inhibit non-small cell lung cancer cell growth through mitotic cell-cycle arrest*" 为标题在 *American Journal of Chinese Medicine* 发表论文。其是非小细胞肺癌治疗的有效天然产物。

• 乳腺癌

2012年，香港中文大学以 "*Trichosanthin inhibits breast cancer cell proliferation in both cell lines and nude mice by promotion of apoptosis*" 为标题在 *PLoS One* 发表论文。诱导乳腺癌细胞凋亡。

• 肝癌

2009年4月，日本职业与环境卫生大学（University of Occupational and Environmental Health）以 "*Cucurbitacin D isolated from Trichosanthes kirilowii induces apoptosis in human hepatocellular carcinoma cells in vitro*" 为标题在 *International Immunopharmacology* 发表论文。葫芦素是抗肝癌候选药物。

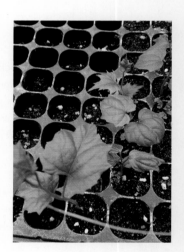

其他补充

葫芦素有望开发成抗癌药物。英语中，栝楼为中国黄瓜。

T

栝楼
Trichosanthes kirilowii

胡卢巴
Trigonella foenum-graecum

 前列腺癌　 结肠癌

 淋巴瘤　 甲状腺癌　 乳腺癌

科　　　别	豆科，胡卢巴属，一年生草本植物。
外 观 特 征	高30～80厘米，全株有香气，茎直立，叶由三片椭圆小叶组成，白色花冠蝶形，荚果内有黄色种子10～20粒。
药材及产地	以种子入药。分布于阿富汗、巴基斯坦、印度等地，印度是最大生产国。
相 关 研 究	抗糖尿病，也具有抗氧化、抗过敏、抗炎、止痛作用。
有 效 成 分	薯蓣皂素（diosgenin），分子量414.62。

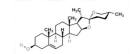

抗癌种类及研究

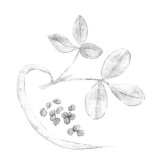

• 淋巴瘤、甲状腺癌、乳腺癌

2014年3月，沙特阿拉伯费萨尔国王专科医院及研究中心（King Faisal Specialist Hospital and Research Centre）以"*The selective cytotoxic anti-cancer properties and proteomic analysis of Trigonella Foenum-Graecum*"为标题在*BMC Complementary and Alternative Medicine*发表论文。对淋巴瘤、甲状腺癌、乳腺癌细胞有选择性细胞毒性，对正常细胞则无。

• 前列腺癌

2011年，嘉南药理大学以"*Diosgenin, a steroidal saponin, inhibits migration and invasion of human prostate cancer PC-3 cells by reducing matrix metalloproteinases expression*"为标题在*PLoS One*发表论文。证实胡卢巴薯蓣皂素对前列腺癌细胞有抑制作用。

• 乳腺癌

2011年，沙特阿拉伯国王大学（King Saud University）以"*Fenugreek, a naturally occurring edible spice, kills MCF-7 human breast cancer cells via an apoptotic pathway*"为标题在*Asia Pacific Journal of Cancer Prevention*发表论文。可辅助乳腺癌患者治疗。

• 结肠癌

2004年8月，美国健康基金会癌症中心（American Health Foundation Cancer）以"*Diosgenin, a steroid saponin of Trigonella foenum graecum (Fenugreek), inhibits azoxymethane-induced aberrant crypt foci formation in F344 rats and induces apoptosis in HT-29 human colon cancer cells*"为标题在*Cancer Epidemiology Biomarkers & Prevention*发表论文。抑制大鼠结肠癌发生，有潜力成为新型的结肠癌预防剂。

 其他补充

薯蓣皂素可开发成抗癌药物。干燥或新鲜的叶子作为香草，种子作为香料，新鲜叶子和芽可作为蔬菜。

延龄草
Trillium tschonoskii

肺癌　大肠癌

科　　　别	藜芦科，延龄草属，多年生草本植物。
外 观 特 征	高15～50厘米，菱状卵形叶三片，顶生白花，黑紫色浆果。
药 材 及 产 地	以根茎入药。分布于中国、朝鲜、日本及印度等地。
相 关 研 究	有抗炎作用。
有 效 成 分	巴黎皂苷Ⅶ。

抗癌种类及研究

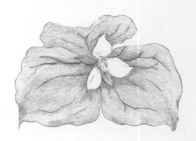

• 肺癌

2015年6月，第四军医大学以 "*Paris Saponin VII Inhibits the Migration and Invasion in Human A549 Lung Cancer Cells*" 为标题在 *Phytotherapy Research* 发表论文。抗肺癌转移。

• 大肠癌

2014年1月，第四军医大学以 "*Paris saponin VII inhibits growth of colorectal cancer cells through Ras signaling pathway*" 为标题在 *Biochemical Pharmacology* 发表论文。可能是潜在的大肠癌治疗剂。

其他补充

未发现中药典籍关于延龄草有抗癌作用的记载。延龄草活性化合物巴黎皂苷Ⅶ可开发成抗癌药物。

延龄草 *Trillium tschonoskii*

昆明山海棠
Tripterygium hypoglaucum

结肠癌

科　　　别	卫矛科，雷公藤属，藤本灌木，中国特有植物，又名断肠草。
外 观 特 征	高1～4米，叶革质，长卵形，花绿色，翅果。
药 材 及 产 地	以根入药。分布在贵州、四川、云南等地。
相 关 研 究	能抗单纯疱疹病毒1型。
有 效 成 分	生物碱。

抗癌种类及研究

• 结肠癌

2014年，第三军医大学以 "*Total alkaloids of Tripterygium hypoglaucum (levl.) Hutch inhibits tumor growth both in vitro and in vivo*" 为标题在 *Journal of Ethnopharmacology* 发表论文。抑制小鼠结肠癌异种移植模式，通过诱导细胞凋亡，有效抑制体外和体内肿瘤生长，可开发为潜在的抗癌剂。

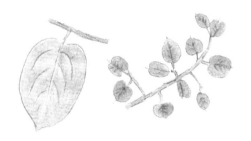

其他补充

全株有毒，民间称为断肠草，有"牛羊吃后痛断肠，不死皮毛也脱光"之说。具有致突变性。民众千万不能自行食用。

雷公藤
Tripterygium wilfordii

 卵巢癌 子宫颈癌　 胰腺癌　 肺癌　 脑瘤

 乳腺癌　 黑色素瘤　 白血病　 前列腺癌　肝癌

科　　　别	卫矛科，雷公藤属，落叶蔓性灌木。
外 观 特 征	高1～3米，小枝棕红，叶互生、椭圆形，花白色，翅果。
药 材 及 产 地	以根入药。主要分布于东亚地区，包括日本、朝鲜及中国。
相 关 研 究	有抗炎和免疫调节作用。
有 效 成 分	雷公藤甲素（triptolide），分子量360.40。

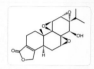

抗癌种类及研究

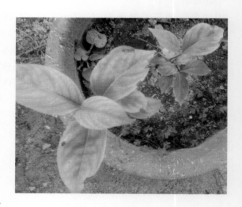

• 肝癌、脑瘤、乳腺癌、肺癌

2016年6月，沈阳药科大学以"*Kaurane and abietane diterpenoids from the roots of Tripterygium wilfordii and their cytotoxic evaluation*"为标题在*Bioorganic & Medicinal Chemistry Letters*发表论文。活性成分对肝癌、脑瘤、乳腺癌、肺癌细胞有显著细胞毒性。

• 乳腺癌

2013年9月，美国蒙特克莱尔州立大学（Montclair State University）以"*Triptolide induces lysosomal-mediated programmed cell death in MCF-7 breast cancer cells*"为标题在*International Journal of Womens Health*发表论文。诱导乳腺癌细胞凋亡，有潜力成为抗癌治疗剂。

• 黑色素瘤

2013年3月，亚东纪念医院以"*Triptolide induces S phase arrest via the inhibition of cyclin E and CDC25A and triggers apoptosis via caspase-and mitochondrial-dependent signaling pathways in A375.S2 human melanoma cells*"为标题在*Oncology Reports*发表论文。可抑制黑色素瘤细胞。

• 白血病

2013年2月，美国埃默里大学（Emory University）以"*Triptolide inhibits MDM2 and induces apoptosis in acute lymphoblastic leukemia cells through a p53-independent pathway*"为标题在*Molecular Cancer Therapeutics*发表论文。表现出抗白血病作用。

• 前列腺癌

2012年，西北农林科技大学以 "*Triptolide inhibits the proliferation of prostate cancer cells and down-regulates SUMO-specific protease 1 expression*" 为标题在 *PLoS One* 发表论文。抑制前列腺癌细胞生长，诱导细胞死亡，也显著抑制异种移植的前列腺癌肿瘤。

• 卵巢癌

2012年11月，第四军医大学唐都医院以 "*Triptolide inhibits ovarian cancer cell invasion by repression of matrix metalloproteinase 7 and 19 and upregulation of E-cadherin*" 为标题在 *Experimental & Molecular Medicine* 发表论文。是治疗卵巢癌并减少转移的候选药物。

• 胰腺癌、子宫颈癌

2006年5月，美国俄亥俄州立大学（The Ohio State University）以 "*Mechanism of triptolide-induced apoptosis: Effect on caspase activation and Bid cleavage and essentiality of the hydroxyl group of triptolide*" 为标题在 *Journal of Molecular Medicine* 发表论文。抑制胰腺癌和子宫颈癌细胞生长，诱导凋亡。

其他补充

有毒。雷公藤甲素可开发成抗癌药物。

娃儿藤
Tylophora ovata

胃癌　　肝癌　　神经母细胞瘤　　乳腺癌　　肺癌

科　　　别	夹竹桃科，娃儿藤属，多年生草本或直立小灌木。
外 观 特 征	叶对生，聚伞花序，花冠5深裂。
药材及产地	以茎、叶入药。分布于印度、缅甸、越南及中国。
相 关 研 究	具抗炎作用。
有 效 成 分	娃儿藤碱（tylophorine）， 分子量393.47。

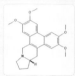

抗癌种类及研究

• 胃癌、肝癌、神经母细胞瘤、乳腺癌、肺癌

2011年11月，中国台湾卫生研究院以 "*Isolation and biological activities of phenanthroindolizidine and septicine alkaloids from the Formosan Tylophora ovata*" 为标题在 *Planta Medica* 期刊发表论文。能抑制胃癌、肝癌、神经母细胞瘤、乳腺癌、肺癌细胞生长。

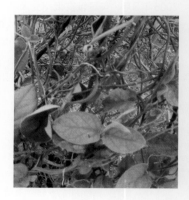

其他补充

另一个品种印度娃儿藤（*Tylophora indica*）也有抗癌作用，所含的娃儿藤碱经调控信号传递路径，能抗血管新生，因此可开发成抗癌药物。

娃儿藤
Tylophora ovata

T

土半夏
Typhonium blumei

肺癌　　前列腺癌　乳腺癌

科　　　别	天南星科，犁头尖属，多年生草本植物。
外 观 特 征	球形块茎，单叶根生，具有长叶柄，花序柄单一，淡绿色，圆柱形，佛焰苞管部绿色，浆果卵圆形。
药材及产地	以块根入药。分布于中国。
相 关 研 究	有消肿、解毒、消炎活性。
有 效 成 分	菜油甾醇（campesterol），分子量400.69。

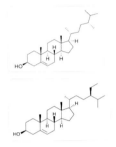

谷甾醇（β-sitosterol），
分子量414.72。

抗癌种类及研究

• 肺癌、前列腺癌、乳腺癌

2011年5月，义守大学以"*Typhonium blumei extract inhibits proliferation of human lung adenocarcinoma A549 cells via induction of cell cycle arrest and apoptosis*"为标题在 *Journal of Ethnopharmacology* 发表论文。对肺癌、前列腺癌、乳腺癌细胞具毒性，所含的菜油甾醇、谷甾醇显示最大抗增生活性。

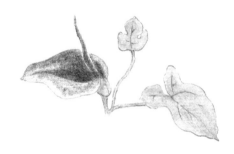

其他补充

有毒。土半夏与半夏为不同属植物。菜油甾醇与谷甾醇可开发成抗癌药物。

犁头尖
Typhonium divaricatum

 乳腺癌　 肺癌

科　　　别	天南星科，犁头尖属，多年生草本植物。
外 观 特 征	块茎椭圆形，褐色，叶具长柄，心状戟形，先端渐尖，佛焰苞下部绿色，苞片深紫色，浆果卵圆形。
药材及产地	以块茎或全草入药。分布在印度尼西亚、泰国及中国等地。
相 关 研 究	有抗病毒活性。
有 效 成 分	凝集素。

抗癌种类及研究

• 乳腺癌、肺癌

2007年5月，四川大学以 "*A novel mannose-binding tuber lectin from Typhonium divaricatum (L.) Decne (family Araceae) with antiviral activity against HSV-II and anti-proliferative effect on human cancer cell lines*" 为标题在 *Journal of Biochemistry and Molecular Biology* 发表论文。能抑制乳腺癌和肺癌细胞。

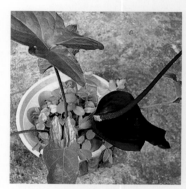

注：图片由阿草伯药用植物园提供

其他补充

有毒。需进一步探讨其抗癌活性化合物。1992年在《马来西亚医学期刊》上有一则报道，叙述犁头尖对淋巴瘤细胞的抑制作用。

犁头尖 *Typhonium divaricatum*

独角莲
Typhonium giganteum

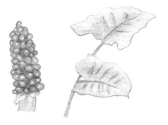

肝癌

科　　　别	天南星科，犁头尖属，多年生草本植物。
外 观 特 征	块茎椭圆形，叶根生，戟状，1～4片，佛焰苞紫色，浆果。
药材及产地	以块茎入药，中药名"白附子"。亚洲热带地区、南太平洋和澳大利亚特有，在中国分布于湖北、江苏、福建等地。
相 关 研 究	通过激活特定离子通道，对脑缺血具有神经保护作用。
有 效 成 分	萃取物。

抗癌种类及研究

• 肝癌

2011年9月，东北林业大学以"*SFE-CO2 extract from Typhonium giganteum Engl. tubers, induces apoptosis in human hepatoma SMMC-7721 cells involvement of a ROS-mediated mitochondrial pathway*"为标题在*Molecules*发表论文。萃取物抑制肝癌细胞，阻滞细胞周期并诱导凋亡。

其他补充

有毒，是中国香港政府管制的毒剧中药。独角莲的叶片幼小时内卷如独角状，似"小荷才露尖尖角"，故名。

钩藤
Uncaria rhynchophylla

 肝癌　 肺癌　 卵巢癌

 前列腺癌　 乳腺癌　 胰腺癌

科　　　别	茜草科，钩藤属，常绿藤本植物，又名鱼钩藤，在美洲称为猫爪。
外 观 特 征	高10～15米，钩在叶子的基部向下弯曲，隐藏在树叶下，从下方可看到。
药材及产地	以干燥带钩茎枝入药。分布于陕西、安徽、云南等地，南美洲亚马孙雨林也有分布。
相 关 研 究	能有效改善帕金森病，抑郁及失眠等症状也有所减轻。所含的异钩藤碱可消除大脑内引致帕金森病的异常蛋白。
有 效 成 分	钩藤碱（rhynchophylline），分子量384.46。

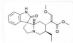

抗癌种类及研究

• 肺癌、肝癌、卵巢癌

2016年3月，中国药科大学以"*Two new ortho benzoquinones from Uncaria rhynchophylla*"为标题在*Chinese Journal of Natural Medicine*发表论文。显著抑制肺癌、肝癌、卵巢癌细胞增生。

• 前列腺癌、乳腺癌、胰腺癌

2005年7月，美国加利福尼亚大学旧金山分校（University of California, San Francisco）以"*In vitro anticancer activity of twelve Chinese medicinal herbs*"为标题在*Phytotherapy Research*发表论文。钩藤有效抑制前列腺癌、乳腺癌、胰腺癌细胞。

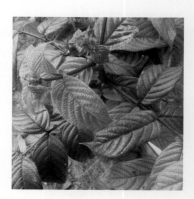

其他补充

钩藤碱有被开发成抗癌药物的潜力。

麦蓝菜
Vaccaria segetalis

 乳腺癌　 胰腺癌

 肺癌　 前列腺癌　 白血病

科　　　别	石竹科，麦蓝菜属，一年生草本植物。
外 观 特 征	高达70厘米，茎分枝，灰绿色，无毛。叶子对生，初夏开淡红色小花。
药材及产地	以干燥成熟种子入药，名王不留行。原产于欧亚大陆，分布于欧洲、亚洲。
相 关 研 究	未发现有其他功效的报道。
有 效 成 分	王不留行次皂苷（vaccaroside）， 分子量1135.24。

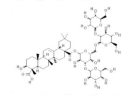

抗癌种类及研究

• 肺癌、前列腺癌、白血病

2008年1月，上海生物科学研究所以 "*Cytotoxic triterpenoid saponins from Vaccaria segetalis*" 为标题在 *Journal of Asian Natural Products Research* 发表论文。所含化合物显示肺癌、前列腺癌、白血病细胞毒性。

• 肺癌、前列腺癌、乳腺癌、胰腺癌

2005年7月，美国加利福尼亚大学旧金山分校（University of California, San Francisco）以 "*In vitro anticancer activity of twelve Chinese medicinal herbs*" 为标题在 *Phytotherapy Research* 发表论文。有效抑制肺癌、前列腺癌、乳腺癌和胰腺癌细胞。

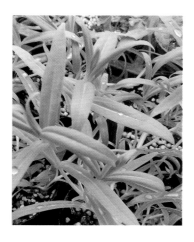

其他补充

中国科学院上海药物研究所获得专利——《从中药王不留行中分离获得的三萜类化合物及它们的用途》，公开了从中药王不留行中分离获得的六个三萜皂苷类化合物：王不留行次皂苷等。经体外抗肿瘤试验表明，该类化合物对前列腺癌、白血病和肺癌细胞株具有明显的抑制作用。

麦蓝菜 *Vaccaria segetalis*

蜘蛛香
Valeriana jatamansi

 卵巢癌　 结肠癌　 前列腺癌

科　　　别	忍冬科，缬草属，多年生草本植物。
外 观 特 征	高 30～70 厘米，叶片心形，花小，白或淡红色。
药材及产地	以根茎、全草入药。分布在印度，中国的贵州、西藏、四川等地。
相 关 研 究	有抗氧化活性。
有 效 成 分	缬草醚酯。

抗癌种类及研究

• 前列腺癌、结肠癌

2015 年 5 月，第二军医大学以 "*Three decomposition products of valepotriates from Valeriana jatamansi and their cytotoxic activity*" 为标题在 *Journal of Asian Natural Products Research* 发表论文。对前列腺癌、结肠癌有选择性细胞毒性。

• 卵巢癌

2013 年 5 月，上海生命科学研究院以 "*Valeriana jatamansi constituent IVHD-valtrate as a novel therapeutic agent to human ovarian cancer: in vitro and in vivo activities and mechanisms*" 为标题在 *Current Cancer Drug Targets* 发表论文。其是潜在的卵巢癌治疗剂。

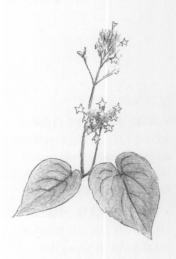

其他补充

中国科学院在其网站的科普文章中介绍了蜘蛛香，称其为苗药经典。因为主根粗大，须根分布于周围，形似蜘蛛，而且气味芳香，因此得名。蜘蛛香主要分布在贵州。

毛蕊花
Verbascum thapsus

肺癌

科　　　别	玄参科，毛蕊花属，二年生双子叶植物。
外观特征	可长至2米以上，全株密披星状毛，基生叶，花黄色，聚于茎干。
药材及产地	以全草入药。原产于欧洲、非洲和亚洲，后引进美洲和大洋洲。
相关研究	有驱虫、抗病毒、抗炎、解痉作用。
有效成分	木犀草素（luteolin），分子量286.24。

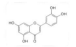

抗癌种类及研究

• 肺癌

2011年5月，中国科学院昆明植物研究所以"*Isolation of chemical constituents from the aerial parts of Verbascum thapsus and their antiangiogenic and antiproliferative activities*"为标题在 *Archives of pharmacal Research* 发表论文。木犀草素能抗细胞增生，诱导肺癌细胞凋亡。

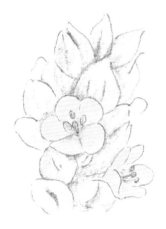

其他补充

木犀草素也常见于其他植物叶中，如芹菜、百里香、蒲公英等。木犀草素可开发成抗癌药物。

马鞭草
Verbena officinalis

肝癌

白血病

科　　　别	马鞭草科，马鞭草属，多年生草本植物。
外 观 特 征	高30~120厘米，叶缘锯齿形，穗状花序，顶生或腋生，状似马鞭，夏秋开淡紫色唇形花。
药材及产地	以全草入药。原产于欧洲，在中国华东、华南等地都有分布。
相 关 研 究	有抗氧化、抗真菌、抗炎活性。
有 效 成 分	柠檬醛（citral），分子量152.24。

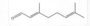

抗癌种类及研究

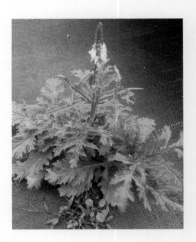

• 肝癌

2013年4月，新乡医学院第一附属医院以 "*Study on in-vivo anti-tumor activity of Verbena officinalis extract*" 为标题在 *African Journal of Traditional, Complementary, and Alternative Medicines* 发表论文。在小鼠体内有抗肝癌肿瘤作用。

• 白血病

2009年10月，意大利萨勒诺大学（University of Salerno）以 "*Verbena officinalis essential oil and its component citral as apoptotic-inducing agent in chronic lymphocytic leukemia*" 为标题在 *International Journal of Immunopathology and Pharmacology* 发表论文。柠檬醛精油有促白血病凋亡活性，直接激活半胱天冬酶3。

其他补充

柠檬醛可开发成抗癌药物。乡下有许多马鞭草，像鞭子一样，常被折来玩，当时不知其名。台北喜来登饭店浴室里摆着含有马鞭草精油的法国洗发水。一直以来，它以不同形式出现在人们身边。

扁桃斑鸠菊
Vernonia amygdalina

乳腺癌

科　　　别	菊科，斑鸠菊属，小灌木，又名南非叶。
外 观 特 征	高2~5米，叶椭圆形，树皮粗糙，因有苦味，称为苦叶。
药 材 及 产 地	以叶入药。原产于南非，台湾民间栽培较多。
相 关 研 究	有抗氧化、抗炎、镇痛、抗疟原虫作用。
有 效 成 分	萃取物。

抗癌种类及研究

• 乳腺癌

2013年1月，美国杰克逊州立大学（Jackson State University）
以"*Vernonia amygdalina-Induced Growth Arrest and Apoptosis of
Breast Cancer (MCF-7) Cells*"为标题在*Pharmacology & Pharmacy*
发表论文。叶萃取物可作为乳腺癌的抗癌候选药物。

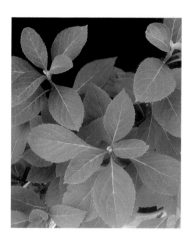

其他补充

1. 扁桃斑鸠菊生长于南非，从马来西亚、新加坡移植到中国，中药典籍
并无相关记载。叶可食用，是非洲一些国家的主食蔬菜。应深入探讨
扁桃斑鸠菊萃取物中的抗癌活性化合物。

2. 佩替特博士（George R. Pettit）为亚利桑那州立大学有机化学教授，
著有《来自动物、植物和微生物的抗癌药物》一书。在哈佛担任博士
后研究时，他曾到实验室来聊了一下，因为当时所用的分离自海洋生
物的苔藓虫素（bryostatin 1）正是他所赠送的。另一个由他发现并合
成的著名抗癌药物为考布他汀（combretastatin），源自南非柳树。"我
一直认为，甚至当我还是小孩时，自然产生的物质——植物、动物、
微生物，真的是寻找药物的最佳所在"，他说。

香菫菜
Viola odorata

 乳腺癌 肺癌 肾癌 骨髓瘤 淋巴瘤白血病

科　　　别	菫菜科，菫菜属，多年生草本植物，又名丛生三色菫。
外 观 特 征	高3~15厘米，无地上茎，枝匍匐，根茎较粗，淡褐色，密生结节，节处生根，花深紫色，芳香，蒴果球形。
药 材 及 产 地	以全草入药。原产于欧洲、非洲北部、亚洲西部等地。
相 关 研 究	有抗慢性失眠、抗高血压和血脂异常作用。
有 效 成 分	环肽。

抗癌种类及研究

● 白血病、肺癌、淋巴瘤、肾癌、骨髓瘤

2002年4月，瑞典乌普萨拉大学（Uppsala University）以 "*Cyclotides: a novel type of cytotoxic agents*" 为标题在 *Molecular Cancer Therapeutics* 发表论文。香菫菜所含的环肽对白血病、肺癌、淋巴瘤、肾癌、骨髓瘤细胞显示出强大的细胞毒性。

● 乳腺癌

2010年，美国杜兰大学（Tulane University）以 "*Anticancer and chemosensitizing abilities of cycloviolacin O2 from Viola odorata and psyle cyclotides from Psychotria leptothyrsa*" 为标题在 *Biopolymers* 发表论文。对乳腺癌细胞有强大的细胞毒性，但对正常内皮细胞无作用，显示所含环肽对癌细胞的特异性，是耐药性乳腺癌的潜在化学增敏及治疗剂。

其他补充

> 中药典籍未发现有关于香菫菜抗癌作用的记载，香菫菜所含的环肽可开发成抗癌药物。

白果槲寄生
Viscum album

肝癌

胰腺癌

头颈癌

科　　　别	檀香科，槲寄生属，半寄生灌木。
外 观 特 征	生长在其他树木的树枝上，茎有叉状分枝，叶子对生，球形浆果，呈半透明，黄色或橙红色。
药材及产地	茎和叶可入药。原产于欧洲、西亚和南亚等地。
相 关 研 究	是天然抗氧化剂和抗菌剂。
有 效 成 分	萃取物。

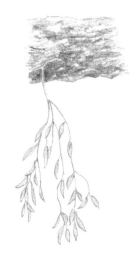

抗癌种类及研究

• 肝癌

2015年，韩国韩京国立大学（Hankyong National University）以 "*Viscum Album Var Hot Water Extract Mediates Anti-cancer Effects through G1 Phase Cell Cycle Arrest in SK-Hep1 Human Hepatocarcinoma cells*" 为标题在 *Asian Pacific Journal of Cancer Pevention* 发表论文。能抑制肝癌细胞增生，但对正常肝细胞无细胞毒性。

• 头颈癌

2013年11月，巴西圣保罗大学（University of São Paulo）以 "*Cytotoxic effects of mistletoe (Viscum album L.) in head and neck squamous cell carcinoma cell lines*" 为标题在 *Oncology Reports* 发表论文。萃取物被当作头颈癌辅助治疗药物。

• 胰腺癌

2013年12月，德国特拉格临床研究所（Clinical Research Dr. Tröger）以 "*Viscum album [L.] extract therapy in patients with locally advanced or metastatic pancreatic cancer: a randomised clinical trial on overall survival*" 为标题在 *European Journal of Cancer* 发表论文。能延长胰腺癌患者的生存期。

其他补充

德国进行的临床试验显示，白果槲寄生能延长胰腺癌患者生命。期待早日找出萃取物中的活性抗癌化合物。中国科学院成都生物研究所报道，白果槲寄生植物能促进生物多样性，认为白果槲寄生能提供果实和花蜜，以及鸟类和昆虫的栖息场所，也通过落叶分解，使土壤养分肥沃，进而促进生物多样性。

黄荆
Vitex negundo

 前列腺癌　 乳腺癌　 肝癌

 胰腺癌　 肺癌　 卵巢癌 子宫颈癌

科　　　别	马鞭草科，牡荆属，灌木或小乔木，又名牡荆。
外 观 特 征	高可至4米，小枝呈四棱形，掌状复叶，花淡紫色，外有柔毛，球形核果。
药材及产地	茎、叶、种子和根可入药。主要分布于非洲、南亚、东亚、东南亚等地。
相 关 研 究	有抗菌、抗炎、支气管扩张作用。
有 效 成 分	牡荆素（vitexin）， 分子量432.38。

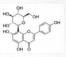

猫眼草黄素（chrysoplenetin），
分子量374.34。

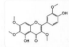

抗癌种类及研究

• 肝癌

2014年2月，中南大学以"*Purified vitexin compound 1 inhibits growth and angiogenesis through activation of FOXO3a by inactivation of Akt in hepatocellular carcinoma*"为标题在 *International Journal of Molecular Medicine* 发表论文。牡荆素是潜在的肝癌治疗候选药物。

• 胰腺癌、肺癌、卵巢癌、前列腺癌

2011年12月，日本富山大学（University of Toyama）以"*Identification of chrysoplenetin from Vitex negundo as a potential cytotoxic agent against PANC-1 and a panel of 39 human cancer cell lines (JFCR-39)*"为标题在 *Phytotherapy Research* 发表论文。对胰腺癌、肺癌、卵巢癌和前列腺癌细胞最敏感。

• 乳腺癌、前列腺癌、肝癌、子宫颈癌

2009年8月，中南大学以"*Vitexins, nature-derived lignan compounds, induce apoptosis and suppress tumor growth*"为标题在 *Clinical Cancer Research* 发表论文。在肿瘤异种移植动物模式中，对乳腺癌、前列腺癌、肝癌和子宫颈癌有抗肿瘤活性。

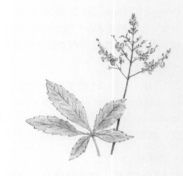

其他补充

牡荆素与猫眼草黄素有被开发成抗癌药物的潜力。昔日贫穷妇女用黄荆枝条做成发簪，称为"荆钗"，因此古人谦称自己的妻子为"拙荆"。黄荆枝条坚韧不易断裂，古时用来制作刑杖，"负荆请罪"用的即是黄荆。

单叶蔓荆

Vitex rotundifolia

 前列腺癌　 白血病　 胃癌 结肠癌 大肠癌　 肺癌　 胶质母细胞瘤

科　　　别	马鞭草科，牡荆属，多年生藤状植物。
外 观 特 征	茎匍匐，单叶对生，夏季开花，圆形果实成串状。
药材及产地	以干燥果实入药。分布于中国、日本、印度等地。主产于山东、福建。
相 关 研 究	有抗炎作用。
有 效 成 分	蔓荆子黄素（vitexicarpin）， 分子量374.34。

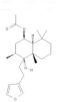

蔓荆呋喃（rotundifuran），
分子量362.50。

抗癌种类及研究

• 肺癌

2014 年 1 月，湖南师范大学以 "*Casticin suppresses self-renewal and invasion of lung cancer stem-like cells from A549 cells through down-regulation of pAkt*" 为标题在 *Acta Biochimica et Biophysica Sinica* 发表论文。蔓荆子黄素消除癌症干细胞，可能是治疗肺癌的候选化合物。

• 胶质母细胞瘤

2013 年，中国人民解放军成都军区总医院以 "*Casticin induces human glioma cell death through apoptosis and mitotic arrest*" 为标题在 *Cellular Physiology and Biochemistry* 发表论文。具抗脑瘤的潜力。

• 胃癌、结肠癌

2013 年 10 月，韩国科尔马有限公司（Kolmar Korea Co., Ltd.）以 "*Antiproliferative effect of flavonoids from the halophyte Vitex rotundifolia on human cancer cells*" 为标题在 *Natural Product Communications* 发表论文。对胃癌和结肠癌细胞有抑制作用。

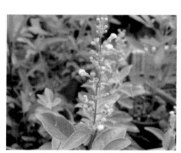

注：图片由阿草伯药用植物园提供

• 前列腺癌

2012年，辽宁师范大学以"*Vitexicarpin induces apoptosis in human prostate carcinoma PC-3 cells through G2/M phase arrest*"为标题在 *Asian Pacific Journal of Cancer Prevention* 发表论文。可成为前列腺癌治疗药物。

• 肺癌、大肠癌

2002年4月，日本东海大学（Tokai University）以"*New diterpenes and norditerpenes from the fruits of Vitex rotundifolia*"为标题在 *Journal of Natural Products* 发表论文。蔓荆子黄素对人肺癌和大肠癌细胞具有相当大的生长抑制活性。

• 白血病

2001年9月，韩国圆光大学（Wonkwang University）以"*Rotundifuran, a labdane type diterpene from Vitex rotundifolia, induces apoptosis in human myeloid leukaemia cells*"为标题在 *Phytother Research* 发表论文。可作为潜在的白血病化学预防和治疗剂。

其他补充

1 中国、日本、韩国对此中药都发表了抗癌相关的论文，主成分蔓荆子黄素更是令人期待，因为它能除掉肺癌干细胞。未来癌症研究要有新突破，需要发现能消灭癌症干细胞的化合物，这样才有利于将癌症斩草除根。

2 癌症干细胞可在肿瘤或白血病中发现，是一种具有产生所有类型癌细胞的能力，并有干细胞特性的癌细胞。20世纪90年代末期，加拿大科学家约翰·迪克博士在急性骨髓性白血病中发现，是目前癌症研究的焦点。它通过干细胞自我更新和分化过程，产生不同类型的肿瘤。

苍耳
Xanthium strumarium

肝癌　　肺癌　　胃癌

科　　　　别	菊科，苍耳属，一年生草本植物。
外 观 特 征	高20～90厘米，阔叶互生，叶缘齿状，夏秋开花，果实为纺锤形，有钩刺，极易附着在衣物或动物皮毛上。
药材及产地	以全草入药，果实为苍耳子。分布于东亚、俄罗斯、北美等地。
相 关 研 究	有抗菌作用。
有 效 成 分	叶黄制菌素（xanthatin），分子量246.30。

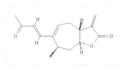

抗癌种类及研究

• 肝癌、肺癌

2013年5月，中国科学院成都生物研究所以"*Cytotoxic sesquiterpene lactones from aerial parts of Xanthium sibiricum*"为标题在 *Planta Medica* 发表论文。对肝癌和肺癌有显著的细胞毒性。

• 胃癌

2012年6月，南京中医药大学以"*Xanthatin induces G2/M cell cycle arrest and apoptosis in human gastric carcinoma MKN-45 cells*"为标题在 *Planta Medicia* 发表论文。对胃癌细胞具抗增生和促凋亡作用，有治疗胃癌的潜力。

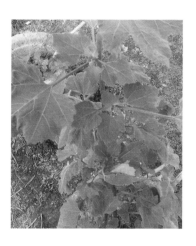

其他补充

有毒。叶黄制菌素可开发成抗癌药物。

文冠果
Xanthoceras sorbifolium

卵巢癌
子宫颈癌

黑色素瘤

科　　　别	无患子科，文冠果属，落叶灌木或小乔木。
外 观 特 征	高2～5米，小枝红褐色，无毛，羽状复叶，花白色，基部紫红色，脉纹明显，有5个花瓣。
药材及产地	以茎、枝叶、果皮入药。分布于中国西北部至东北部地区。药材主产于内蒙古。
相 关 研 究	有酪氨酸酶抑制和抗氧化活性。
有 效 成 分	文冠果柄苷（xanifolia），分子量1115.25。

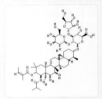

抗癌种类及研究

• 卵巢癌

2008年7月，美国贝勒医学院（Baylor College of Medicine）以 "*Cytotoxic acylated triterpene saponins from the husks of Xanthoceras sorbifolia*" 为标题在 *Journal of Natural Products* 发表论文。显示对人卵巢癌细胞有抑制活性。

• 子宫颈癌、黑色素瘤

2005年11月，沈阳药科大学以 "*Two new triterpenes from the husks of Xanthoceras sorbifolia*" 为标题在 *Planta Medica* 发表论文。可显著抑制子宫颈癌和黑色素瘤细胞。

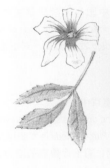

其他补充

文冠果的成分及萃取方法在中国已被申请专利，未来有成为抗癌药物的潜力。在11种癌细胞中，根据对文冠果萃取物的敏感程度分为四组：最敏感，卵巢癌细胞；敏感，膀胱癌和骨癌细胞；中等敏感，前列腺癌、白血病、肝癌、乳腺癌和脑瘤细胞；不太敏感，结肠癌、子宫颈癌和肺癌细胞。

文冠果

Xanthoceras sorbifolium

X

美洲花椒
Zanthoxylum americanum

白血病

科　　　别	芸香科，花椒属，芳香灌木或小乔木。
外 观 特 征	高可至10米，羽状复叶，花黄绿色，浆果由红转蓝黑。
药 材 及 产 地	以根、果实入药。原产于美国及加拿大。
相 关 研 究	能抗真菌。
有 效 成 分	二花瓣（dipetaline）， 分子量326.4。

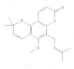

抗癌种类及研究

• 白血病

2001年8月，美国罗格斯大学（Rutgers University）以
"*Cytotoxic coumarins and lignans from extracts of the northern
prickly ash (Zanthoxylum americanum)*" 为标题在 *Phytotherapy
Research* 发表论文。在不同程度上都能抑制人白血病细胞。

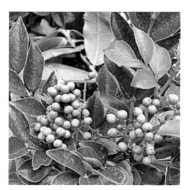

注：图片由阿草伯药用植物园提供

其他补充

化学工业出版社出版的《中药原植物化学成分手册》提到，二花瓣
具有细胞毒性，能阻断胸苷进入白血病细胞，进而抑制DNA合成。
美洲花椒也含花椒内酯，此化合物可经化学合成取得。

葱莲
Zephyranthes candida

 胰腺癌　 白血病　 肺癌　 肝癌　 结肠癌

科　　　别	石蒜科，葱莲属，多年生草本植物，又名葱兰。
外 观 特 征	地下鳞茎，线形叶，花白色，花瓣6片，花茎中空，花单生于顶部，蒴果近球形，种子黑色，扁平。
药材及产地	以全草入药。分布于南美洲中国分布于广东、江苏、浙江等地。
相 关 研 究	能抑制脊髓灰质炎病毒。
有 效 成 分	石蒜生物碱。

抗癌种类及研究

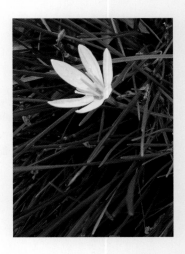

• 胰腺癌

2014年11月，华中科技大学以"*N-methylhemeanthidine chloride, a novel Amaryllidaceae alkaloid, inhibits pancreatic cancer cell proliferation via down-regulating AKT activation*"为标题在*Toxicololgy and Applied Pharmacology*发表论文。在胰腺癌细胞中有强烈细胞毒性，但在正常细胞中无显著作用。

• 白血病、肺癌、肝癌、结肠癌

2012年12月，华中科技大学以"*Cytotoxic alkaloids from the whole plants of Zephyranthes candida*"为标题在*Journal of Natural Products*发表论文。能抑制白血病、肺癌、肝癌、结肠癌细胞增生。

其他补充

香港浸会大学中医药学院记载了葱莲的抗肿瘤作用。石蒜生物碱有被开发成抗癌药物的潜力。

葱莲 *Zephyranthes candida*

Z

工具与索引

中式鸡尾酒、临床试验与毒性

中式鸡尾酒

四物汤可说是中药汤剂中大家最熟悉的一种，主要用于妇女调经补血。当然男性也可服用四物汤，并不限于女性。以下列举的这些汤剂古方，可说是中式鸡尾酒，能对抗肺癌、肝癌、结肠癌、胃癌、乳腺癌、黑色素瘤、胰腺癌、前列腺癌、子宫颈癌、膀胱癌、白血病等。因此，中药可以理解为是很好的鸡尾酒疗法。

中式抗癌鸡尾酒

汤剂	中药	对抗癌症种类
四物汤	当归、川芎、白芍、熟地黄	肺癌、子宫颈癌、胰腺癌、膀胱癌、肝癌、大肠癌、子宫颈癌
四君子汤	人参、白术、茯苓、甘草	肺癌、肝癌、结肠癌、胃癌、乳腺癌、黑色素瘤、胰腺癌、前列腺癌
八珍汤	四物汤＋四君子汤	肺癌、肝癌、结肠癌、胃癌、乳腺癌、黑色素瘤、胰腺癌、前列腺癌、子宫颈癌、膀胱癌
十全大补汤	八珍汤＋蒙古黄耆＋肉桂	肺癌、肝癌、结肠癌、胃癌、乳腺癌、黑色素瘤、胰腺癌、前列腺癌、子宫颈癌、膀胱癌、白血病
黄芩汤	黄芩、甘草、大枣、芍药	结肠癌、子宫颈癌、膀胱癌、食管癌、骨髓瘤、乳腺癌、前列腺癌、肝癌、胰腺癌、白血病、胃癌、肺癌

2002年加利福尼亚州大学旧金山分校研究员发现，有13种极具抗乳腺癌潜力的中药。此研究把5种代表不同HER-2/Neu和雌激素受体表达的乳腺癌细胞，当作体外试验的测试对象，从71种抗癌中药中筛选出能抑制乳腺癌细胞株的最佳的13种，因为它们能抑制75%～100%的癌细胞生长。它们可被当成乳腺癌鸡尾酒疗法的一种。

具有潜力的抗乳腺癌中药及学名对照

中药	学名
知母	*Anemarrhena asphodeloides*
没药	*Commiphora myrrha*
枇杷	*Eriobotrya japonica*
皂荚	*Gleditsia sinensis*
女贞	*Ligustrum lucidum*
茜草	*Rubia cordifolia*
华鼠尾草	*Salvia chinensis*
草珊瑚	*Sarcandra glabra*
半枝莲	*Scutellaria barbata*
药用蒲公英	*Taraxacum officinale*
栝楼	*Trichosanthes kirilowii*
钩藤	*Uncaria rhynchophylla*
麦蓝菜	*Vaccaria segetalis*

临床试验

目前进入临床试验的中药并不多，但相信未来会有更多有潜力的中药进入开发阶段，在人体上确认安全性及有效性。以下为几个临床试验中的主要中药及其成分。

已进行抗癌临床试验的中药

中药名称	学名	临床试验
喜树	*Camptotheca acuminata*	喜树碱类似物，已上市
长春花	*Catharanthus roseus*	长春新碱，已上市
姜黄	*Curcuma longa*	姜黄素，临床 II 期
黄芩	*Scutellaria baicalensis*	黄芩汤 PHY906，辅助化疗，临床 I 期
半枝莲	*Scutellaria barbata*	临床 II 期
水飞蓟	*Silybum marianum*	水飞蓟素，临床 II 期
美国红豆杉	*Taxus brevifolia*	紫杉醇，已上市
雷公藤	*Tripterygium wilfordii*	雷公藤甲素，临床 I 期
白果槲寄生	*Viscum album*	萃取物，随机临床试验

有毒性的抗癌药用植物

本书涉及的抗癌植物，包含一些有毒物种，读者必须对它们的毒性有一定了解，谨慎使用，以免有损健康。

许多抗癌药物由天然来源获得。一些有毒中药具有显著的抗癌作用，尽管在临床上有毒性，却可提供给科学家有利的线索。为增加抗肿瘤活性和减少不良反应，其活性成分可当成先导化合物，借此开发出既安全又有效的药剂。

有毒抗癌植物

中药名称	学名	毒性	
相思子	*Abrus precatorius*	剧毒	
泽泻	*Alisma plantago-aquatica*	全株有毒	
尖尾芋	*Alocasia cucullata*	全株有毒	
鸦胆子	*Brucea javanica*	有小毒	
牛角瓜	*Calotropis gigantea*	有毒	
喜树	*Camptotheca acuminata*	毒性强	
长春花	*Catharanthus roseus*	全株有毒	
三尖杉	*Cephalotaxus fortunei*	枝叶有毒	
海杧果	*Cerbera manghas*	全株有毒	
白屈菜	*Chelidonium majus*	有毒	
芫花	*Daphne genkwa*	有毒	
常山	*Dichroa febrifuga*	全株有毒	
八角莲	*Dysosma versipellis*	有毒	
台湾山豆根	*Euchresta formosana*	有毒	
甘遂	*Euphorbia kansui*	中国香港政府管制的毒剧中药	
大戟	*Euphorbia pekinensis*	全草有毒	
钩吻	*Gelsemium elegans*	剧毒	
银杏	*Ginkgo biloba*	种子有毒，叶有小毒	
大尾摇	*Heliotropium indicum*	有毒	
日本厚朴	*Houpoea obovata*	有毒	
金印草	*Hydrastis canadensis*	可能有毒，大剂量可致死亡	
天仙子	*Hyoscyamus niger*	中国香港政府管制的毒剧中药	
石蒜	*Lycoris radiata*	整株有毒	

中药名称	学名	毒性
川楝	*Melia toosendan*	有毒
蝙蝠葛	*Menispermum dauricum*	有毒
厚果崖豆藤	*Millettia pachycarpa*	有毒，俗称鱼藤，毒鱼用
木鳖子	*Momordica cochinchinensis*	有毒
花榈木	*Ormosia henryi*	有毒
七叶一枝花	*Paris polyphylla*	有毒
骆驼蓬	*Peganum harmala*	有毒
商陆	*Phytolacca acinosa*	有毒
虎掌	*Pinellia pedatisecta*	有毒
半夏	*Pinellia ternata*	中国香港政府管制的毒剧中药
北美桃儿七	*Podophyllum peltatum*	全株有毒
枫杨	*Pterocarya stenoptera*	有毒
掌叶大黄	*Rheum palmatum*	有毒
蓖麻	*Ricinus communis*	有毒
黄水茄	*Solanum incanum*	有毒
狼毒	*Stellera chamaejasme*	剧毒
地不容	*Stephania epigaea*	有毒
马钱子	*Strychnos nux-vomica*	剧毒，中国香港政府管制的毒剧中药
昆明山海棠	*Tripterygium hypoglaucum*	全株有毒，致突变性
雷公藤	*Tripterygium wilfordii*	有毒
土半夏	*Typhonium blumei*	有毒
犁头尖	*Typhonium divaricatum*	全株有毒
独角莲	*Typhonium giganteum*	中国香港政府管制的毒剧中药
苍耳	*Xanthium strumarium*	有毒

工具与索引

药用植物属名科名对照表

部分药用植物有不同的学名,本书没有一一列出,而且极少植物的科名仍有歧义。以下整理出来的中英文属名科名对照表,方便读者查找文献,并对植物的来源、属性有一定的认识。

读者可查询香港浸会大学中医药学院的网站、《药用植物图像数据库》《中药材图像数据库》《中草药化学图像数据库》,对植物学名、图像、化学结构有更多的了解。对于科学研究人员,可以根据植物科属,做更深入的抗癌成分探索,这也是本书的主要目的之一。

抗癌药用植物属名科名对照表

英文属名	属名	科名	植物名称
Abrus	相思子属	豆科	相思子
Abutilon	苘麻属	锦葵科	磨盘草
Acacia	金合欢属	豆科	儿茶、阿拉伯金合欢
Acalypha	铁苋菜属	大戟科	铁苋菜
Achillea	蓍属	菊科	蓍
Achyranthes	牛膝属	苋科	土牛膝
Acorus	菖蒲属	菖蒲科	石菖蒲
Acronychia	山油柑属	芸香科	山油柑
Actinidia	猕猴桃属	猕猴桃科	软枣猕猴桃、对萼猕猴桃
Aeginetia	野菰属	列当科	野菰
Agastache	藿香属	唇形科	藿香
Aglaia	米仔兰属	楝科	米仔兰
Agrimonia	龙芽草属	蔷薇科	龙芽草
Ajuga	筋骨草属	唇形科	九味一枝蒿
Akebia	木通属	木通科	木通
Albizia	合欢属	豆科	合欢
Alisma	泽泻属	泽泻科	泽泻

英文属名	属名	科名	植物名称
Alocasia	海芋属	天南星科	尖尾芋
Alpinia	山姜属	姜科	高良姜、益智
Amomum	豆蔻属	姜科	草果
Ampelopsis	蛇葡萄属	葡萄科	白蔹
Andrographis	穿心莲属	爵床科	穿心莲
Androsace	点地梅属	报春花科	点地梅
Anemarrhena	知母属	天门冬科	知母
Angelica	当归属	伞形科	白芷、朝鲜当归、明日叶、重齿毛当归、当归
Anisomeles	广防风属	唇形科	广防风
Annona	番荔枝属	番荔枝科	番荔枝
Anoectochilus	开唇兰属	兰科	台湾银线兰
Aquilaria	沉香属	瑞香科	土沉香
Ardisia	紫金牛属	报春花科	朱砂根、百两金、紫金牛
Artemisia	蒿属	菊科	黄花蒿、艾、茵陈蒿、牡蒿
Asimina	巴婆果属	番荔枝科	巴婆果
Aster	紫菀属	菊科	紫菀
Astilbe	落新妇属	虎耳草科	落新妇
Astragalus	黄芪属	豆科	蒙古黄耆
Atractylodes	苍术属	菊科	苍术、白术
Aucklandia	云木香属	菊科	云木香
Azadirachta	印楝属	楝科	印楝
Bauhinia	羊蹄甲属	豆科	洋紫荆
Begonia	秋海棠属	秋海棠科	南投秋海棠
Belamcanda	射干属	鸢尾科	射干
Berberis	小檗属	小檗科	黄芦木
Betula	桦木属	桦木科	白桦
Bidens	鬼针草属	菊科	鬼针草
Bletilla	白及属	兰科	白及
Blumea	艾纳香属	菊科	艾纳香、见霜黄
Bolbostemma	假贝母属	葫芦科	假贝母
Boswellia	乳香树属	橄榄科	阿拉伯乳香
Brucea	鸦胆子属	苦木科	鸦胆子
Bupleurum	柴胡属	伞形科	红柴胡

英文属名	属名	科名	植物名称
Caesalpinia	云实属	豆科	喙荚云实、苏木
Calendula	金盏花属	菊科	金盏花
Calotropis	牛角瓜属	夹竹桃科	牛角瓜
Camellia	山茶属	山茶科	山茶
Camptotheca	喜树属	蓝果树科	喜树
Campylandra	开口箭属	天门冬科	开口箭
Cannabis	大麻属	大麻科	大麻
Carica	番木瓜属	番木瓜科	番木瓜
Carpesium	天名精属	菊科	天名精、金挖耳
Carthamus	红花属	菊科	红花
Casearia	脚骨脆属	杨柳科	膜叶脚骨脆
Catharanthus	长春花属	夹竹桃科	长春花
Cayratia	乌蔹莓属	葡萄科	乌蔹莓
Centella	积雪草属	伞形科	积雪草
Centipeda	石胡荽属	菊科	石胡荽
Cephalotaxus	三尖杉属	三尖杉科	三尖杉、柱冠粗榧
Cerbera	海杧果属	夹竹桃科	海杧果
Chelidonium	白屈菜属	罂粟科	白屈菜
Christia	蝙蝠草属	豆科	蝙蝠草
Chrysanthemum	菊属	菊科	野菊
Cichorium	菊苣属	菊科	菊苣
Cimicifuga	升麻属	毛茛科	兴安升麻、升麻
Cinnamomum	樟属	樟科	肉桂
Cirsium	蓟属	菊科	蓟
Cissampelos	锡生藤属	防己科	美非锡生藤
Citrus	柑橘属	芸香科	酸橙、枳
Clausena	黄皮属	芸香科	假黄皮、黄皮
Clematis	铁线莲属	毛茛科	威灵仙、柱果铁线莲
Clerodendrum	大青属	马鞭草科	臭牡丹、海州常山
Clinacanthus	鳄嘴花属	爵床科	鳄嘴花
Cnidium	蛇床属	伞形科	蛇床
Codonopsis	党参属	桔梗科	羊乳、党参
Coleus	鞘蕊花属	唇形科	毛喉鞘蕊花
Collinsonia	二蕊紫苏属	唇形科	二蕊紫苏

工具与索引

英文属名	属名	科名	植物名称
Commiphora	没药树属	橄榄科	没药
Coptis	黄连属	毛茛科	黄连、格林兰黄连
Cordyceps	虫草属	麦角菌科	蛹虫草
Coriolus	栓菌属	多孔菌科	云芝
Corydalis	紫堇属	罂粟科	延胡索
Crataegus	山楂属	蔷薇科	山楂
Cryptocarya	厚壳桂属	樟科	厚壳桂
Culle	补骨脂属	豆科	补骨脂
Cunninghamia	杉木属	杉科	台湾杉木
Cupressus	柏木属	柏科	地中海柏木
Curculigo	仙茅属	石蒜科	仙茅
Curcuma	姜黄属	姜科	郁金、姜黄、莪术
Cyathula	杯苋属	苋科	川牛膝
Cymbopogon	香茅属	禾本科	曲序香茅
Cynanchum	鹅绒藤属	萝摩科	牛皮消、徐长卿
Cynodon	狗牙根属	禾本科	狗牙根
Cyperus	莎草属	莎草科	香附子
Daphne	瑞香属	瑞香科	芫花
Dendrobium	石斛属	兰科	石斛
Descurainia	播娘蒿属	十字花科	播娘蒿
Dianthus	石竹属	石竹科	石竹、瞿麦
Dichroa	常山属	虎耳草科	常山
Dioscorea	薯蓣属	薯蓣科	黄独、叉蕊薯蓣、穿龙薯蓣、盾叶薯蓣
Diospyros	柿属	柿科	柿
Dipsacus	川续断属	川续断科	川续断
Dryopteris	鳞毛蕨属	鳞毛蕨科	粗茎鳞毛蕨
Duchesnea	蛇莓属	蔷薇科	蛇莓
Dysosma	鬼臼属	小檗科	八角莲
Eclipta	鳢肠属	菊科	鳢肠
Eichhornia	凤眼蓝属	雨久花科	凤眼蓝
Elaeagnus	胡颓子属	胡颓子科	福建胡颓子
Elephantopus	地胆草属	菊科	地胆草
Eleutherococcus	五加属	五加科	细柱五加、刺五加、无梗五加
Emilia	一点红属	菊科	一点红

英文属名	属名	科名	植物名称
Ephedra	麻黄属	麻黄科	草麻黄
Epimedium	淫羊藿属	小檗科	三枝九叶草
Equisetum	木贼属	木贼科	木贼
Erigeron	飞蓬属	菊科	一年蓬、短葶飞蓬
Eriobotrya	枇杷属	蔷薇科	枇杷
Erythrina	刺桐属	豆科	刺桐
Euchresta	山豆根属	豆科	台湾山豆根
Eugenia	丁子香属	桃金娘科	丁香
Euonymus	卫矛属	卫矛科	卫矛
Euphorbia	大戟属	大戟科	泽漆、飞扬草、甘肃大戟、甘遂、大戟
Eurycoma	东革阿里属	苦木科	东革阿里
Fagopyrum	荞麦属	蓼科	苦荞麦
Fallopia	何首乌属	蓼科	何首乌
Ferula	阿魏属	伞形科	阿魏
Ficus	榕属	桑科	无花果、榕树、薜荔、棱果榕
Flemingia	千斤拔属	豆科	千斤拔、球穗千斤拔
Flueggea	白饭树属	大戟科	一叶萩、白饭树
Fritillaria	贝母属	百合科	川贝母、平贝母
Galium	拉拉藤属	茜草科	蓬子菜
Garcinia	藤黄属	藤黄科	莽吉柿、岭南山竹子、大叶藤黄
Gardenia	栀子属	茜草科	栀子
Gelsemium	钩吻属	马钱科	钩吻
Ginkgo	银杏属	银杏科	银杏
Glechoma	活血丹属	唇形科	欧活血丹
Gleditsia	皂荚属	豆科	皂荚
Glehnia	珊瑚菜属	伞形科	珊瑚菜
Glochidion	算盘子属	大戟科	毛果算盘子
Glossogyne	鹿角草属	菊科	鹿角草
Glycyrrhiza	甘草属	豆科	甘草
Graptopetalum	风车草属	景天科	胧月
Gynostemma	绞股蓝属	葫芦科	绞股蓝
Handroanthus	风铃木属	紫葳科	黄花风铃木
Hedychium	姜花属	姜科	姜花
Hedyotis	耳草属	茜草科	白花蛇舌草

工具与索引

英文属名	属名	科名	植物名称
Helicteres	山芝麻属	梧桐科	山芝麻
Heliotropium	天芥菜属	紫草科	大尾摇
Hemidesmus	印度菝葜属	夹竹桃科	印度菝葜
Heracleum	独活属	伞形科	独活
Hibiscus	木槿属	锦葵科	木槿
Hippophae	沙棘属	胡颓子科	沙棘
Houttuynia	蕺菜属	三白草科	蕺菜
Humulus	葎草属	桑科	啤酒花
Hydrastis	黄根葵属	毛茛科	金印草
Hydrocotyle	天胡荽属	伞形科	天胡荽
Hylocereus	量天尺属	仙人掌科	量天尺
Hyoscyamus	天仙子属	茄科	天仙子
Hypericum	金丝桃属	金丝桃科	地耳草、贯叶连翘、元宝草
Ilex	冬青属	冬青科	欧洲冬青、秤星树、毛冬青
Impatiens	凤仙花属	凤仙花科	凤仙花
Imperata	白茅属	禾本科	白茅
Inula	旋覆花属	菊科	欧亚旋覆花、羊耳菊、旋覆花、土木香
Ipomoea	牵牛属	旋花科	牵牛
Isatis	菘蓝属	十字花科	菘蓝
Isodon	香茶菜属	唇形科	毛叶香茶菜、碎米桠
Ixeris	小苦荬属	菊科	中华苦荬菜
Jasminum	素馨属	木犀科	茉莉花
Juglans	胡桃属	胡桃科	胡桃楸
Laggera	六棱菊属	菊科	翼齿六棱菊
Lantana	马缨丹属	马鞭草科	马缨丹
Leonurus	益母草属	唇形科	益母草
Ligusticum	藁本属	伞形科	川芎
Ligustrum	女贞属	木犀科	女贞
Lindera	山胡椒属	樟科	香叶树
Liquidambar	枫香树属	金缕梅科	枫香树
Liriodendron	鹅掌楸属	木兰科	鹅掌楸
Liriope	山麦冬属	百合科	阔叶山麦冬
Litchi	荔枝属	无患子科	荔枝
Lithospermum	紫草属	紫草科	紫草

英文属名	属名	科名	植物名称	
Litsea	木姜子属	樟科	山鸡椒	
Livistona	蒲葵属	棕榈科	蒲葵	
Lobelia	半边莲属	桔梗科	半边莲	
Lonicera	忍冬属	忍冬科	忍冬	
Ludwigia	丁香蓼属	柳叶菜科	毛草龙	
Luffa	丝瓜属	葫芦科	丝瓜	
Lycianthes	红丝线属	茄科	红丝线	
Lycium	枸杞属	茄科	宁夏枸杞	
Lysimachia	珍珠菜属	报春花科	矮桃	
Lycoris	石蒜属	石蒜科	石蒜	
Macleaya	博落回属	罂粟科	博落回	
Maclura	橙桑属	桑科	构棘	
Magnolia	木兰属	木兰科	荷花玉兰、日本厚朴	
Mahonia	十大功劳属	小檗科	阔叶十大功劳	
Mallotus	野桐属	大戟科	白背叶	
Malva	锦葵属	锦葵科	冬葵	
Marsdenia	牛奶菜属	萝藦科	通光散	
Maytenus	美登木属	卫矛科	美登木	
Melaleuca	白千层属	桃金娘科	互叶白千层	
Melia	楝属	楝科	川楝	
Melissa	蜜蜂花属	唇形科	香蜂花	
Menispermum	蝙蝠葛属	防己科	蝙蝠葛	
Mentha	薄荷属	唇形科	日本薄荷	
Millettia	崖豆藤属	豆科	厚果崖豆藤	
Momordica	苦瓜属	葫芦科	木鳖子	
Moringa	辣木属	辣木科	辣木	
Morus	桑属	桑科	桑	
Nelumbo	莲属	莲科	莲	
Nigella	黑种草属	毛茛科	茴香叶黑种草	
Notopterygium	羌活属	伞形科	羌活	
Nuphar	萍蓬草属	睡莲科	萍蓬草	
Ochrosia	玫瑰树属	夹竹桃科	古城玫瑰树	
Oenothera	月见草属	柳叶菜科	月见草	
Origanum	牛至属	唇形科	牛至	

英文属名	属名	科名	植物名称
Ormosia	红豆属	豆科	花榈木
Oroxylum	木蝴蝶属	紫葳科	木蝴蝶
Osmanthus	木犀属	木犀科	木犀
Paeonia	芍药属	芍药科	芍药、牡丹
Palhinhaea	垂穗石松属	石松科	垂穗石松
Panax	人参属	五加科	人参、三七
Paris	重楼属	百合科	七叶一枝花
Patrinia	败酱属	败酱科	墓头回、攀倒甑
Peganum	骆驼蓬属	蒺藜科	骆驼蓬
Perilla	紫苏属	唇形科	紫苏
Peucedanum	前胡属	伞形科	前胡
Phellinus	木层孔菌属	多孔菌科	裂蹄木层孔菌
Phellodendron	黄檗属	芸香科	黄檗
Phyllanthus	叶下珠属	叶下珠科	余甘子
Physalis	酸浆属	茄科	苦蘵
Phytolacca	商陆属	商陆科	商陆
Picrasma	苦木属	苦木科	苦木
Picrorhiza	胡黄连属	玄参科	印度胡黄连
Pinellia	半夏属	天南星科	虎掌、半夏
Pinus	松属	松科	红松、马尾松
Piper	胡椒属	胡椒科	荜茇
Plantago	车前属	车前科	车前
Platycladus	侧柏属	柏科	侧柏
Platycodon	桔梗属	桔梗科	桔梗
Podophyllum	北美桃儿七属	小檗科	北美桃儿七
Pogostemon	刺蕊草属	唇形科	广藿香
Polygala	远志属	远志科	远志
Polygonatum	黄精属	百合科	玉竹
Polygonum	蓼属	蓼科	拳参、蓼蓝
Polyporus	多孔菌属	多孔菌科	猪苓
Poria	茯苓属	多孔菌科	茯苓
Prunella	夏枯草属	唇形科	夏枯草
Psidium	番石榴属	桃金娘科	番石榴
Pteris	凤尾蕨属	凤尾蕨科	井栏边草

英文属名	属名	科名	植物名称	
Pterocarya	枫杨属	胡桃科	枫杨	
Pueraria	葛属	豆科	葛	
Pulsatilla	白头翁属	毛茛科	白头翁	
Pyrethrum	匹菊属	菊科	短舌匹菊	
Rabdosia	香茶菜属	唇形科	毛叶香茶菜、碎米桠	
Rehmannia	地黄属	列当科	地黄	
Reynoutria	虎杖属	蓼科	虎杖	
Rheum	大黄属	蓼科	掌叶大黄	
Rhinacanthus	灵枝草属	爵床科	灵枝草	
Rhodiola	红景天属	景天科	红景天	
Rhus	盐肤木属	漆树科	盐肤木	
Ricinus	蓖麻属	大戟科	蓖麻	
Rosa	蔷薇属	蔷薇科	缫丝花、玫瑰	
Rubia	茜草属	茜草科	茜草	
Rubus	悬钩子属	蔷薇科	茅莓	
Ruta	芸香属	芸香科	芸香	
Salvia	鼠尾草属	唇形科	华鼠尾草、撒尔维亚、丹参	
Sanguinaria	血根草属	罂粟科	血根草	
Sanguisorba	地榆属	蔷薇科	地榆	
Santalum	檀香属	檀香科	檀香	
Saposhnikovia	防风属	伞形科	防风	
Sarcandra	草珊瑚属	金粟兰科	草珊瑚	
Saururus	三白草属	三白草科	三白草	
Saussurea	风毛菊属	菊科	雪莲花	
Schisandra	五味子属	五味子科	五味子、翼梗五味子	
Scilla	绵枣儿属	百合科	绵枣儿	
Scrophularia	玄参属	玄参科	玄参	
Scutellaria	黄芩属	唇形科	黄芩、半枝莲	
Sedum	景天属	景天科	垂盆草	
Selaginella	卷柏属	卷柏科	深绿卷柏、卷柏	
Semiaquilegia	天葵属	毛茛科	天葵	
Senna	决明属	豆科	望江南	
Serenoa	锯棕属	棕榈科	锯箬棕	
Silybum	水飞蓟属	菊科	水飞蓟	

英文属名	属名	科名	植物名称
Sinomenium	风龙属	防己科	风龙
Smilax	菝葜属	菝葜科	菝葜、土茯苓、牛尾菜
Solanum	茄属	茄科	黄水茄、白英、龙葵
Sonchus	苦苣菜属	菊科	苦苣菜
Sophora	槐属	豆科	苦豆子、苦参、槐、越南槐
Spatholobus	密花豆属	豆科	密花豆
Speranskia	地构叶属	大戟科	地构叶
Sphaerophysa	苦马豆属	豆科	苦马豆
Sphagneticola	蟛蜞菊属	菊科	蟛蜞菊
Stellera	狼毒属	瑞香科	狼毒
Stemona	百部属	百部科	大百部
Stephania	千金藤属	防己科	地不容、粉防己
Strychnos	马钱属	马钱科	马钱子
Syzygium	蒲桃属	桃金娘科	乌墨
Tabernaemontana	狗牙花属	夹竹桃科	狗牙花
Tanacetum	菊蒿属	菊科	菊蒿
Taraxacum	蒲公英属	菊科	药用蒲公英
Taxus	红豆杉属	红豆杉科	美国红豆杉、红豆杉
Terminalia	榄仁树属	使君子科	诃子
Tetradium	吴茱萸属	芸香科	吴茱萸
Thalictrum	唐松草属	毛茛科	华东唐松草
Thuja	崖柏属	柏科	北美香柏
Toddalia	飞龙掌血属	芸香科	飞龙掌血
Toona	香椿属	楝科	香椿
Tribulus	蒺藜属	蒺藜科	蒺藜
Trichosanthes	栝楼属	葫芦科	栝楼
Trigonella	胡卢巴属	豆科	胡卢巴
Trillium	延龄草属	藜芦科	延龄草
Tripterygium	雷公藤属	卫矛科	昆明山海棠、雷公藤
Tylophora	娃儿藤属	夹竹桃科	娃儿藤
Typhonium	犁头尖属	天南星科	土半夏、犁头尖、独角莲
Uncaria	钩藤属	茜草科	钩藤
Vaccaria	麦蓝菜属	石竹科	麦蓝菜
Valeriana	缬草属	忍冬科	蜘蛛香

工具与索引

英文属名	属名	科名	植物名称	
Verbascum	毛蕊花属	玄参科	毛蕊花	
Verbena	马鞭草属	马鞭草科	马鞭草	
Vernonia	斑鸠菊属	菊科	扁桃斑鸠菊	
Viola	堇菜属	堇菜科	香堇菜	
Viscum	槲寄生属	檀香科	白果槲寄生	
Vitex	牡荆属	马鞭草科	黄荆、单叶蔓荆	
Xanthium	苍耳属	菊科	苍耳	
Xanthoceras	文冠果属	无患子科	文冠果	
Zanthoxylum	花椒属	芸香科	美洲花椒	
Zephyranthes	葱莲属	石蒜科	葱莲	

参考资料

科学文献及化学结构资料库

- PubMed：生命科学和生物医学课题的免费搜索引擎，可检索科学论文摘要。由美国国家卫生研究院医学图书馆负责维护。它于1997年6月免费向大众开放。本书所依据的抗癌科学文献来自于资料PubMed，最新一笔资料为仙茅2016年8月的科学文献。

- PubChem：化学分子及其生物测定活性资料库，由美国国家医学图书馆生物技术信息中心维护。本书描述的抗癌活性化合物取自于PubChem或维基百科。

网络资料库与参考书籍

- 维基百科：一个自由的、公开编辑且多语言的网络百科全书。2001年1月13日于网上推出。它的名称"wikipedia"取自核心技术"wiki"以及百科全书"encyclopedia"，由非营利维基媒体基金会负责营运。本书中有些植物条目仍未能在此平台发现，但是它的香港浸会大学植物及药材链接提供了详尽资料。

- 百度百科：定位为全球最大的中文百科全书，是百度公司推出的一部内容开放的网络百科全书，于2006年4月20日上线。"百度"二字源于宋朝词人辛弃疾的"众里寻他千百度"，象征对信息检索技术的执着追求。本书400多种植物条目几乎都可在此平台找到，且此平台还提供丰富的图片及内容。

- 斯隆–凯特琳癌症中心资料库：纽约市癌症治疗和研究机构，1884年由纽约肿瘤医院成立。其线上资料库提供许多中药及欧美常用民间草药的详细资料，客观翔实。例如，十全大补汤在小鼠中的研究表明，它具有抗肿瘤和抗转移作用，且能防治阿尔茨海默病。

- **阿草伯药用植物园**：实体园区位于中国台湾。网络提供了植物照片及简述，且介绍了875种药用植物，96种中药植物，743种民间草药，涵盖范围广，是很好的中草药网络学习平台。

- **全国中草药汇编**：由中国人民卫生出版社发行，此书分上下二册，共收中草药2200种左右。中草药均按名称、来源、形态、生境、栽培、采制、化学、药理、性味功能、主治用法、附方制剂等顺序编写。第3版共四册，记录中草药3880种。全书内容充实，绘图精致，部分结合现代医学科学知识，可供科研和临床参考。

- **本草纲目**：全书收录881种植物药，61条附录，共942种，分为草部、谷部、菜部、果部、木部五部。它是一部集16世纪以前中国本草学大成的著作。作者为明朝李时珍，以27年时间修改编写完成，1596年在南京正式刊行。此著作从完稿至刻印历经十多年。后得南京藏书家帮助，出钱刻印。可惜，李时珍未能看到此书问世。

- **神农本草经**：现存最早的中药学专著，成书于秦汉时期，作者不详。书内记载了365种药物。清朝孙星衍将《神农本草经》考订，成为现在的通行本。本书把药分为三品：无毒的称上品，为君；毒性小的称中品，为臣；毒性剧烈的称下品，为佐使。

- **生药单**：日本的原岛广至著，改订第2版。以植物学名字母顺序排列，对日本药局方收载的162种生药加以阐述。其特色为将生药相关的成分、药理、生理、植物学、语源、历史、地理与学名等一一解说，号称"杂学满载"。

中文笔画索引

一 画

一叶萩·················199
一年蓬·················177
一点红·················173

二 画

二蕊紫苏···············129
丁香···················182
七叶一枝花·············314
人参···················312
八角莲·················165
九味一枝蒿··············35
儿茶···················22

三 画

三七···················313
三白草·················377
三尖杉·················104
三枝九叶草·············175
土木香·················248
土牛膝··················26
土半夏·················439
土沉香··················56
土茯苓·················397
大叶藤黄···············207
大百部·················414
大尾摇·················227
大麻····················94
大戟···················188
山芝麻·················226
山鸡椒·················268
山油柑··················28
山茶····················91
山楂···················136
千斤拔·················197
川贝母·················201
川牛膝·················145

川芎···················260
川续断·················162
川楝···················289
广防风··················53
广藿香·················339
卫矛···················183
女贞···················261
飞龙掌血···············429
飞扬草·················185
叉蕊薯蓣···············158
马尾松·················332
马钱子·················418
马缨丹·················258
马鞭草·················446

四 画

井栏边草···············349
开口箭··················93
天仙子·················236
天名精··················96
天胡荽·················234
天葵···················391
元宝草·················239
无花果·················193
无梗五加···············172
云木香··················71
云芝···················134
木贼···················176
木通····················36
木犀···················307
木槿···················229
木蝴蝶·················306
木鳖子·················294
五味子·················379
车前···················334
互叶白千层·············288
日本厚朴···············282

日本薄荷···············292
中华苦荬菜·············254
水飞蓟·················394
见霜黄··················81
牛皮消·················147
牛至···················304
牛角瓜··················90
牛尾菜·················398
毛叶香茶菜·············251
毛冬青·················242
毛果算盘子·············215
毛草龙·················272
毛喉鞘蕊花·············128
毛蕊花·················445
升麻···················112
长春花·················100
月见草·················303
风龙···················395
丹参···················370
乌蔹莓·················101
乌墨···················419
凤仙花·················243
凤眼蓝·················167
文冠果·················454
巴婆果··················65

五 画

玉竹···················341
甘肃大戟···············186
甘草···················217
甘遂···················187
艾·····················62
艾纳香··················80
白背叶·················284
白饭树·················200
白果槲寄生·············449
白花蛇舌草·············225

工具与索引

475

白桦	77	芍药	308	灵枝草	359
白及	79	百两金	58	阿拉伯金合欢	23
白蔹	43	尖尾芋	39	阿拉伯乳香	84
白茅	244	当归	52	阿魏	192
白屈菜	107	曲序香茅	146	忍冬	271
白术	70	肉桂	113		
白头翁	352	朱砂根	57	**八　画**	
白英	400	延胡索	135	玫瑰	364
白芷	48	延龄草	434	茉莉花	255
半边莲	270	华东唐松草	427	苦马豆	411
半夏	330	华鼠尾草	368	苦木	327
半枝莲	385	血根草	372	苦苣菜	403
北美桃儿七	338	合欢	37	苦豆子	404
北美香柏	428	羊耳菊	246	苦参	405
东革阿里	189	羊乳	126	苦荞麦	190
冬葵	285	米仔兰	33	苦蘵	324
对萼猕猴桃	30	兴安升麻	111	茅莓	366
古城玫瑰树	302	防风	375	枇杷	179
龙葵	401	红丝线	274	枫杨	350
龙芽草	34	红花	98	枫香树	263
宁夏枸杞	275	红豆杉	424	构棘	280
平贝母	202	红松	331	细柱五加	170
石菖蒲	27	红柴胡	86	刺五加	171
石胡荽	103	红景天	360	刺桐	180
石斛	152			郁金	142
石蒜	278	**七　画**		欧亚旋覆花	245
石竹	154	麦蓝菜	443	欧活血丹	212
丝瓜	273	远志	340	欧洲冬青	240
台湾山豆根	181	芫花	151	软枣猕猴桃	29
台湾杉木	139	芸香	367	虎杖	356
台湾银线兰	55	花榈木	305	虎掌	329
仙茅	141	苍术	69	昆明山海棠	435
玄参	382	苍耳	453	明日叶	50
印度菝葜	228	苏木	88	岭南山竹子	206
印度胡黄连	328	吴茱萸	426	知母	47
印楝	72	牡丹	310	垂盆草	387
		牡蒿	64	垂穗石松	311
六　画		何首乌	191	侧柏	335
地不容	415	皂荚	213	金印草	233
地中海柏木	140	余甘子	323	金挖耳	97
地耳草	237	羌活	300	金盏花	89
地构叶	410	沙棘	230	狗牙花	420
地胆草	169	没药	130	狗牙根	149
地黄	355	诃子	425	卷柏	389
地榆	373	补骨脂	138	单叶蔓荆	451

泽泻·······················38
泽漆······················184

九 画

贯叶连翘·················238
珊瑚菜····················214
茜草·····················365
荜拔·····················333
草果······················42
草珊瑚···················376
草麻黄···················174
茵陈蒿····················63
茴香叶黑种草············298
茯苓·····················345
胡卢巴···················433
胡桃楸···················256
荔枝·····················266
南投秋海棠··············74
药用蒲公英···············422
相思子····················20
枳······················117
栀子·····················208
柱果铁线莲··············121
柱冠粗榧·················105
柿······················161
威灵仙···················120
厚壳桂···················137
厚果崖豆藤··············293
牵牛·····················249
鸦胆子····················85
点地梅····················46
钩吻·····················209
钩藤·····················442
香叶树···················262
香附子···················150
香堇菜···················448
香椿·····················430
香蜂花···················290
鬼针草····················78
盾叶薯蓣·················160
胧月·····················219
独角莲···················441
重齿毛当归···············51
美非锡生藤··············115
美国红豆杉··············423

美洲花椒·················455
美登木···················287
姜花·····················224
姜黄·····················143
前胡·····················319
洋紫荆····················73
穿心莲····················44
穿龙薯蓣·················159
扁桃斑鸠菊···············447
娃儿藤···················438
骆驼蓬···················317
绞股蓝···················220

十 画

盐肤木···················361
莽吉柿···················204
莲······················297
莪术·····················144
荷花玉兰·················281
桔梗·····················336
栝楼·····················432
格林兰黄连··············132
夏枯草···················346
党参·····················127
铁苋菜····················24
秤星树···················241
积雪草···················102
臭牡丹···················122
射干·····················75
徐长卿···················148
狼毒·····················413
高良姜····················40
拳蓼·····················342
粉防己···················416
益母草···················259
益智·····················41
海州常山·················123
海杧果···················106
通光散···················286
桑······················296

十 一 画

球穗千斤拔···············198
菠葜·····················396
黄水茄···················399
黄皮·····················119

黄花蒿····················60
黄芩·····················383
黄芦木····················76
黄花风铃木··············222
黄连·····················131
黄荆·····················450
黄独·····················157
黄檗·····················322
菊苣·····················110
菊蒿·····················421
萍蓬草···················301
雪莲花···················378
常山·····················156
野菊·····················109
野菰·····················31
蛇床·····················125
蛇莓·····················164
啤酒花···················232
银杏·····················210
犁头尖···················440
假贝母····················82
假黄皮···················118
猪苓·····················344
鹿角草···················216
商陆·····················326
旋覆花···················247
望江南···················392
粗茎鳞毛蕨··············163
深绿卷柏·················388
密花豆···················409
菘蓝·····················250
绵枣儿···················381

十 二 画

越南槐···················408
博落回···················279
喜树·····················92
葛······················351
葱莲·····················456
落新妇····················67
朝鲜当归··················49
棱果榕···················196
裂蹄木层孔菌············320
紫苏·····················318
紫金牛····················59

紫草···········267
紫菀············66
掌叶大黄········357
量天尺··········235
喙荚云实··········87
短舌匹菊········353
短葶飞蓬········178
鹅掌楸··········264
番木瓜············95
番石榴··········348
番荔枝············54
阔叶十大功劳·····283
阔叶山麦冬······265

十 三 画

蓍·············25
墓头回·········315
蓖麻···········362
蓟············114
蓬子菜·········203
蒺藜···········431
蒲葵···········269
蒙古黄耆·········68

槐·············407
碎米桠·········252
雷公藤·········436
蛹虫草·········133
锯箬棕·········393
矮桃···········277
福建胡颓子·····168

十 四 画

蓼蓝···········343
榕树···········194
酸橙···········116
蜘蛛香·········444
膜叶脚骨脆·······99
辣木···········295
缫丝花·········363

十 五 画

撒尔维亚·······369
播娘蒿·········153
蕺菜···········231
蝙蝠草·········108
蝙蝠葛·········291

十 六 画

薜荔···········195
磨盘草··········21

十 七 画

檀香···········374
鳄嘴花·········124
翼齿六棱菊·····257
翼梗五味子·····380

十 八 画

瞿麦···········155
蟛蜞菊·········412

十 九 画

藿香············32
攀倒甑·········316

二 十 一 画

鳢肠···········166

抗癌种类索引

　　这里把针对不同癌症的药用植物整理成索引，读者可以从特定癌症中找到相对应的抗癌植物，对癌症患者具极佳的参考价值，让他们在除传统的手术、化学疗法、放射线疗法外，还有适当的替代疗法可以选择。不过要注意的是，有些植物具有毒性，甚至有剧毒，应避免使用，并且咨询医生的意见。

　　当面对癌症时，如果知道自然界有这么多的抗癌武器，癌症患者不会害怕，信心也会增强。这是作者们的愿望，希望提供最新的抗癌科学研究成果，尽早实现一个无癌世界的愿望。

　　为了方便读者查找，以下的索引会根据肿瘤在人体的部位，从头部开始，往下至身体其他器官，依序排列，全身性的癌症，如白血病、淋巴瘤、黑色素瘤等安排在后面。每一种植物都附有页码，可立即翻查详细资料。

脑瘤/胶质瘤/胶质母细胞瘤/神经胶质瘤/神经母细胞瘤/中枢神经系统肿瘤/神经内分泌肿瘤

磨盘草……………………21	蝙蝠草……………… 108	荷花玉兰……………… 281
藿香……………………32	鳄嘴花……………… 124	白头翁……………… 352
木通……………………36	山楂………………… 136	红景天……………… 360
草果……………………42	曲序香茅…………… 146	撒尔维亚…………… 369
穿心莲…………………44	牛皮消……………… 147	锯箬棕……………… 393
明日叶…………………50	叉蕊薯蓣…………… 158	苦马豆……………… 411
当归……………………52	大戟………………… 188	粉防己……………… 416
紫菀……………………66	绞股蓝……………… 220	吴茱萸……………… 426
假贝母…………………82	姜花………………… 224	北美香柏…………… 428
阿拉伯乳香……………84	欧洲冬青…………… 240	雷公藤……………… 436
苏木……………………88	毛叶香茶菜………… 251	娃儿藤……………… 438
长春花……………… 100	碎米桠……………… 252	单叶蔓荆…………… 451
三尖杉……………… 104	蒲葵………………… 269	

视网膜母细胞瘤

相思子·····················20 　　诃子·····················425

头颈癌 / 鼻咽癌 / 喉癌

九味一枝蒿···········35 　　地胆草···········169 　　苦木···········327
茵陈蒿···············63 　　榕树·············194 　　茜草···········365
苍术·················69 　　蓬子菜···········203 　　草珊瑚·········376
南投秋海棠···········74 　　欧活血丹·········212 　　半枝莲·········385
假贝母···············82 　　秤星树···········241 　　深绿卷柏·······388
苏木·················88 　　羊耳菊···········246 　　白英···········400
开口箭···············93 　　碎米桠···········252 　　蟛蜞菊·········412
石胡荽··············103 　　蒲葵·············269 　　白果槲寄生·····449
狗牙根··············149 　　辣木·············294

口腔癌 / 舌癌

铁苋菜···············24 　　补骨脂···········138 　　欧亚旋覆花·····245
黄花蒿···············60 　　台湾杉木·········139 　　山鸡椒·········268
云木香···············71 　　石竹·············154 　　毛草龙·········272
苏木·················88 　　穿龙薯蓣·········159 　　苦蘵···········324
牛角瓜···············90 　　细柱五加·········170 　　番石榴·········348
番木瓜···············95 　　枇杷·············179 　　虎杖···········356
膜叶脚骨脆···········99 　　榕树·············194 　　地榆···········373
海杧果··············106 　　平贝母···········202 　　半枝莲·········385
美非锡生藤··········115 　　栀子·············208 　　粉防己·········416
海州常山············123 　　绞股蓝···········220 　　香椿···········430
羊乳················126 　　黄花风铃木·······222

甲状腺癌

蝙蝠草··············108 　　吴茱萸···········426
大百部··············414 　　胡卢巴···········433

食道癌

软枣猕猴桃···········29 　　皂荚·············213 　　黄芩···········383
云芝················134 　　绞股蓝···········220 　　地不容·········415
郁金················142 　　通光散···········286

乳腺癌

相思子···············20 　　穿心莲···········44 　　台湾银线兰·····55
儿茶················22 　　点地梅···········46 　　土沉香·········56
阿拉伯金合欢·········23 　　知母·············47 　　黄花蒿·········60
米仔兰···············33 　　朝鲜当归·········49 　　牡蒿···········64
九味一枝蒿···········35 　　当归·············52 　　云木香·········71
泽泻················38 　　广防风···········53 　　印楝···········72
白鼓················43 　　番荔枝···········54 　　洋紫荆·········73

工具与索引

南投秋海棠·············74
鬼针草·············78
见霜黄·············81
假贝母·············82
喙荚云实·············87
苏木·············88
牛角瓜·············90
喜树·············92
开口箭·············93
红花·············98
长春花·············100
乌蔹莓·············101
积雪草·············102
海杧果·············106
升麻·············112
蓟·············114
酸橙·············116
枳·············117
假黄皮·············118
蛇床·············125
二蕊紫苏·············129
没药·············130
黄连·············131
蛹虫草·············133
云芝·············134
延胡索·············135
姜黄·············143
莪术·············144
牛皮消·············147
香附子·············150
播娘蒿·············153
常山·············156
叉蕊薯蓣·············158
盾叶薯蓣·············160
八角莲·············165
凤眼蓝·············167
一年蓬·············177
枇杷·············179
飞扬草·············185
东革阿里·············189
何首乌·············191
棱果榕·············196
一叶萩·············199
白饭树·············200
莽吉柿·············204
大叶藤黄·············207

栀子·············208
钩吻·············209
银杏·············210
欧活血丹·············212
皂荚·············213
珊瑚菜·············214
毛果算盘子·············215
鹿角草·············216
甘草·············217
姜花·············224
白花蛇舌草·············225
印度菝葜·············228
木槿·············229
沙棘·············230
蕺菜·············231
啤酒花·············232
金印草·············233
量天尺·············235
贯叶连翘·············238
毛冬青·············242
旋覆花·············247
土木香·············248
牵牛·············249
碎米桠·············252
茉莉花·············255
马缨丹·············258
益母草·············259
女贞·············261
枫香树·············263
鹅掌楸·············264
阔叶山麦冬·············265
荔枝·············266
紫草·············267
蒲葵·············269
宁夏枸杞·············275
川楝·············289
香蜂花·············302
日本薄荷·············292
桑·············296
茴香叶黑种草·············298
羌活·············300
木蝴蝶·············306
芍药·············308
人参·············312
三七·············313
七叶一枝花·············314

裂蹄木层孔菌·············320
黄檗·············322
余甘子·············323
苦蘵·············324
印度胡黄连·············328
荜茇·············333
桔梗·············336
北美桃儿七·············338
玉竹·············341
茯苓·············345
枫杨·············350
葛·············351
白头翁·············352
短舌匹菊·············353
掌叶大黄·············357
红景天·············360
盐肤木·············361
玫瑰·············364
茜草·············365
芸香·············367
华鼠尾草·············368
丹参·············370
地榆·············373
檀香·············374
防风·············375
草珊瑚·············376
三白草·············377
五味子·············379
黄芩·············383
半枝莲·············385
卷柏·············389
望江南·············392
水飞蓟·············394
风龙·············395
菝葜·············396
土茯苓·············397
牛尾菜·············398
黄水茄·············399
龙葵·············401
苦参·············405
密花豆·············409
地构叶·············410
苦马豆·············411
大百部·············414
地不容·············415
粉防己·············416

菊蒿	421	蒺藜	431	钩藤	442
药用蒲公英	422	栝楼	432	麦蓝菜	443
美国红豆杉	423	胡卢巴	433	扁桃斑鸠菊	447
诃子	425	雷公藤	436	香堇菜	448
吴茱萸	426	娃儿藤	438	黄荆	450
北美香柏	428	土半夏	439		
香椿	430	犁头尖	440		

肺癌

阿拉伯金合欢	23	徐长卿	148	桑	296
薯	25	芫花	151	莲	297
石菖蒲	27	播娘蒿	153	花榈木	305
藿香	32	柿	161	芍药	308
米仔兰	33	福建胡颓子	168	人参	312
木通	36	地胆草	169	三七	313
穿心莲	44	飞扬草	185	七叶一枝花	314
白芷	48	甘遂	187	紫苏	318
当归	52	阿魏	192	余甘子	323
紫金牛	59	一叶萩	199	苦蘵	324
黄花蒿	60	岭南山竹子	206	马尾松	332
洋紫荆	73	大叶藤黄	207	车前	334
南投秋海棠	74	鹿角草	216	桔梗	336
射干	75	甘草	217	远志	340
黄芦木	76	黄花风铃木	222	玉竹	341
白桦	77	姜花	224	拳蓼	342
假贝母	82	白花蛇舌草	225	茯苓	345
红柴胡	86	木槿	229	夏枯草	346
喙荚云实	87	蕺菜	231	番石榴	348
牛角瓜	90	金印草	233	井栏边草	349
山茶	91	天仙子	236	短舌匹菊	353
开口箭	93	元宝草	239	虎杖	356
红花	98	秤星树	241	掌叶大黄	357
乌蔹莓	101	凤仙花	243	芸香	367
海杧果	106	旋覆花	247	丹参	370
酸橙	116	翼齿六棱菊	257	檀香	374
黄皮	119	香叶树	262	防风	375
鳄嘴花	124	山鸡椒	268	三白草	377
蛇床	125	半边莲	270	五味子	379
蛹虫草	133	忍冬	271	玄参	382
云芝	134	博落回	279	半枝莲	385
山楂	136	荷花玉兰	281	卷柏	389
厚壳桂	137	川楝	289	水飞蓟	394
台湾杉木	139	香蜂花	302	风龙	395
莪术	144	日本薄荷	292	牛尾菜	398
川牛膝	145	木鳖子	294	黄水茄	399
牛皮消	147	辣木	295	龙葵	401

工具与索引

苦参	405	美国红豆杉	423	土半夏	439
苦马豆	411	红豆杉	424	犁头尖	440
蟛蜞菊	412	华东唐松草	427	钩藤	442
狼毒	413	北美香柏	428	麦蓝菜	443
大百部	414	飞龙掌血	429	毛蕊花	445
地不容	415	香椿	430	香堇菜	448
粉防己	416	栝楼	432	黄荆	450
乌墨	419	延龄草	434	单叶蔓荆	451
狗牙花	420	雷公藤	436	苍耳	453
菊蒿	421	娃儿藤	438	葱莲	456

肝癌

相思子	20	假黄皮	118	银杏	210
儿茶	22	黄皮	119	皂荚	213
对萼猕猴桃	30	威灵仙	120	鹿角草	216
米仔兰	33	臭牡丹	122	甘草	217
泽泻	38	海州常山	123	胧月	219
高良姜	40	鳄嘴花	124	绞股蓝	220
益智	41	黄连	131	黄花风铃木	222
穿心莲	44	格林兰黄连	132	白花蛇舌草	225
点地梅	46	蛹虫草	133	印度菝葜	228
知母	47	云芝	134	沙棘	230
白芷	48	台湾杉木	139	啤酒花	232
朱砂根	57	郁金	142	天胡荽	234
紫金牛	59	姜黄	143	地耳草	237
黄花蒿	60	牛皮消	147	元宝草	239
茵陈蒿	63	石竹	154	凤仙花	243
落新妇	67	瞿麦	155	白茅	244
蒙古黄耆	68	黄独	157	菘蓝	250
黄芦木	76	叉蕊薯蓣	158	中华苦荬菜	254
鬼针草	78	柿	161	胡桃楸	256
白及	79	鳢肠	166	川芎	260
艾纳香	80	凤眼蓝	167	女贞	261
假贝母	82	地胆草	169	鹅掌楸	264
喙荚云实	87	刺五加	171	阔叶山麦冬	265
开口箭	93	三枝九叶草	175	荔枝	266
大麻	94	台湾山豆根	181	紫草	267
金挖耳	97	卫矛	183	山鸡椒	268
长春花	100	泽漆	184	蒲葵	269
海杧果	106	甘肃大戟	186	忍冬	271
白屈菜	107	甘遂	187	宁夏枸杞	275
野菊	109	东革阿里	189	博落回	279
兴安升麻	111	一叶萩	199	荷花玉兰	281
升麻	112	莽吉柿	206	白背叶	284
蓟	114	岭南山竹子	206	冬葵	285
枳	117	钩吻	209	川楝	289

厚果崖豆藤…………… 293
木鳖子………………… 294
莲……………………… 297
茴香叶黑种草………… 298
羌活…………………… 300
古城玫瑰树…………… 302
月见草………………… 303
牛至…………………… 304
花榈木………………… 305
芍药…………………… 308
牡丹…………………… 310
垂穗石松……………… 311
人参…………………… 312
三七…………………… 313
七叶一枝花…………… 314
骆驼蓬………………… 317
紫苏…………………… 318
裂蹄木层孔菌………… 320
余甘子………………… 323
苦蘵…………………… 324
印度胡黄连…………… 328
半夏…………………… 330
马尾松………………… 332

桔梗…………………… 336
拳蓼…………………… 342
猪苓…………………… 344
夏枯草………………… 346
葛……………………… 351
白头翁………………… 352
短舌匹菊……………… 353
地黄…………………… 355
掌叶大黄……………… 357
华鼠尾草……………… 368
丹参…………………… 370
三白草………………… 377
雪莲花………………… 378
五味子………………… 379
黄芩…………………… 383
半枝莲………………… 385
垂盆草………………… 387
深绿卷柏……………… 388
天葵…………………… 391
土茯苓………………… 397
牛尾菜………………… 398
黄水茄………………… 399
白英…………………… 400

龙葵…………………… 401
苦苣菜………………… 403
苦参…………………… 405
大百部………………… 414
地不容………………… 415
粉防己………………… 416
马钱子………………… 418
药用蒲公英…………… 422
华东唐松草…………… 427
香椿…………………… 430
蒺藜…………………… 431
栝楼…………………… 432
雷公藤………………… 436
娃儿藤………………… 438
独角莲………………… 441
钩藤…………………… 442
马鞭草………………… 446
白果槲寄生…………… 449
黄荆…………………… 450
苍耳…………………… 453
葱莲…………………… 456

胆囊癌

苍术…………………… 69
苦参…………………… 405

胰腺癌

土牛膝………………… 26
重齿毛当归…………… 51
鸦胆子………………… 85
姜黄…………………… 143
莽吉柿………………… 204
银杏…………………… 210
白茅…………………… 244
土木香………………… 248
川芎…………………… 260

蝙蝠葛………………… 291
辣木…………………… 295
茯苓…………………… 345
井栏边草……………… 349
白头翁………………… 352
掌叶大黄……………… 357
华鼠尾草……………… 368
丹参…………………… 370
黄芩…………………… 383

垂盆草………………… 387
苦参…………………… 405
槐……………………… 407
雷公藤………………… 436
钩藤…………………… 442
麦蓝菜………………… 443
白果槲寄生…………… 449
黄荆…………………… 450
葱莲…………………… 456

胃癌

米仔兰………………… 33
尖尾芋………………… 39
知母…………………… 47
紫金牛………………… 59
黄花蒿………………… 60
紫菀…………………… 66

苍术…………………… 69
云木香………………… 71
南投秋海棠…………… 74
鬼针草………………… 78
见霜黄………………… 81
假贝母………………… 82

牛角瓜………………… 90
开口箭………………… 93
酸橙…………………… 116
黄皮…………………… 119
海州常山……………… 123
鳄嘴花………………… 124

毛喉鞘蕊花	128	牵牛	249	掌叶大黄	357
云芝	134	碎米桠	252	丹参	370
牛皮消	147	茉莉花	255	地榆	373
石斛	152	胡桃楸	256	三白草	377
川续断	162	鹅掌楸	264	雪莲花	378
细柱五加	170	紫草	267	卷柏	389
刺五加	171	蒲葵	269	土茯苓	397
刺桐	180	宁夏枸杞	275	白英	400
泽漆	184	冬葵	285	苦苣菜	403
甘遂	187	川楝	289	苦参	405
无花果	193	蝙蝠葛	291	越南槐	408
一叶萩	199	木鳖子	294	狼毒	413
银杏	210	牡丹	310	粉防己	416
皂荚	213	垂穗石松	311	吴茱萸	426
甘草	217	人参	312	华东唐松草	427
山芝麻	226	墓头回	315	香椿	430
量天尺	235	骆驼蓬	317	娃儿藤	438
元宝草	239	前胡	319	单叶蔓荆	451
凤仙花	243	苦藏	324	苍耳	453
欧亚旋覆花	245	车前	334		
土木香	248	番石榴	348		

结肠癌 / 结肠直肠癌 / 大肠癌

相思子	20	膜叶脚骨脆	99	飞扬草	185
石菖蒲	27	长春花	100	甘肃大戟	186
藿香	32	积雪草	102	何首乌	191
米仔兰	33	石胡荽	103	榕树	194
木通	36	肉桂	113	一叶萩	199
高良姜	40	酸橙	116	莽吉柿	204
穿心莲	44	枳	117	大叶藤黄	207
知母	47	鳄嘴花	124	欧活血丹	212
朝鲜当归	49	羊乳	126	皂荚	213
当归	52	蛹虫草	133	毛果算盘子	215
番荔枝	54	云芝	134	绞股蓝	220
台湾银线兰	55	山楂	136	黄花风铃木	222
巴婆果	65	厚壳桂	137	白花蛇舌草	225
落新妇	67	郁金	142	山芝麻	226
白桦	77	姜黄	143	印度菝葜	228
鬼针草	78	曲序香茅	146	蕺菜	231
见霜黄	81	牛皮消	147	啤酒花	232
喙荚云实	87	徐长卿	148	欧洲冬青	240
金盏花	89	狗牙根	149	毛冬青	242
喜树	92	叉蕊薯蓣	158	欧亚旋覆花	245
开口箭	93	盾叶薯蓣	160	旋覆花	247
大麻	94	柿	161	土木香	248
天名精	96	一点红	173	碎米桠	252

茉莉花 …………… 255	芍药 …………… 308	望江南 …………… 392
香叶树 …………… 262	牡丹 …………… 310	水飞蓟 …………… 394
鹅掌楸 …………… 264	人参 …………… 312	土茯苓 …………… 397
阔叶山麦冬 ……… 265	紫苏 …………… 318	牛尾菜 …………… 398
荔枝 …………… 266	裂蹄木层孔菌 …… 320	白英 …………… 400
半边莲 …………… 270	余甘子 …………… 323	龙葵 …………… 401
忍冬 …………… 271	苦蘵 …………… 324	苦豆子 …………… 404
毛草龙 …………… 272	红松 …………… 331	苦参 …………… 405
丝瓜 …………… 273	桔梗 …………… 336	密花豆 …………… 409
宁夏枸杞 ………… 275	广藿香 …………… 339	地不容 …………… 415
构棘 …………… 280	蓼蓝 …………… 343	粉防己 …………… 416
日本厚朴 ………… 282	夏枯草 …………… 346	菊蒿 …………… 421
阔叶十大功劳 …… 283	葛 …………… 351	诃子 …………… 425
川楝 …………… 289	短舌匹菊 ………… 353	吴茱萸 …………… 426
香蜂花 …………… 302	掌叶大黄 ………… 357	华东唐松草 ……… 427
日本薄荷 ………… 292	芸香 …………… 367	香椿 …………… 430
厚果崖豆藤 ……… 293	撒尔维亚 ………… 369	栝楼 …………… 432
木鳖子 …………… 294	丹参 …………… 370	胡卢巴 …………… 433
桑 …………… 296	血根草 …………… 372	延龄草 …………… 434
茴香叶黑种草 …… 298	草珊瑚 …………… 376	昆明山海棠 ……… 435
月见草 …………… 303	五味子 …………… 379	蜘蛛香 …………… 444
牛至 …………… 304	黄芩 …………… 383	单叶蔓荆 ………… 451
木蝴蝶 …………… 306	半枝莲 …………… 385	葱莲 …………… 456

肾癌

野菰 …………… 31	女贞 …………… 261	车前 …………… 334
印楝 …………… 72	木鳖子 …………… 294	侧柏 …………… 335
白桦 …………… 77	牡丹 …………… 310	蒺藜 …………… 431
叉蕊薯蓣 ………… 158	苦蘵 …………… 324	香堇菜 …………… 448

膀胱癌

朝鲜当归 ………… 49	芍药 …………… 308	地黄 …………… 355
阿拉伯乳香 ……… 84	裂蹄木层孔菌 …… 320	红景天 …………… 360
鸦胆子 …………… 85	车前 …………… 334	黄芩 …………… 383
莽吉柿 …………… 204	猪苓 …………… 344	
黄花风铃木 ……… 222	短舌匹菊 ………… 353	

前列腺癌

山油柑 …………… 28	射干 …………… 75	牛皮消 …………… 147
穿心莲 …………… 44	大麻 …………… 94	石斛 …………… 152
朝鲜当归 ………… 49	膜叶脚骨脆 ……… 99	粗茎鳞毛蕨 ……… 163
黄花蒿 …………… 60	野菊 …………… 109	八角莲 …………… 165
云木香 …………… 71	假黄皮 …………… 118	三枝九叶草 ……… 175
印楝 …………… 72	没药 …………… 130	阿魏 …………… 192
洋紫荆 …………… 73	云芝 …………… 134	榕树 …………… 194

工具与索引

莽吉柿·················· 204
大叶藤黄·············· 207
银杏·················· 210
欧活血丹·············· 212
甘草·················· 217
绞股蓝················ 220
黄花风铃木············ 222
量天尺················ 235
天仙子················ 236
欧洲冬青·············· 240
胡桃楸················ 256
香叶树················ 262
宁夏枸杞·············· 275
日本厚朴·············· 282
美登木················ 287
日本薄荷·············· 292
裂蹄木层孔菌·········· 320
黄檗·················· 322
苦蘵·················· 324

印度胡黄连············ 328
荜茇·················· 333
桔梗·················· 336
茯苓·················· 345
番石榴················ 348
掌叶大黄·············· 357
红景天················ 360
芸香·················· 367
华鼠尾草·············· 368
丹参·················· 370
血根草················ 372
地榆·················· 373
檀香·················· 374
三白草················ 377
雪莲花················ 378
黄芩·················· 383
半枝莲················ 385
望江南················ 392
锯箬棕················ 393

水飞蓟················ 394
龙葵·················· 401
苦参·················· 405
蟛蜞菊················ 412
狼毒·················· 413
粉防己················ 416
药用蒲公英············ 422
红豆杉················ 424
诃子·················· 425
香椿·················· 430
蒺藜·················· 431
胡卢巴················ 433
雷公藤················ 436
土半夏················ 439
钩藤·················· 442
麦蓝菜················ 443
蜘蛛香················ 444
黄荆·················· 450
单叶蔓荆·············· 451

子宫颈癌

相思子················ 20
米仔兰················ 33
合欢·················· 37
尖尾芋················ 39
当归·················· 52
落新妇················ 67
印楝·················· 72
假贝母················ 82
鸦胆子················ 85
喙荚云实·············· 87
开口箭················ 93
金挖耳················ 97
肉桂·················· 113
美非锡生藤············ 115
柱果铁线莲············ 121
海州常山·············· 123
鳄嘴花················ 124
播娘蒿················ 153
蛇莓·················· 164
泽漆·················· 184
大戟·················· 188
苦荞麦················ 190
皂荚·················· 213
姜花·················· 224

金印草················ 233
天胡荽················ 234
凤仙花················ 243
羊耳菊················ 246
土木香················ 248
碎米桠················ 252
胡桃楸················ 256
翼齿六棱菊············ 257
蒲葵·················· 269
宁夏枸杞·············· 275
荷花玉兰·············· 281
蝙蝠葛················ 291
厚果崖豆藤············ 293
木鳖子················ 294
茴香叶黑种草·········· 298
芍药·················· 308
墓头回················ 315
攀倒甑················ 316
余甘子················ 323
苦蘵·················· 324
苦木·················· 327
虎掌·················· 329
红松·················· 331
马尾松················ 332

车前·················· 334
番石榴················ 348
短舌匹菊·············· 353
灵枝草················ 359
玫瑰·················· 364
芸香·················· 367
撒尔维亚·············· 369
草珊瑚················ 376
三白草················ 377
翼梗五味子············ 380
黄芩·················· 383
半枝莲················ 385
卷柏·················· 389
望江南················ 392
菝葜·················· 396
白英·················· 400
龙葵·················· 401
苦豆子················ 404
乌墨·················· 419
雷公藤················ 436
黄荆·················· 450
文冠果················ 454

子宫内膜癌

鳢肠	166	广藿香	339
川贝母	201	缫丝花	363

卵巢癌

石菖蒲	27	毛果算盘子	215	缫丝花	363
藿香	32	大尾摇	227	茜草	365
木通	36	啤酒花	232	黄芩	383
云木香	71	碎米桠	252	半枝莲	385
洋紫荆	73	香叶树	262	望江南	392
党参	127	川楝	289	菝葜	396
山楂	136	蝙蝠葛	291	苦参	405
牛皮消	147	木犀	307	美国红豆杉	423
香附子	150	芍药	308	香椿	430
蛇莓	164	余甘子	323	雷公藤	436
一叶萩	199	虎掌	329	钩藤	442
川贝母	201	马尾松	332	蜘蛛香	444
钩吻	209	桔梗	336	黄荆	450
银杏	210	远志	340	文冠果	454

白血病

相思子	20	菊苣	110	枇杷	179
米仔兰	33	兴安升麻	111	丁香	182
高良姜	40	美非锡生藤	115	甘遂	187
益智	41	酸橙	116	薜荔	195
明日叶	50	枳	117	千斤拔	197
紫金牛	59	鳄嘴花	124	球穗千斤拔	198
黄花蒿	60	羊乳	126	平贝母	202
艾	62	黄连	131	毛果算盘子	215
茵陈蒿	63	蛹虫草	133	绞股蓝	220
蒙古黄耆	68	山楂	136	黄花风铃木	222
洋紫荆	73	厚壳桂	137	白花蛇舌草	225
黄芦木	76	补骨脂	138	印度菝葜	228
鬼针草	78	仙茅	141	蕺菜	231
见霜黄	81	姜黄	143	地耳草	237
金盏花	89	牛皮消	147	元宝草	239
牛角瓜	90	香附子	150	白茅	244
山茶	91	芫花	151	欧亚旋覆花	245
开口箭	93	柿	161	羊耳菊	246
番木瓜	95	凤眼蓝	167	菘蓝	250
红花	98	地胆草	169	毛叶香茶菜	251
三尖杉	104	细柱五加	170	碎米桠	252
柱冠粗榧	105	无梗五加	172	中华苦荬菜	254
海杧果	106	三枝九叶草	175	翼齿六棱菊	257
白屈菜	107	木贼	176	益母草	259

香叶树	262	桔梗	336	菝葜	396
紫草	267	拳蓼	342	牛尾菜	398
蒲葵	269	猪苓	344	白英	400
红丝线	274	夏枯草	346	龙葵	401
矮桃	277	番石榴	348	苦苣菜	403
荷花玉兰	281	井栏边草	349	苦参	405
通光散	286	白头翁	352	越南槐	408
川楝	289	短舌匹菊	353	狼毒	413
香蜂花	290	茅莓	366	地不容	415
日本薄荷	292	撒尔维亚	369	粉防己	416
桑	296	丹参	370	美国红豆杉	423
茴香叶黑种草	298	血根草	372	飞龙掌血	429
萍蓬草	301	檀香	374	香椿	430
木蝴蝶	306	防风	375	雷公藤	436
垂穗石松	311	草珊瑚	376	麦蓝菜	443
三七	313	翼梗五味子	380	马鞭草	446
墓头回	315	玄参	382	香堇菜	448
攀倒甑	316	黄芩	383	单叶蔓荆	451
前胡	319	半枝莲	385	美洲花椒	455
苦蘵	324	卷柏	389	葱莲	456

淋巴瘤/骨髓瘤

阿拉伯金合欢	23	茉莉花	255	芸香	367
苏木	88	蒲葵	269	撒尔维亚	369
柱冠粗榧	105	荜茇	333	黄芩	383
肉桂	113	车前	334	锯箬棕	393
海州常山	123	夏枯草	346	苦参	405
细柱五加	170	番石榴	348	马钱子	418
短莛飞蓬	178	短舌匹菊	353	胡卢巴	433
旋覆花	247	盐肤木	361	香堇菜	448

黑色素瘤/皮肤癌

相思子	20	菊苣	110	大尾摇	227
石菖蒲	27	肉桂	113	秤星树	241
山油柑	28	蛹虫草	133	土木香	248
藿香	32	山楂	136	毛叶香茶菜	251
木通	36	地中海柏木	140	马缨丹	258
高良姜	40	仙茅	141	紫草	267
益智	41	叉蕊薯蓣	158	蒲葵	269
朝鲜当归	49	穿龙薯蓣	159	丝瓜	273
百两金	58	一点红	173	石蒜	278
白术	70	草麻黄	174	互叶白千层	288
阿拉伯乳香	84	无花果	193	川楝	289
金盏花	89	莽吉柿	204	萍蓬草	301
积雪草	102	黄花风铃木	222	骆驼蓬	317

紫苏·······················318
裂蹄木层孔菌···········320
黄檗·······················322
马尾松···················332
侧柏·······················335
玉竹·······················341
短舌匹菊···············353
虎杖·······················356

蓖麻·······················362
茅莓·······················366
芸香·······················367
血根草···················372
檀香·······················374
玄参·······················382
半枝莲···················385
水飞蓟···················394

菠葜·······················396
龙葵·······················401
美国红豆杉···········423
北美香柏···············428
雷公藤···················436
文冠果···················454

肉瘤 / 骨肉瘤 / 纤维肉瘤 / 横纹肌瘤 / 骨癌

龙芽草·····················34
朝鲜当归·················49
白桦·························77
阿拉伯乳香··············84
开口箭·····················93
红花·························98
蓟····························114
臭牡丹···················122
毛喉鞘蕊花············128
曲序香茅···············146

芫花·······················151
黄独·······················157
川续断···················162
山芝麻···················226
天胡荽···················234
蒲葵·······················269
日本厚朴···············282
白背叶···················284
川楝·······················289
茴香叶黑种草········298

商陆·······················326
车前·······················334
玉竹·······················341
草珊瑚···················376
三白草···················377
绵枣儿···················381
卷柏·······················389
白英·······················400
苦参·······················405
诃子·······················425